Robert Bahr
mit Dr. med. Herbert Kupperman
Testosteron – der Männlichkeitsfaktor

Titelbild:
Lichtmikroskopische Aufnahme von kristallinem Testosteron in polarsiertem Licht. Motiv freigestellt.

Robert Bahr, 1941 in Alabama geboren, hat sich nach seiner Universitätsausbildung seit rund 30 Jahren als medizinischer Fachautor wissenschaftlich fundierter Literatur zum Thema Gesundheit einen Namen gemacht, der internationale Anerkennung findet. Inzwischen veröffentlichte er über 600 Artikel. Diese erste umfassende Abhandlung über den männlichen Hormonhaushalt, die er mit dem Endokrinologen der New Yorker University, *Dr. med. Herbert Kupperman,* verfaßt hat, ist sein viertes Buch. Robert Bahr ist verheiratet und lebt in Mobile, Alabama.

Robert Bahr
mit Dr. med. Herbert Kupperman

Testosteron –
der Männlichkeits-
faktor

Was neueste Hormontherapie
beim Mann
zu bewirken vermag

Aus dem Englischen übersetzt von
Ulla Schuler

Ariston Verlag · Genf / München

Die Deutsche Bibliothek – CIP-Einheitsaufnahme

BAHR, ROBERT:
Testosteron – der Männlichkeitsfaktor : was
neueste Hormontherapie beim Mann zu bewir-
ken vermag / Robert Bahr mit Herbert Kupper-
man. Aus dem Engl. übers. von Ulla Schuler. –
Erstaufl. – Genf ; München : Ariston Verlag,
1994
Einheitssacht.: The virility factor ‹dt.›
ISBN 3-7205-1803-5
NE: Kupperman, Herbert:

Die amerikanische Originalausgabe erschien unter dem Titel *»The
Virility Factor«* bei G. P. Putnam's Sons, New York, USA

© 1992 by Robert Bahr

© der deutschen Ausgabe: Ariston Verlag, Genf 1994

Gestaltung des Einbandes:
Studio Höpfner-Thoma, GraphicDesign BDG, München
Umschlagmotiv: Mikroskopaufnahme von Manfred Kage,
Institut für wissenschaftliche Photographie

Gesamtherstellung: Ueberreuter Buchproduktion,
Korneuburg bei Wien

Erstauflage: September 1994
Printed in Austria 1994

ISBN 3-7205-1803-5

Inhalt

Vorwort zur deutschen Ausgabe

Nachdem schon seit vielen Jahren über die Probleme der Frau geredet und geschrieben wird, ist es an der Zeit, auch dem Mann aktuelle Hilfen zur Orientierung zu geben und ihm ein solides Fundament an Wissen zu vermitteln. Der junge, aufgeweckte Mann ist auf der Suche nach seiner männlichen Identität und möchte seinen Standort in Familie und Gesellschaft bestimmen. Das Buch des amerikanischen Medizinjournalisten ROBERT BAHR *»Testosteron – der Männlichkeitsfaktor«* hilft ihm hierbei, indem es Fragen beantwortet und erklärt, warum ein Mann wie ein Mann denkt und fühlt und handelt – und so und nicht anders körperlich »funktioniert«.

Während noch vor Jahren Mann und Frau gleichgemacht werden sollten, wissen wir heute, daß dies biologisch, aber auch psychologisch nicht möglich ist. Die gesellschaftliche Gleichberechtigung der Geschlechter ist unbestritten und verdient jede Förderung; sie wird hier auch nicht berührt oder diskutiert.

Das neue Bild des Mannes ist nicht mehr das des Herrschers oder des weibischen Schwächlings; es ist das des Jünglings, der sich selbst sucht und verwirklicht – der zum Mann reift. Mit gelassener Selbstverständlichkeit trägt er seinen Brillanten am Ohr und unter seiner Kleidung wohltrainierte Muskeln. Adonis will sich und dem anderen Geschlecht gefallen, nicht imponieren. Seite an Seite mit der Frau trainiert er im Fitneßstudio oder sucht im Kosmetiksalon das gepflegte Aussehen oder in der Herrenboutique das passende Outfit. Noch vor wenigen Jahren galt dies als unmännlich und weibisch. Neben der Kultivierung des Körpers scheint aber auch die des Geistes an Bedeutung zu gewinnen.

Wie wird der Knabe zum Mann? Robert Bahr erläutert in gut verständlicher Form, welche komplizierten endokrinologischen Vorgänge das vorgegebene genetische System zur Entwicklung bringen. Das Vorgegebene aber möchte man heute nicht immer hinnehmen, sondern vervollständigen, beeinflussen, eventuell verbessern. Die

Natur hat hier vorgesorgt und der Entwicklung breiten Spielraum
gelassen. Diesen Spielraum muß der Mensch allerdings selbst ausfül-
len, mit aktivem Geist und Körper.

Starben die Männer noch vor einigen Jahrzehnten kurz nach Erreichen des Rentenalters als geschwächte, abgearbeitete und ausge-
laugte Menschen, falls sie nicht schon zuvor einem Leiden erlagen,
so sind heute erfreulich viele Senioren noch mit achtzig Jahren aktiv
und robust. Hier hat die medizinische Betreuung Großes geleistet.
Robert Bahr zeigt auf, welche möglicherweise noch ungenutzten
Wege erschlossen und genutzt werden könnten. Das Gefühl, zu leben und zu lieben und geliebt zu werden, ist gerade für den alternden Mann, der in seiner Umgebung immer mehr Menschen verliert,
besonders wichtig. Er muß aufgeschlossen bleiben, sich aus seinem
Haus bewegen und neue Kontakte aufnehmen. Hierzu ist Energie
erforderlich, und er sollte sie aufbringen, auch wenn der Motor vielleicht nur noch in zwei – statt wie früher in vier – Gängen funktioniert.

Liebe zu geben und zu empfangen, erfordert ein hohes Maß an
Aufgeschlossenheit. Heute sagt man oft brutal simplifizierend: »Sex
regiert die Welt« (nicht Geld . . .), aber auch hinter sexueller Freizü-
gigkeit verbirgt sich noch eine unausgelebte Erotik, aus der viele
Ängste, Versagensängste bis hin zur Impotenz, resultieren können.
Und dann ist guter ärztlicher Rat bitter notwendig. Für die Probleme der *Männerheilkunde* fühlen sich traditionell der *Urologe* (der
Spezialist für Krankheiten der Harnorgane) und der *Dermato-* und
Venerologe (Facharzt für Haut- und Geschlechtskrankheiten) zuständig, doch kann jeder einschlägig ausgebildete Arzt sich der betreffenden Patienten annehmen.

Das vorliegende Buch motiviert Sie – als Mann –, sich sachlich
über Ihre Männlichkeit und über Probleme in diesem Zusammenhang zu informieren. Was ist *Testosteron?* Wissen Sie etwas über dieses für Sie so wichtige Hormon? Haben Sie mit Ihrem Arzt über
Testosteron gesprochen? Nein? Das müssen Sie aber vielleicht eines
Tages tun. Um ein solches Gespräch führen oder um überhaupt mit-
reden zu können, sollten Sie über ein Grundwissen verfügen, wie es
Ihnen Robert Bahr in seinem Buch nahebringt.

In den Fallbeispielen, die Bahr von bekannten amerikanischen

Endokrinologen und Sexualberatern, wie Dr. med. Herbert Kupperman, zitiert, finden Sie wohl auch sich und Ihre Probleme wieder, zudem Antworten auf Fragen, die Sie niemandem zu stellen sich trauten. Die Lektüre des Buches kann Ihnen größere Selbstsicherheit und Zuversicht geben und Ihnen das offene Gespräch mit einem Freund, mit der Liebesgefährtin oder mit dem Arzt erleichtern.

Dem Arzt wiederum – in welchem Fach er auch arbeitet – mag dieses Buch altes, seit dem Studium versunkenes Wissen ins Gedächtnis zurückrufen und die Sinne öffnen – steckt doch hinter vielem Ungesagten oder »daneben« Gesagten seiner Patienten ein Sexualproblem. Der empathische Arzt wird dieses Problem im rechten Augenblick verbalisieren und dem Patienten damit die kleine Hilfe geben, auf die er oft wartet, bevor er sich seinem Arzt anvertrauen kann.

Möge dieses Buch seinen Lesern Augen, Mund und Ohren öffnen, auf daß sie es, um einiges Wissen bereichert, gestärkt und selbstbewußt zur Seite legen können.

Frankfurt am Main   DR. NILS AXEL VON PANDER
                        Facharzt für Dermatologie und Venerologie

Danksagung

Dieses Buch handelt von einem Hormon. Wir haben es also mit einem faszinierenden Thema zu tun, denn es gibt kaum etwas Interessanteres in der Medizin als diese unglaublich wirksamen Substanzen – die Hormone – und die erstaunlichen Funktionen, die sie im Organismus ausüben. Mehr noch, die Hormonforschung ist heute wahrscheinlich das wachstumsintensivste Gebiet der Medizin, da Forscher und praktizierende Ärzte erkennen, daß die Hormone und die hormonproduzierenden endokrinen Drüsen weitaus mehr Aufschlüsse über Krankheit und Gesundheit geben können, als je vermutet wurde.

Diese Begeisterung für die Endokrinologie (die Wissenschaft von der inneren Sekretion) wirft das erste Problem auf, das zu lösen ist, wenn man ein Buch über dieses Thema schreiben will. Welche von den auf diesem vielseitigen Gebiet ständig veröffentlichten Forschungsergebnissen sind die schlüssigsten und von der Mehrheit der wissenschaftlichen Gemeinde anerkannt?

Kein Sachbuchautor kann hoffen, diese Fragen ohne die Hilfe der jeweiligen Fachleute zu beantworten.

Ich hatte das große Glück, daß mir einige angesehene Endokrinologen mit Informationen, ausführlichen kritischen Hinweisen und Empfehlungen Hilfestellung gaben. Mein Dank gilt

O ganz besonders Herrn Dr. med. Dr. phil. HERBERT KUPPERMAN, New York, für seine umfangreiche Mitwirkung;

O Dr. med. MORTIMER LIPSETT, Direktor der Cancer Center Inc. in Cincinnati, Ohio;

O Dr. med. NORMAN ORENTREICH und Dr. med. J. H. VOGELMAN von der Orentreich Medical Group in New York City;

O Dr. phil. CHARLES T. KUNTZLEMAN, Direktor der Y-Fitness Finders, Spring Arbor, Michigan.

Danken möchte ich auch DANIEL S. ROGERS vom Gerontologischen Forschungszentrum des Nationalen Gesundheitsinstituts an den Städtischen Krankenanstalten von Baltimore sowie den Sprechern der Gesellschaft für Endokrinologie und des Pharmazeutischen Informationsbüros für ihre Hilfe und Kooperation. Bei den Recherchen und bei der Erstellung des Manuskripts halfen dankenswerterweise CAROL NIPPERT, BARBARA YOBST, E. C. CARVER JR., BARBARA ERICH und ALICE BAHR.

Ein zweites Problem beim Schreiben eines Buches wie des vorliegenden sind die Kontroversen der Fachleute zu den Fragestellungen des Themas. Viele Experten vertreten eine bestimmte Auffassung und können diese auch anhand eines großen Arsenals von Studien untermauern. Ebenso viele nicht minder renommierte Fachkollegen vertreten beharrlich eine andere, mitunter sogar konträre Auffassung, die sie gleichfalls durch Zahlenmaterial belegen. In diesem Fall steht der Autor allein da und muß selbst entscheiden, nachdem er die einschlägigen Publikationen durchgearbeitet und Gespräche mit den Wissenschaftlern geführt hat.

Auf welcher Seite des Zauns der Autor schließlich steht, er wird stets das Mißfallen derer ernten, die anderer Meinung sind. Ich möchte klarstellen, daß Interpretationen, wo sie erforderlich sind, von mir stammen und nicht unbedingt von denen, ohne deren Hilfe es viel schwieriger gewesen wäre, dieses Buch zu schreiben.

Mobile, Alabama   ROBERT BAHR

Einführung

Das faszinierende Thema der weiblichen Endokrinologie und der weiblichen Hormone wurde schon in zahllosen Büchern und Zeitschriftenartikeln für Laien behandelt. Die Endokrinologie des Mannes hingegen und die möglichen Auswirkungen eines inadäquaten Testosteronspiegels waren bisher kein Thema für populärwissenschaftliche Bücher. Wenn es überhaupt zur Sprache kam, dann ohne seriöse wissenschaftliche Fundierung, vielmehr von Mythen und Aberglauben umrankt. ROBERT BAHR leistet mit seinem Buch einen wesentlichen Beitrag zu einem Thema, das für jeden Mann so grundlegend wichtig ist wie seine Selbsteinschätzung und seine Fähigkeit, als Mann zu »funktionieren«.

Therapeutisch wurden Männer mit endokrinen Störungen bisher sträflich vernachlässigt. Diese traurige Tatsache hat Bahr klar erkannt. Die männlichen Keimdrüsen liegen außerhalb des Körpers; ein Mann ist daher offener Betrachtung ausgesetzt, und wenn er von der Norm abweicht, findet er sich lächerlich. Sind zum Beispiel seine männlichen Gonaden (Hoden) kleiner, als der Norm entspricht, kann das einem Mann schwer zu schaffen machen. Dies spiegelt sich in seiner seelischen Verfassung und äußert sich als Mangel an *normaler* Aggressivität.

Ein Mangel an männlicher Aggressivität kann ein Maß für einen Testosteronmangel beim Mann darstellen. Die Hierarchie der Hackordnung im Hühnerhof, ebenso die beherrschende Rolle des Männchens bei Tieren, die in großen Gruppen leben, besonders bei Affen, scheint mit dem Testosteronspiegel zusammenzuhängen. Stimmt der Hormonspiegel, dann zeigt das männliche Tier die normalen männlichen Reaktionen. Tatsächlich findet sich ein über die Norm erhöhter Testosteronspiegel beim dominanten Männchen, das die Horde anführt. Und zumindest im Tierreich besteht bei Mangel an männlichem Hormon eine Tendenz der betroffenen Männchen, sich passiv zu verhalten. Dies gilt auch für das »Männ-

chen« von *Homo sapiens*. Ist der Testosteronspiegel zu niedrig, dann
können daraus beim Betroffenen körperliche Schwäche bei gering
entwickelter Muskulatur und Persönlichkeitsveränderungen resultieren.

Aus diesem Grund vermag eine wohlerwogene und frühzeitige
richtige Behandlung zu verhindern, daß sich bei einem Mann katastrophale psychische Veränderungen ergeben.

Ebenso wichtig ist es zu wissen, daß die Vitalität des männlichen
Gliedes und die maskuline Erscheinung bedingt Schlüsse auf den
Hormonspiegel des Mannes zulassen, auch wenn dies variiert – je
nachdem, wie das Gewebe und die Organe auf Testosteron ansprechen. Mit anderen Worten, wenn zwei Männer exakt den gleichen
Testosteronspiegel haben, kann dennoch der Penis bei dem einen
groß und bei dem andern relativ klein sein, weil das Zielorgan, nämlich der Penis, unempfindlicher oder in geringerem Maße auf die
körpereigenen Hormone reagiert. Ein vergleichbares Beispiel ist
übrigens die Entwicklung der weiblichen Brust. Auch wenn zwei
Frauen praktisch gleiche Konzentrationen an weiblichen Hormonen aufweisen, können sie sehr unterschiedliche Brüste haben – je
nachdem, wie ihr Gewebe, besonders die Brustdrüse, auf die verfüg-
baren Hormone reagiert.

Ein junger Mann mit zu niedrigem Testosteronspiegel wird leicht
Minderwertigkeitsgefühle entwickeln und sich schüchtern und gehemmt verhalten. In diesem Zusammenhang möchte ich nachdrücklich darauf hinweisen, daß eine von der Norm abweichende sexuelle
Orientierung, wie zum Beispiel Homosexualität, keineswegs an abnorme Hormonspiegel gebunden ist. Viele Homosexuelle sind in
der Tat ungewöhnlich gut gebaute Männer mit völlig normalem
Testosteronspiegel. Das homosexuelle Verhaltensmuster wird nicht
von einem Mißverhältnis von Testosteron zu Östrogen bestimmt. Es
scheint, als sei in erster Linie die seelische Programmierung des einzelnen Menschen dafür verantwortlich, welchem sexuellen Verhaltensmuster er folgt. Vielleicht sind auch genetische Gegebenheiten
relevant. Natürlich weiß man, daß jeder Mensch hinsichtlich seiner
sexuellen Orientierung ambivalent veranlagt ist. Dies kann zu einer
bisexuellen Reaktion des Mannes führen; er wünscht sich, sowohl
homosexuelle Neigungen als auch heterosexuelle Vorlieben ausle-

ben zu können. Die bisexuelle Reaktion kann durchaus bei Individuen erfolgen, deren Testosteronspiegel zeitlebens relativ stabil ist. Bei Heranwachsenden läßt sich eine mangelnde Reifung der Genitalien durch Einnahme der entsprechenden Gonadotropine aus der Hirnanhangsdrüse nachholen. Gonadotropine sind Hormone, die das Keimdrüsenwachstum stimulieren. Sie werden in der Hypophyse gebildet oder – für therapeutische Zwecke – aus dem Urin schwangerer Frauen gewonnen. Gonadotropine haben sich vielfältig bei der Therapie von Hodenfunktionsstörungen bewährt, die, wenn sie nicht richtig und nicht früh genug behandelt werden, beim Erwachsenen schließlich eine mangelhafte sexuelle Reaktion zur Folge haben können. Bei einem körperlich reifen, gesunden Individuum ist es unwahrscheinlich, daß intensive Behandlung mit gonadotropen Hormonen noch ein weiteres Wachstum des Penis bewirken kann. Besteht ein Defizit, nachdem das körperliche Wachstum eines Patienten abgeschlossen ist, ist Testosteron das Therapeutikum der Wahl.

Die wohlüberlegte Anwendung von Testosteron bei Männern im mittleren und höheren Alter, bei denen ein Mangel an männlichem Hormon vorliegt, verwandelt ängstliche, schüchterne und zurückhaltende Individuen in selbstbewußte. Ihre geistige und körperliche Leistungsfähigkeit wird gesteigert. Ein Mann, der unterentwickelte Gonaden hat und mit Testosteron substituiert wird, geht mit seinen Geschlechtsgenossen unbefangener um.

Der unfruchtbare Mann bereitet uns Ärzten – was die Möglichkeiten einer Therapie betrifft – immer noch Kopfzerbrechen. Die meisten Fortschritte wurden ja bisher bei der Behandlung der weiblichen Infertilität erzielt, doch es gibt inzwischen berechtigte Hoffnung, daß bei Männern mit zu geringer Spermienzahl die Spermiogenese durch menschliches Menopausengonadotropin angeregt werden könnte. Testosteron selbst kann eine ambivalente Wirkung haben; bei Männern, die an einem Testosteronmangel leiden, kann es die Bildung von Spermien fördern.

Es steht außer Frage, daß auch der Mann ein Produkt seiner Hormone ist. Bei normalem Hormonspiegel hat diese Tatsache gewöhnlich keine besonderen Konsequenzen. Allerdings können ungünstige psychologische Einflüsse die Reaktion eines Mannes auf die eigenen Hormone verändern und seine Testosteronbildung beeinträchtigen. In Laborversuchen wurde nachgewiesen, daß bei niedrigem Hormonspiegel die Substitution des fehlenden Hormons aus einem ungeselligen, unglücklichen Menschen eine sehr umgängliche, sympathische Persönlichkeit machen kann, die von der Gesellschaft und der eigenen sozialen Gruppe akzeptiert wird. Und aus einem Mann, der zu ehelichen Beziehungen außerstande war, kann durch die Hormonsubstitution ein erotisch beglückender Partner werden.

Zwei Schreckensvorstellungen über die Testosterontherapie geistern nach wie vor durch die Köpfe vieler Laien und mancher Ärzte: das Risiko, bei länger dauernder Hormonbehandlung an Krebs zu erkranken, und die Befürchtung, daß die Hoden schrumpfen. Diese beiden Vorbehalte waren – nach einer großen Hormonbegeisterung in den vierziger Jahren – zum Teil daran schuld, daß die Ärzte Testosteron immer zurückhaltender therapeutisch einsetzten. Doch in den letzten Jahren hat das Interesse, Männern mit gestörter Sexualfunktion männliche und gonadotrope Hormone zu verabreichen, wieder merklich zugenommen, und dies spiegelt zweifellos einen kenntnisreicheren und differenzierteren Zugang zur Hormontherapie.

Wie wir inzwischen von dem weiblichen Hormon Östrogen und seinem Potential, bei manchen Frauen Krebs zu verursachen, wissen, kann die leichtfertige Verabreichung so wirksamer Substanzen wie der Hormone zuweilen katastrophale Folgen haben. Das letzte Wort über Hormongaben bei der Frau ist wohl noch nicht gesprochen. Nur so viel sei festgestellt: daß nämlich bei der Frau die Gabe von Östrogen unter angemessenen Sicherheitsvorkehrungen, wozu die zusätzliche Gabe von Gestagen gehört, den endokrinen Status so ändern kann, daß aus ihr ein glückliches, physiologisch normales Geschöpf wird, ohne daß ihr Risiko zunimmt, an einem Krebs der weiblichen Fortpflanzungsorgane zu erkranken. (Alles Wissenswerte darüber findet sich in dem ebenfalls im Ariston Verlag, Genf/München, erschienenen Buch von Prof. Dr. med. LILA NACHTIGALL und JOAN R. HEILMAN »*Östrogen – Was heutige sichere Therapie zu bewirken vermag*«.)

Das gleiche gilt für Testosteron. Es gibt keinen Beweis, daß das Hormon Krebs verursacht. Anders als bei den weiblichen Hormo-

nen wurde für Testosteron in der Tat kein Zusammenhang mit der
Entstehung einer Krebserkrankung nachgewiesen, obschon es widersprüchliche Belege gibt, daß es das Wachstum eines bereits bestehenden Prostatakarzinoms fördern könnte.

Hinsichtlich einer Hodenatrophie ist festzustellen, daß eine länger dauernde und höher dosierte Behandlung mit Testosteron die
Hoden veranlassen kann, ihre eigene Hormonproduktion zu verringern oder einzustellen. Wird die Behandlung ausgesetzt, dann nehmen die Hoden ihre Hormonproduktion wieder auf, die dann oft
höhere Werte als vor der Behandlung erreicht. Dieses Phänomen ist
als »Rebound«-Effekt (Rückschlag) bekannt. Gelegentlich setzt indes die Hodenfunktion auch nicht wieder ein.

Dieser Tatsache sollte aber keineswegs zuviel Gewicht beigemessen werden. Wenn kein primärer Hormonmangel besteht, darf ein
Mann nicht über lange Zeit mit Testosteron behandelt werden. Falls
ein Mangel besteht und meist Testosteron die Therapie der Wahl
darstellt, dann ist die Hodenfunktion bereits beeinträchtigt.

Robert Bahr hat Fakten wie diese knapp und gut verständlich dargestellt. Sein Buch ist zu empfehlen, weil es ihm gelungen ist, Fakten
und Fiktionen zu trennen und dem Leser zu vermitteln, wie wirkungsvoll der Arzt heute schwere Insuffizienzen der endokrinen
Drüsen beim Mann zu behandeln vermag.

New York City   Dr. med. Dr. phil. HERBERT KUPPERMAN

1

Wer benötigt eine Hormontherapie?

Mindestens hunderttausend Männer in den USA (in Europa eine entsprechende Anzahl) erhalten sich derzeit ihre Männlichkeit mit Hilfe einer chemischen Substanz. Man sieht es ihnen nicht an, und wahrscheinlich werden sie es auch niemandem auf die Nase binden. Doch diese Minderheit von Männern existiert. Sie verteilen sich landauf und landab: der glatzköpfige Polizeimeister, der junge Sportlehrer, der gerade erst sein Examen gemacht hat, der Pfarrer und der örtliche Unternehmer – alle können eine Sache gemeinsam haben.

Aus dem einen oder anderen Grund bekommt ihr Organismus keine ausreichende Menge an Testosteron, dem männlichem Sexualhormon. Die Symptome mögen relativ unauffällig sein: Fettansammlung um die Brüste, ein Unvermögen, Muskelgewebe auf- und Babyspeck abzubauen, eine etwas hellere Stimmlage als normal, spärliche Körperbehaarung, eine gewisse Müdigkeit und Apathie. Manche wiederum haben jedes Interesse an Sex verloren oder sind vielleicht körperlich gar nicht dazu in der Lage.

Man schätzt, daß zehn bis dreißig Prozent der geschlechtsreifen männlichen Bevölkerung mehr oder weniger chronisch an sogenannten Potenzstörungen leiden. Auch diese sind mitunter durch einen Mangel an Testosteron verursacht.

Je größer der Mangel, desto ausgeprägter und schwerwiegender ist die Symptomatik: Penis und Hoden sind deutlich unterentwikkelt; Habitus und Stimme der Patienten sind deutlich feminin; eine Körperbehaarung fehlt völlig, abgesehen vielleicht von Behaarung im Schambereich und unter den Armen; es besteht außerdem eine Gynäkomastie, eine abnorme Entwicklung der Brüste.

Derart extreme Mangelsymptome sind leicht zu erkennen; viel
häufiger sind jedoch die subtilen Anzeichen eines chronischen un-
terschwelligen Testosteronmangels: Gereiztheit, Unentschlossenheit,
Passivität, Angst, Müdigkeit. Jeder kennt den Mann im mittleren Alter, der plötzlich nicht mehr klarkommt, dessen Depressionen, Verwirrung oder Wutausbrüche seine Karriere zerstören, vielleicht auch
seine Ehe, und das in einem Lebensabschnitt, in dem beides – Beruf
und Partnerschaft – reiche Früchte hätte tragen können. Fragen Sie
einen solchen Mann, wie das passieren konnte, und er wird Ihnen
sagen: »Ich versteh' das nicht. Ich glaube, ich bin verrückt. Ich bin
nicht mehr ich selbst.« Und er hat recht. Hormonell ist er tatsächlich
ein anderer geworden.

Zwar fehlen zuverlässige Studien zu diesem Problem, aber mindestens ein Experte schätzt, daß acht bis zwölf Millionen Amerikaner
(analog eine entsprechende Anzahl von Europäern) von einem oder
mehreren Symptomen eines Testosteronmangels betroffen sind. Bei
den glücklichen hunderttausend der Betroffenen, die derzeit mit
Testosteron behandelt werden, ist das Ergebnis oft beeindruckend.

Ein solcher Mann lebt in einem abgelegenen Dorf in den Pocono
Mountains im Nordosten Pennsylvanias. Seit kurzem ist er Dorfge-
spräch – sogar die Urlauber, die im Sommer in die Gegend kommen, bekommen manchmal etwas davon mit. Reds ist ein ganz normaler, gutaussehender Mann mit rötlichbraunem Haar und klaren
braunen Augen. Seine Figur ist (jetzt wieder) muskulös, er ist gut
gebaut wie ein Amateurgewichtheber, obwohl er nie im Leben Gewichte gestemmt hat.

Zwei Hunde und eine Katze teilen mit ihm den Bungalow, der
nicht weit von der Hauptstraße des Ortes entfernt liegt. Er besitzt
dort fünf Morgen Land, überwiegend Wald. Bäume schirmen das
Anwesen nach außen ab. Scheune, Garten und Hühnerpferch stehen dicht bei dem kleinen Wohnhaus auf dem halben Morgen
Land, der abgeholzt wurde – das genügt.

Vor zwölf Jahren starb Reds Frau. Ein halbes Jahrzehnt trauerte
er um sie, hauste wie ein Einsiedler und ging nicht einmal den kurzen Weg ins Ortszentrum auf ein Glas Bier oder um sich die Haare
schneiden zu lassen. Eines Nachmittags besuchte ihn ein Freund. Er
traf Reds in einem lebensgefährlich unterernährten Zustand an. Der

eilig herbeigerufene Arzt, ein Mann mit dreißigjähriger Berufserfahrung, fand einen hohläugigen, bleichen Patienten vor, der nur noch Haut und Knochen war und dumpf und monoton vor sich hin brabbelte.

Der Arzt wollte seinen Patienten ins Krankenhaus einweisen. Reds lehnte dies ab. Wortlos drehte der Arzt sich um und ging. Eine Stunde später war er wieder da, schleppte ein halbes Dutzend Glasfläschchen an.

»Hier sind Vitamine und Mineralstoffe«, sagte der Arzt streng. »Sie werden fünf Tabletten pro Tag nehmen. Und Sie werden soviel rotes Fleisch essen, wie in Ihren Magen reingeht. Und die da...«, er hielt ein Röhrchen mit kleinen roten Pillen hoch, »die sind zum Appetitanregen. Davon schlucken Sie jeden Tag eine!«

Drohend blickte er seinem Patienten in die Augen: »Entweder Sie halten sich an diese Anweisungen, oder ich veranlasse eine Zwangseinweisung!«

Zunächst lustlos befolgte Reds, was der Arzt angeordnet hatte. Schon nach wenigen Tagen jedoch besserte sich sein Befinden. Er bekam enormen Appetit. Jeden Tag ging er in den Ort, um Fleisch zu kaufen. Schließlich kaufte er einen jungen Ochsen und schlachtete ihn. Er verpaßte seinem Häuschen einen frischen Anstrich und baute anschließend einen neuen Stall für seine Hühner. Er bestellte sein Land. Innerhalb von drei Monaten hatte sich sein Gewicht normalisiert, er hatte jetzt wieder straffe Muskeln aufgebaut – keine schlabberige Fettschicht. Und dann sehnte sich Reds zum ersten Mal seit dem Tod seiner Frau nach einem weiblichen Wesen. Inzwischen hat er eine feste Freundin. Zeit hat er genug. Er ist 73 und seit elf Jahren pensioniert.

Geistig und körperlich ist Reds dreißig Jahre jünger, als sein chronologisches Alter ausweist. Die ihn kennen, sind sich einig, daß ein Wunder geschehen ist. Allerdings ein chemisches Wunder, von einem unscheinbaren Röhrchen kleiner Kapseln vollbracht – Kapseln, die das männliche Hormon Testosteron enthielten.

Kaum ein Medikament ist mehr verteufelt und gepriesen worden als Testosteron. Es steht heute einsam da als wahrscheinlich einziges echtes Aphrodisiakum, und Tausende von Männern wie Reds verdanken dem Testosteron ihre Vitalität und ihre Potenz.

Ein sechsundzwanzigjähriger New Yorker Rechnungsprüfer ist ein Beispiel, das für Tausende ähnlicher Fälle steht. Nach einem anstrengenden Arbeitstag machte er in einer Bar in Manhattan die Bekanntschaft einer Frau und bandelte mit ihr an – oder vielmehr sie mit ihm. Er hatte schon für sich entschieden, sie nicht zu sich einzuladen, da schlug sie vor, zu ihr zu gehen. Sie war mindestens zehn Jahre älter als er. Ihr Parfum und das dick aufgetragene Make-up, mit dem sie ihre ersten Falten überschminkt hatte, mißfielen ihm. Sogar ihr knallrotes Lippenrouge war ihm zuwider. Aber so günstige Gelegenheiten bieten sich nicht eben häufig, und – was wichtiger ist – er glaubte, es wäre unmännlich, jetzt einen Rückzieher zu machen. Also ging er mit.

Und traurig, aber wahr – es passierte buchstäblich nichts. Er betrachtete sie, während sie sich entkleidete, und unerklärlicherweise empfand er dabei keinerlei erotische Stimulierung. Er zog sich aus, sie hüpften ins Bett, sie streichelte ihn und stimulierte seine Genitalien mit dem Mund. Dennoch regte sich nichts bei ihm.

Plötzlich wurde er von Scham überwältigt – das war ja der Gipfel von »Unmännlichkeit«. Hastig stürzte er sich in seine Kleider, gab einen verkorksten Magen vor und ergriff die Flucht.

Diese eine Erfahrung legte mehr als ein Jahr das Sexualleben des jungen Mannes lahm. Immer wenn er eine Verabredung mit einem Mädchen hatte, beherrschte ihn der Gedanke, er werde versagen, falls er versuchte, sie zu verführen. Und wegen seiner Erwartungsangst war das Versagen natürlich programmiert. Verzweifelt suchte er schließlich einen bekannten Endokrinologen und Sexualtherapeuten in New York City auf. Der Arzt sprach mit ihm über die Ursachen des ursprünglichen Versagens und verhalf ihm zu der Einsicht, daß nicht chronisches Versagen seinerseits, sondern die Abneigung gegen jene eine Frau das eigentliche Problem verursacht hatte. Dann verschrieb ihm der Arzt eine hohe Dosis Testosteron; die sollte der Patient am Tag vor seinem nächsten Rendezvous einnehmen.

Für den nächsten Abend hatte er einen festlichen Ablauf geplant – erst ein schönes Essen, ins Kino, zum Tanzen, ein bißchen trinken und dann in seine Wohnung. Zum Glück war das Mädchen – er traf sich schon seit ein paar Monaten regelmäßig mit ihr – mit allem einverstanden. Daheim hatte er einen kurzen Anflug von Angst, aber gleich kehrte die Begierde zurück, und das Potenzproblem war für immer gelöst.

Seit mehr als zehn Jahren haben Frauen die Möglichkeit, mit Hilfe einer Hormonersatztherapie ihre Weiblichkeit zu erhalten und, in bestimmten Fällen, tatsächlich die Symptome des Alters rückgängig zu machen. Ein erfahrener Arzt wie Dr. ROBERT WILSON konnte, indem er Frauen, die an einem Östrogenmangel litten, das fehlende Hormon verabreichte, Menstruationskrämpfe beseitigen, Zyklusstörungen regulieren und die physischen Kräfte und ein gutes Aussehen wiederherstellen.

Während jedoch die Leserschaft mit Büchern und Zeitschriftenartikeln über weibliche Sexualhormone überschwemmt wurde, blieb der Durchschnittsmann völlig uninformiert über die Chancen, Männlichkeit, Jugendlichkeit und sexuelle Potenz durch Testosteron, das männliche Hormon, zu erlangen, zu erhalten oder wiederherzustellen.

Nach einem acht Jahre dauernden Streit zwischen fanatischen Befürwortern und Gegnern wird dem männlichen Sexualhormon heute allmählich die wissenschaftliche Aufmerksamkeit zuteil, die es verdient.

In Hunderten von Forschungseinrichtungen suchen Wissenschaftler weltweit Antworten auf uralte Fragen: Wie beeinflussen die Hoden Lust und Libido? Warum ist die Frau nicht so stark wie der Mann? Warum ist beider Libido verschieden? Was macht den Mann aggressiv? Warum sind manche Männer muskulös und andere schlaff oder dürr?

Einen großen Teil dieser Fragen und noch weitere können die Endokrinologen aufgrund ihrer Erforschung des männlichen Sexualhormons beantworten. Zum ersten Mal beginnen wir, aus biochemischer Sicht zu verstehen, was Männlichkeit bedeutet und welche zentrale Rolle das Testosteron dabei spielt.

Trotz seines hohen therapeutischen Wertes ist Testosteron kein Allheilmittel oder Wundermittel, das alle Probleme mit der Männlichkeit beheben könnte:

O Nein, es heilt nicht jede Form der Impotenz. Es führt aber in

Fällen, die auf einem Testosteronmangel beruhen, eine auffallende Besserung herbei.

O Nein, das Hormon kuriert nicht systematisch Depressionen beim Mann. Freilich leiden manche Männer in einem bestimmten Alter an Depressionen, die mit einem Testosteronmangel zusammenhängen. In diesen Fällen kann das Hormon helfen.

O Ja, neben hormonellen gibt es weitere Faktoren, die Verweiblichung bei einem Mann verursachen. In seltenen Fällen können weiblich wirkende Männer durch Testosteron maskuliner werden.

Testosteron ist also kein Allheilmittel, ebensowenig ist es so harmlos wie Hustensaft oder Vitaminpräparate. Das pharmazeutisch-technisch hergestellte Testosteron ist ein Arzneimittel, das der Rezeptpflicht unterliegt. Es ist ein gut wirkendes Medikament, das vielfältige und manchmal unerwünschte Nebenwirkungen haben kann. Beispielsweise spricht einiges dafür, daß Testosteron – obwohl es keinen Prostatakrebs verursacht – das Wachstum eines bereits bestehenden Karzinoms beschleunigen kann. Nur ein erfahrener Arzt, im Idealfall ein Endokrinologe, kann beurteilen, ob ein Patient das Hormon benötigt und, wenn ja, in welcher Dosierung.

Ein weiterer Grund, warum jede über längere Zeit durchgeführte Hormontherapie akribisch ärztlich überwacht werden muß, ist die Tatsache, daß die natürliche Fähigkeit des Organismus zur Eigenproduktion des Hormons während dieses Zeitraums abnimmt. Wird das Hormon künstlich zugeführt, bilden die Hoden des Mannes eventuell (noch) weniger Testosteron als unter natürlichen Bedingungen.

Dies sollte eigentlich kein Grund zur Sorge sein, denn zunächst einmal würde kein Arzt Testosteron verschreiben, wenn die Hoden eines Mannes ausreichend funktionierten. Wichtiger ist, daß beim Aussetzen der Testosterongaben gewöhnlich ein Rebound-Effekt eintritt. Dies bedeutet, daß die Hoden nach einer Periode relativer Inaktivität wieder anfangen, normale Hormonmengen zu bilden. Ich werde darauf später noch ausführlich eingehen.

Heute kennen die Endokrinologen – was die Forscher vor zehn Jahren noch nicht wußten – die große individuelle Variationsbreite

des Testosteronspiegels beim einzelnen Mann. Sie wissen um den
Zusammenhang zwischen Hormon und äußerer Erscheinung des
Mannes, Größe und Gesundheitszustand seiner Geschlechtsorgane
und den Einfluß, den Ernährung, Medikamente und sportliche Aktivitäten auf die Bildung des Hormons ausüben.

Auch heute sind die Erfahrungen oft widersprüchlich, paradox.
Die Forschung ist ausnahmslos hochkompliziert, ein Labyrinth mit
Sackgassen, Hindernissen und Umwegen.

Dennoch ist es das Labyrinth wert, daß wir seine Struktur ergrün-
den, denn in diesem unerschlossenen Gebiet verbergen sich die Ur-
gründe des Männlichen und des Weiblichen, die Wurzeln unserer
Sexualität, unserer Psychologie – oder Psychobiologie. Wir sind
buchstäblich das Produkt unserer Hormone. Das gilt für unseren
Körper, unsere Persönlichkeit, unser Geschlecht – unsere sexuelle
Identität. Die äußere Umgebung kann uns zwar – manchmal radikal
– verändern, doch grundsätzlich sind wir das Produkt unserer Biologie einschließlich unserer Hormone.

Und hier müssen wir anfangen – mit unseren Hormonen, mit
dem endokrinen System –, um mit dem Testosteron-Labyrinth vertraut zu werden.

2

Wo wirken die Hormone?

Stellen Sie sich zwölf kleine Gewebehäufchen vor, die im ganzen Körper verstreut sind. Das größte wiegt weniger als drei Scheiben Brot, das kleinste ist vielleicht stecknadelkopfgroß. Dies sind die sogenannten endokrinen Drüsen, und sie sind an der Regulierung praktisch jeder Körperfunktion beteiligt.

Zu diesen Drüsen zählen auch die Hoden. Vergleicht man sie mit den anderen endokrinen Drüsen, sind sie größenmäßig etwa in der Mitte angesiedelt. Beide Hoden zusammen wiegen an die dreißig Gramm. Im Gegensatz zu anderen endokrinen Drüsen – Hirnanhangsdrüse, Nebennierenrinde und weitere – weiß praktisch jeder, was Hoden sind. Selbst Kinder haben zumindest eine vage Vorstellung von Größe, Form und Lage der Hoden. Sie sind am bekanntesten, am sichtbarsten.

Die endokrinen Drüsen produzieren unglaublich wirksame Sekrete, die sogenannten Hormone. Ihr Wirkungspotential ist kaum zu überbieten. Zum Vergleich: Eine einmalige Dosis von nur 100 µg der psychedelischen Droge LSD, das ist eine für das Auge nicht sichtbare Menge, reichen aus, um einen Menschen auf einen überwältigenden zwölfstündigen Trip ins Land der Träume zu schicken. Mit einem knappen Kilogramm könnte man die gesamte Einwohnerschaft der Stadt New York – acht Millionen – auf einen LSD-Trip schicken. Etwa zwanzig Kilogramm wären ausreichend für die amerikanische Nation. Lysergsäurediäthylamid (LSD) ist eine der potentesten chemischen Substanzen, die wir kennen.

Manche Hormone indes würden, gäbe man sie dem Menschen in der rerwähnten Dosis, derart verheerende Wirkungen im Körper des Menschen entfalten, daß sein Tod unvermeidlich wäre. Hormone können sogar in hundertfach geringeren Mengen oft dramatische Wirkungen ausüben.

In einem sehr fundamentalen Sinn sind wir Menschen ein Produkt dieser erstaunlichen Substanzen. Lange vor unserer Geburt, bereits in den Tagen (vielleicht Augenblicken) der Empfängnis, beginnen sie, die Befehle zu geben, die uns zusammenfügen, diktieren sie Stärke und Größe von Knochen und Muskeln, die Zusammensetzung des Blutes und die Struktur des Hirngewebes. Im Laufe unseres Lebens kontrollieren sie die Verwertung der Nahrung, Figur und Körpergröße, Verdauung und sogar den Rhythmus, in dem wir atmen, schwitzen, Wasser lassen und Stuhlgang haben.

Hormone regulieren unsere Herzschlagfrequenz. Sie unterstützen die Mobilisierung unserer Abwehrkräfte gegen Attacken von Hitze und Kälte, Bakterien, Viren – und Nieten von Vorgesetzten. Wenn wir ruhig danebenstehen, während der Chef tobt, beachten wir das Diktat eines Hormons. Wenn wir ihm sagen, was von seinem Job zu halten ist, und türenknallend aus dem Raum gehen, reagieren wir ebenfalls auf ein Hormon.

Hormone tragen auch dazu bei, unsere Persönlichkeit auszuprägen. Bei der Frau bestimmen Hormone den Zeitpunkt der Ovulation und der fruchtbaren Tage, das Einsetzen der monatlichen Blutung und den Grad der sexuellen Libido.

Noch ist die Endokrinologie, die Wissenschaft von den Hormonen, keine hundert Jahre alt. Überhaupt haben die Forscher ihre bedeutendsten Entdeckungen erst in den vierziger und fünfziger Jahren unseres Jahrhunderts gemacht. Heute ist die Endokrinologie eine in raschem Wandel begriffene, aufregende Wissenschaft. Mit jeder neuen Erkenntnis kommt ein ganzer Schwarm offener Fragen daher, doch was wir bereits wissen, hat unermeßlichen Nutzen gebracht:

O Dank Insulin können Hunderttausende von Diabetikern heute überleben und lange leben.

O Manche hormonal bedingten Entwicklungsstörungen wie Minderwuchs und Infertilität sind korrigierbar.

O Die Diagnose einer Addison-Krankheit (einer Erkrankung der Nebennierenrinde, »Bronzehautkrankheit«) kam früher einem

Todesurteil gleich. Heute können die Betroffenen ein relativ
normales Leben führen.

○ Frauen brauchen nach der Menopause nicht mehr unter unerträglichen Depressionen und körperlichen Beschwerden zu leiden. Heute kann eine Hormonersatztherapie ihnen neue Jugendlichkeit und Vitalität geben (siehe Professor NACHTIGALL: »Östrogen«).

○ Die Ergebnisse der Hormonforschung bedeuten heute einen Hoffnungsschimmer – für den alternden Mann im Kampf gegen die Impotenz, für den jungen Mann mit dem gleichen Problem, für die schwächlichen, schlaffen, weiblich wirkenden Männer – die Liste ist endlos.

Verglichen mit anderen Wissenschaften hat die Endokrinologie ihre Erfolge auf eher beschwerlichen, steinigen Pfaden errungen. Und somit ist auch das Vorhaben, die abenteuerliche Biographie eines Hormons aufzuzeichnen, nicht leicht zu verwirklichen. In manchen Fällen ist es sogar unmöglich. Wir können nicht einmal halbwegs sicher sagen, wie viele Hormone es gibt – wahrscheinlich um die fünfzig. Schon eine einzige der endokrinen Drüsen, die Nebenniere, bildet mindestens fünf Hormone.

Neun Gruppierungen von endokrinen Drüsen sind heute bekannt, weitere wahrscheinlich noch nicht entdeckt. Hier die bekannten:

○ drei im Gehirn: Zirbeldrüse, Hirnanhangsdrüse und Hypothalamus;
○ drei im Halsbereich: Schilddrüse, Nebenschilddrüsen und Thymus;
○ zwei im Bauchraum: Bauchspeicheldrüse und Nebennieren;
○ als letzte Gruppe die Keimdrüsen.

Die weiblichen Keimdrüsen sind die *Ovarien* oder Eierstöcke, die etwa drei Finger breit unterhalb des Nabels rechts und links oberhalb der Leisten liegen. Die männlichen Keimdrüsen sind die *Testes*, Einzahl: der *Testis* oder *Testikel*, auf deutsch: der Hoden. Zwei Hoden hat der Mann im Regelfall.

Man möchte annehmen, daß mit all diesen Drüsen, die gewissermaßen flüssiges Dynamit sezernieren, die Gefahr eines hormonalen Chaos ziemlich naheliegt. Zu einem Chaos kommt es jedoch selten, weil die Hormonsekretion durch komplizierte Kontroll- und Regelmechanismen gesteuert wird. Eine Hauptrolle bei dieser Steuerung spielt die Hirnanhangsdrüse; früher galt sie gar als die Dirigentin im Orchester der endokrinen Drüsen. Die Hirnanhangsdrüse ist ein etwa kirschgroßes Gebilde und befindet sich tief im entwicklungsgeschichtlich ältesten und am wenigsten verstandenen Bereich des Gehirns. Sie liegt, ungefähr in Höhe der Nasenwurzel, in einer kleinen Mulde mitten auf der knöchernen Schädelbasis. Wie wichtig die Hypophyse ist, geht schon daraus hervor, daß diese Mulde, der sogenannte Türkensattel, sie von drei Seiten schützend umgibt. Über einen kleinen Stiel ist die Hypophyse mit dem darüberliegenden Hypothalamus verbunden, einem rätselhaften Teil des Gehirns, der wichtige Aufgaben im endokrinen System zu erfüllen hat. Darauf komme ich später zurück.

Innerhalb des endokrinen Systems spielt die Hirnanhangsdrüse die Rolle eines Vorarbeiters. Sie gibt Weisungen an die untergeordneten endokrinen Drüsen. Zum Beispiel schickt sie mit dem TSH (= schilddrüsenstimulierendes Hormon) die Anweisung an die Schilddrüse, Thyroxin (= Schilddrüsenhormon) abzugeben, das für das Wachstum, die Entwicklung und den normalen Stoffwechsel des Körpers notwendig ist.

Wird nur eine Idee zuviel von diesem Hormon ausgeschüttet, dann beschleunigt sich der Stoffwechsel des Betroffenen. Er nimmt ab, wird nervös und reizbar. Zu wenig Schilddrüsenhormon dagegen verlangsamt alle Körperfunktionen; der Betroffene wird fett, stumpft ab, wird phlegmatisch und träge. Bei Heranwachsenden kann es zur Wachstumsverzögerung kommen. Thyreokalzitonin, ein weiteres Schilddrüsenhormon, beeinflußt den Blutkalziumspiegel.

Auch die Bei- oder Nebenschilddrüsen wirken an der Kontrolle des Kalzium- wie auch des Phosphatspiegels mit. Sie tun dies mit Hilfe des Parathormons. Dieses Hormon ist lebenswichtig: ein absoluter Mangel läßt den Kalziumspiegel so stark absinken, daß innerhalb weniger Tage der Tod durch Lungen- und Kreislaufversagen eintritt.

Bei Frauen, die gerade entbunden haben, schickt die Hypophyse Prolactin zu den Brüsten und den Ovarien und stimuliert dadurch die Milchbildung. Ein weiteres Hypophysenhormon, das somatotrope oder Wachstumshormon, stimuliert Knochen- und Muskelzellen und fördert, gemeinsam mit anderen essentiellen Wirkstoffen, das Wachstum. Wir kommen nun zu den Nebennieren, etwa 5 cm langen, 2,5 cm breiten und 3 mm dicken Gebilden, die den oberen Nierenpolen aufliegen. Ein dichtes Netz von Blutgefäßen umgibt sie, viel ausgeprägter als bei den meisten Drüsen. Über diese Gefäße gelangt das Hypophysenhormon Adrenocorticotropin oder ACTH in die Nebennieren und stimuliert sie. Auf ein Signal von ACTH bilden die Nebennieren eine eigene Gruppe von Hormonen, unter ihnen Kortisol, Kortikosteron, Katecholamin und bestimmte männliche Sexualhormone – die Vorstufen der 17-Ketosteroide und Aldosteron.

Männliche Sexualhormone werden übrigens auch als Androgene bezeichnet. *Andro-* ist eine griechische Silbe und bedeutet Mann, das Anhängsel *-gen*, ebenfalls aus dem Griechischen, meint Bildung oder (Er-)Zeugung. Ein Androgen ist ein Hormon, das die Merkmale der Männlichkeit erzeugt.

Unter den Androgenen sind jene aus den Nebennieren schwach wirksam. Das stärkste Androgen dieser Gruppe hat nur ein Sechzigstel der Wirkung des in den Hoden gebildeten Testosterons. Wenn Ärzte und Wissenschaftler von Androgenen sprechen, meinen sie meistens Testosteron.

Auch in den Nebennieren der Frau werden die schwach androgen wirkenden Substanzen gebildet, die für die weibliche Entwicklung unentbehrlich sind. Sowohl weibliche wie auch männliche Nebennieren bilden außerdem ganz geringe Mengen von Östrogenen, das ist eine Gruppe von Hormonen, die das Wachstum und die Entwicklung bei der Frau fördern und für ihren normalen Menstruationszyklus und ihre Fruchtbarkeit unerläßlich sind.

Eine Frau oder ein Mann kann durchaus ohne den Beitrag leben, den die Nebennieren zum Androgen- bzw. Östrogenspiegel leisten, hingegen sind andere Nebennierenhormone überlebenswichtig. Britische Wissenschaftler entdeckten das eine dieser Hormone in der letzten Dekade des vorigen Jahrhunderts. Sie injizierten einem Versuchstier (Hund) einen aus pulverisierten tierischen Nebennieren gewonnenen Extrakt. Fast unmittelbar danach schoß der Blutdruck des Versuchstiers nach oben. Deshalb bezeichneten die Forscher den erstaunlichen Wirkstoff im Extrakt als »pressorisch wirksame Substanz«.

Dieses erste rein dargestellte und synthetisierte Hormon kennen wir heute unter dem Namen Adrenalin. In einem gewissen Sinn ist es ein Aufputschmittel. In plötzlich eintretenden kritischen Situationen erhöht es die Herzfrequenz und stellt die Blutgefäße enger, so daß Sauerstoff und Nährstoffe schneller dorthin gelangen, wo sie dringend benötigt werden. Adrenalin steigert den Blutzuckerspiegel und stellt somit mehr Energie zur Verfügung, damit die Muskeln ausdauernder und intensiver arbeiten können. Die Substanz stimuliert eine verbesserte Leistung des Gehirns. Die Ausdauer nimmt zu.

Außer Adrenalin gibt es zwei Gruppen von Nebennierenhormonen, die für das Überleben des Organismus sogar noch unentbehrlicher sind. Das wichtigste ist das Kortisol. Es baut Aminosäuren in die Zucker um, die wir als Energielieferanten benötigen, und reguliert den Blutdruck. Immer wenn unsere Antikörper Antigene angreifen, verhindert Kortisol, daß die unschuldigen Gewebe in unmittelbarer Nachbarschaft geschädigt werden. Und im Gehirn haben die Hormone anscheinend die Funktion, die Vigilanz bei den Denkabläufen in Gang zu halten.

Das andere unentbehrliche Nebennierenhormon ist das Aldosteron. Als die Mediziner noch keine Ahnung hatten, wie sie die Addison-Krankheit behandeln könnten, betrug die Lebenserwartung der Erkrankten nach Diagnosestellung allenfalls sechs Monate. Der Tod trat meist infolge eines kombinierten Kortisol- und Aldosteronmangels ein.

Hauptaufgabe des Aldosterons ist es, Salze im Körper zurückzuhalten. Verliert der Körper zuviel Salze, dann verschwindet mit diesen auch das Wasser, in dem sie gelöst sind. Die Zellen trocknen aus. Das Blutvolumen, das zum großen Teil aus Wasser besteht, nimmt dramatisch ab. Der Blutdruck stürzt in die Tiefe, der Tod ist unvermeidlich.

Der Thymus ist ein rätselhaftes Organ. Bis vor nicht allzu langer Zeit war die Wissenschaft ziemlich unsicher, was dieses Organ bewirkt und wozu es da ist. Die Experten waren sich nicht einmal einig, ob es überhaupt eine endokrine Drüse ist, da sie kein vom Thymus sezerniertes Hormon entdeckt hatten. Der Thymus sah einfach so aus wie eine endokrine Drüse und wirkte offenbar entsprechend. Unlängst wurde jedoch nachgewiesen, daß dieses Organ das nach ihm benannte Hormon Thymosin bildet. Dieses Hormon hat eine wichtige Aufgabe bei der Immunität, es aktiviert die Lymphozyten.

Die größte endokrine Drüse ist das Pankreas, die Bauchspeicheldrüse. Der größere, exokrine Teil des Organs produziert Verdauungssaft, der über Ausführungsgänge in den Dünndarm abgegeben wird, wo er an der Verdauung von Fetten, Proteinen und Kohlenhydraten mitwirkt. In diesem exokrinen Drüsengewebe liegen kleine Zellinseln verstreut, deren jede aus zirka hundert spezialisierten Zellen besteht. Diese sogenannten Langerhansschen Inseln bilden zwei Hormone – das Insulin, das Blutzucker in Glykogen umwandelt, welches in der Leber gespeichert wird; ferner das Glukagon, das Glykogen aus der Leber mobilisiert und dem Blut wieder als Zucker zuführt, sobald Energie benötigt wird.

Politischen Gegnern könnte man das beispielhafte Zusammenspiel dieser gegensätzlichen Faktoren zur Nachahmung empfehlen. Aber auch in den kleinen Langerhans-Inseln funktioniert nicht immer alles so, wie es sollte. Mitunter sind die Insulinbildner zu emsig oder die Glukagonbildner zu träge. Dann sinkt der Blutzuckerspiegel. Es kommt zu einer Hypoglykämie. Im Extremfall erleidet das Opfer einen Insulinschock (= hypoglykämischer Schock), gerät in ein Koma und stirbt. Andererseits kann zuviel Glukagon und/oder zu wenig Insulin zu dem gefürchteten Diabetes, der Zuckerkrankheit, führen.

Die Hypophyse, diese winzige Drüse im Gehirn, die lange Zeit als Dirigentin im endokrinen Orchester galt, schickt noch an eine weitere Gruppe endokriner Drüsen – an die Keimdrüsen oder Gonaden – zwei regulierende Hormone. Ohne diese Hypophysenhormone können die Geschlechtsdrüsen nicht funktionieren. Das erste keimdrüsenstimulierende (= gonadotrope) Hormon heißt follikelstimulierendes Hormon, abgekürzt FSH. Es regt die weiblichen Keimdrüsen, vor allem die Follikel in den Eierstöcken, zur Sekretion von Östrogen und die Follikel selbst zur Reifung an.

Nun ist freilich das FSH kein rein weibliches Hormon, es wird nämlich auch von der männlichen Hypophyse gebildet und hat hier eine sehr wichtige Funktion: Es löst die Bildung von Spermien in den Testes (den männlichen Keimdrüsen) aus. Das andere keimdrüsenstimulierende Hypophysenhormon ist das luteinisierende Hormon, abgekürzt LH. Bei der Frau hat es ziemlich komplizierte Aufgaben wahrzunehmen: Allmonatlich stimuliert es den Eisprung und die Freigabe der reifen Eizelle. Danach veranlaßt es die Eierstöcke, das Hormon Progesteron zu bilden. Dieses bereitet die Gebärmutterschleimhaut vor, die zu ihr wandernde befruchtete Eizelle aufzunehmen. Wird die reife Eizelle nicht von einer männlichen Samenzelle befruchtet, dann hört die Progesteronbildung auf, die Gebärmutterschleimhaut löst sich und blutet ab (Menstruationsblutung).

So wie die Hoden FSH brauchen, um Spermien zu bilden, so benötigen sie auch luteinisierendes Hormon. Dieses regt nämlich die Zwischenzellen im Hodengewebe an, Testosteron sowie kleine Mengen Östrogen zu bilden. (Darauf werde ich später noch ausführlicher eingehen.) Wegen der Produktionsstätte wird LH beim Mann oft Interstitium-Zellen stimulierendes Hormon (ICSH) genannt, und diese Bezeichnung werde ich im folgenden benutzen.

Im Laufe eines Männerlebens produzieren die Hoden nur ungefähr 120 Gramm Testosteron, das entspricht etwa sieben Milligramm (sieben Tausendstel von einem Gramm) täglich. Außer in den Hoden wird noch in anderen Geweben Testosteron gebildet – beispielsweise in der Leber, in den Nebennieren, in der Prostata und sogar im Skelettmuskel. Die in den genannten Geweben gebildete Testosteronmenge beträgt jedoch insgesamt weniger als fünf Prozent des Hodentestosterons und ist somit vergleichsweise unbedeutend.

Bloß 120 Gramm – doch ohne sie gäbe es keine Männer und gewiß auch keine Frauen.

3

Wenn die Männlichkeit nachläßt

Dr. CHARLES ÉDOUARD BROWN-SÉQUARD war zeit seines Lebens ein temperamentvolles, exzentrisches Genie. Mit einundzwanzig Jahren, 1838, wollte er unbedingt die Laufbahn eines Schriftstellers einschlagen; er hatte bereits einen Roman geschrieben und verließ seine Heimat, die Insel Mauritius, um Frankreichs Verleger im Sturm zu erobern. Statt dessen machte er die Bekanntschaft eines Romanciers, der ihn drängte, das Schreiben aufzugeben und Medizin zu studieren. Nach einer Weile nahm Brown-Séquard den Rat an.

Es war nicht einfach. Brown-Séquards Vater war gestorben, bevor der Junge zur Welt kam. Dieser hatte mit seiner Mutter, die den Lebensunterhalt durch Nähen verdiente, in bedrückender Armut gelebt. Als Brown-Séquard sich schließlich zum Medizinstudium entschloß, ging er mit unglaublichem Eifer daran. Mit seiner Doktorarbeit »Theoretische und experimentelle Untersuchungen über die Physiologie des Rückenmarks«, die völlig neue Erkenntnisse zu diesem Thema beitrug, ging er in die Geschichte der Medizin ein.

In den folgenden Jahrzehnten scheint Brown-Séquard ein unstillbares Bedürfnis nach immer neuen Eindrücken gehabt zu haben. Er praktizierte als Arzt in Amerika, bekämpfte eine Choleraepidemie auf seiner Heimatinsel Mauritius und wurde Chefarzt des Staatlichen Hospitals für Gelähmte und Epileptiker in London. Er lehrte in Paris, in Schottland, Irland und den Vereinigten Staaten und war als Urologieprofessor an der amerikanischen Harvard-Universität tätig. Wieder in Paris, gab er eine medizinische Fachzeitschrift heraus, lehrte dann in Genua, anschließend wieder in Frankreich. Am berühmten Collège de France erhielt er eine der angesehensten Professuren der akademischen Welt.

Brown-Séquards publizistisches Wirken war so umfassend, daß bis heute noch kein vollständiges Verzeichnis seiner Veröffentlichungen erstellt wurde. Seine Erkenntnisse über Epilepsie sind wie die über das Rückenmark Klassiker der medizinischen Literatur. Im Alter von 63 Jahren wurde er von der Universität Cambridge mit selten vergebenen akademischen Würden ausgezeichnet. Ein Kollege, der bei dem Festakt zugegen war, berichtete jedoch, daß Charles Édouard Brown-Séquard stark gealtert zu sein schien. Jahrzehntelang hatte er sich in neue Forschungsgebiete und neue Unternehmungen gestürzt, war in zahlreiche Länder gereist, hatte sich begierig neue Kenntnisse angeeignet, bis seine Kräfte nahezu verzehrt waren. So munkelten seine Freunde, doch Brown-Séquard hörte keineswegs auf zu arbeiten. Vielmehr versenkte er sich in ein völlig neues Forschungsgebiet – die Drüsensekretionen. Damals gab es noch keine Endokrinologie. Man hatte noch keine Hormone rein dargestellt und kannte nur wenige Hormonfunktionen. Tatsächlich gelang es Brown-Séquard, in einem seiner frühen Experimente zu beweisen, daß die Nebennieren zum Überleben unerläßlich sind.

Brown-Séquards besonderes Interesse galt den Hoden und ihren Sekreten. Dafür hatte er gute Gründe. Mehr als irgendein anderer war er sich bewußt, wie sein Körper alterte und seine Gesundheit nachließ. Sein Biograph schrieb: »Er war reizbar, impotent, litt unter Magen-Darm-Beschwerden; er hatte Schwierigkeiten mit dem Wasserlassen, und es lag ihm nichts mehr daran, daß ihn eifrige Studenten aus dem Labor umgaben.« Doch erkannte er, daß die Hoden auf irgendeine noch nicht geklärte Weise eine geradezu wundersame Fähigkeit besaßen, stark, männlich und potent zu machen.

An dieser Beobachtung war nichts Neues. Zweifellos machte bereits der prähistorische Mensch die Erfahrung, daß er das jugendliche Feuer eines jungen Stiers dämpfen und ihn fügsam wie einen alten Mann machen konnte, indem er das Tier kastrierte. Dieselbe Methode bewirkte, daß ehedem aggressive Bullen bald ergeben den Nacken unter dem Joch beugten. Aus demselben Grund – nämlich um den Willen zu brechen – war bei den Beduinen die Kastration besiegter Feinde nach der Schlacht eine altehrwürdige Sitte. Sie wurde von den Hebräern wie von den Arabern praktiziert, und im

Alten Testament lesen wir, daß DAVID aus einem Feldzug mit zwei-
hundert erbeuteten Vorhäuten (manchmal auch als männliche Genitalien gedeutet) zurückkehrte, die er als Brautpreis für Michal,
SAULS Tochter, entrichtete. Die charakteristische Aggressivität und Dominanz der Männlichkeit war auf geheimnisvolle, vielleicht magische Weise mit den Ho-
den verknüpft. Das wußte bereits der prähistorische Mensch.

Er wußte auch, daß die körperlichen Kennzeichen der Männlichkeit – Muskeln und Muskelkraft, Verteilung der Körperbehaarung,
tiefe Stimme – irgendwie von den Hoden abhingen. Um das Jahr
300 unserer Zeitrechnung soll der indische Arzt und Autor SUS-
RUTA den Hindu zur Behandlung von Impotenz den Genuß von
Hoden empfohlen haben. Während des Mittelalters wurden Tausende von Knaben kastriert, um ihre hellen Sopranstimmen vor dem
Stimmbruch zu bewahren. Noch Mitte des 18. Jahrhunderts wurde
diese Operation an etwa viertausend Knaben durchgeführt. Viele
dieser Kastraten gehörten dem Päpstlichen Chor der Sixtinischen
Kapelle an.

Die Menschen in der Vergangenheit wußten auch schon, daß
sexueller Appetit, Fruchtbarkeit und Potenz mit den Hoden zusammenhängen. Die Sitte, Sklaven zu Eunuchen zu machen, entstand
vermutlich in Asien als einfache Methode, die Frauen vor Dienern
und Sklaven zu schützen. Durch die Römer wurde die Praxis in
Europa verbreitet.

Von mindestens einer religiösen Sekte, den russischen Skopten,
ist gesichert, daß sie die Kastration und die Penektomie (Penisam-
putation) anwandten, um die verteufelte sexuelle Begierde zu zügeln.
Die Skopten bildeten im zehnten und elften Jahrhundert in Rußland
eine große Gruppe. Im neunzehnten Jahrhundert wurde die Zahl
der Sektenangehörigen noch mit 5 444 angegeben. Etwa 4 000 von
diesen waren Männer, und bei 588 waren sowohl Penis als auch die
Hoden amputiert. Bei 833 Männern waren nur die Hoden entfernt
worden. Nach Aussage derer, die sich der Operation unterzogen
hatten, nahm in der Folge nicht nur die Libido, sondern auch die
sexuelle Potenz prompt ab.

Charles Édouard Brown-Séquard kannte die vielen Folgen einer
Kastration. Es ist ziemlich sicher, daß er auch die Äußerung von

THÉOPHILE DE BORDEU, Leibarzt LUDWIGS XV., kannte: »Die Hoden verleihen dem Körper eine männliche Prägung, ... besiegeln die animalische Natur des Individuums ... Nicht nur jede Drüse, sondern jedes Organ des Körpers ist eine Werkstatt für die Bildung spezieller Sekrete, die ins Blut gelangen und von deren Sekretion die physiologische Integrität des Körpers insgesamt abhängt.«

Mehr noch, wahrscheinlich war er mit einem obskuren Bericht vertraut, der mehr als vierzig Jahre zuvor unter dem Titel »Verpflanzung von Hoden« in der Zeitschrift »*Archiv für Anatomie, Physiologie und Medizinische Wissenschaft*« veröffentlicht worden war. In diesem Beitrag beschrieb Professor ARNOLD ADOLF BERTHOLD aus Göttingen seine diesbezüglichen Experimente.

Bedenkt man das geistige Klima jener Zeit, so waren Bertholds Versuche ziemlich kühn. In den deutschen Ländern tobte gerade die Märzrevolution. Überall war ein Klima des Wandels spürbar. Hätten Studenten oder Kollegen etwas von seinem besonderen Forschungsinteresse erfahren, sie hätten ihn an der Universität lächerlich gemacht. Daher widmete Berthold sich seiner Arbeit heimlich in durchwachten Nächten zu Hause.

Der erste Schritt seiner Untersuchungen war keineswegs ungewöhnlich. Er kastrierte vier junge Hähne, ein einfacher Eingriff, mit dem die Hühnerfarmer überzählige Hähnchen zu Kapaunen machten, um deren zartes, saftiges Fleisch auf dem Markt anzubieten.

Nach der Operation fixierte Berthold zwei der kastrierten Hähne auf dem Küchentisch und schnitt ihnen den Bauch auf. In die entstehenden Wunden legte er lose je einen Hoden, schloß den Schnitt mit einer Naht und setzte die Tiere in separate Hühnerpferche, die er hinter seinem Haus eigens hergerichtet hatte.

Eine Woche ging vorüber. Aufmerksam beobachtete Berthold seine Versuchstiere. Ganz unverkennbar waren zwei der Kapaune dabei, sich zu verändern. Sie ignorierten die Hennen, die um sie herumflatterten. Ihre Kämme schrumpften und verloren ihre leuchtendrote Färbung. Sie wurden fett und träge.

Die beiden Tiere mit den eingepflanzten Hoden hingegen verhielten sich wie ganz normale Gockel. Jeden Morgen weckten sie Berthold mit ihrem durchdringenden Krähen, attackierten die anderen Hähne, stolzierten umher, bestiegen die Hennen und richteten ihre leuchtenden Kämme auf.

So weit waren Bertholds Ergebnisse nur merkwürdig, vielleicht sogar faszinierend. Sie bewiesen eigentlich nichts, was nicht bereits bekannt gewesen wäre – daß nämlich die Hoden die Männlichkeit erhalten.

Doch Berthold wollte sich damit nicht begnügen. Er opferte seine beiden »Hähne«, öffnete ihre Narben und inspizierte den Bauchinhalt. Und sein wissenschaftlicher Verstand registrierte verblüfft, was er entgegen seinen Erwartungen nicht sah.

Wie alle Wissenschaftler seiner Zeit glaubte Berthold, daß sämtliche Organ- und Drüsenfunktionen vom Gehirn über das Nervensystem gesteuert werden. Doch er konnte nicht den leisesten Hinweis auf ein Aussprossen von Nerven um die implantierten Hoden finden. Zwar hatten diese Drüsen weiterhin die Männlichkeit der kastrierten Hähne erhalten, jedoch nicht auf eine bekannte Weise.

Anstelle des Nervenwachstums fand Berthold, daß sich zwischen der Bauchwand der Tiere und den frisch eingepflanzten Hoden ein dichtes Netz von Blutkapillaren gebildet hatte. Als er später seine Versuchsergebnisse niederschrieb, zog er den logischen Schluß: »Die Hoden wirken auf das Blut, und das Blut wirkt entsprechend auf den ganzen Organismus.«

Danach gab Berthold seine Forschungen auf diesem Spezialgebiet auf. Seine Veröffentlichung fand keine Beachtung. Außer vielleicht bei Brown-Séquard.

Etwa zwanzig Jahre nach Bertholds Versuchen, 1869, schlug sich Brown-Séquard mit der Frage herum, wie ein Mann, dessen Hoden nicht mehr befriedigend funktionierten, seine Manneskraft wiedererlangen könnte. Eher scherzhaft machte er im Kreis befreundeter Kollegen den Vorschlag, der Schlüssel zu einer Lösung wäre vielleicht die Injektion von Sperma in das Blut alter Männer. Offensichtlich meinte er das nicht ernst, denn es ist nicht bekannt, daß er je diesbezügliche Versuche unternommen hätte.

Hingegen führte er an Versuchstieren eine Reihe von Hodenverpflanzungen durch; er versuchte, ältere Tiere durch Implantation von Hoden jüngerer Artgenossen zu verjüngen. Die Ergebnisse waren eher unbefriedigend. Dann aber hielt Brown-Séquard am 1. Juni

1889 vor einer der angesehensten wissenschaftlichen Gesellschaften Frankreichs, der Société de Biologie, einen aufsehenerregenden Vortrag. Später sollten sich einige seiner Kollegen erinnern, daß Brown-Séquard zwanzig Jahre jünger wirkte, sein Teint gebräunt war und seine Augen Funken sprühten. Seelenruhig erklärte er dem erstaunten Auditorium, er habe sich eine Zeitlang einen Extrakt aus pulverisierten Hundehoden injiziert, und diese Prozedur habe ihn verjüngt.

»Heute vermag ich alles mühelos zu leisten, was mir aufgrund meines fortgeschrittenen Alters seit einigen Jahren verwehrt war.« Er ließ keinen Zweifel, daß er sich besonders auf die Wiederkehr seiner sexuellen Leistungsfähigkeit bezog. Um die Skeptiker zu überzeugen, nahm er sogar Messungen mit einem Dynamometer und einem Ergographen vor. Beide ergaben ein für einen Dreiundsiebzigjährigen überraschendes Maß an Kraft und Energie.

Einen Monat später publizierte Brown-Séquard seinen Vortrag im *»Archiv für Physiologie«*, einer von ihm herausgegebenen medizinischen Zeitschrift. Und dann brach die Hölle los. Wissenschaftler, die ihm nicht mehr begegnet waren, seit er mit seiner Behandlung begonnen hatte, ziehen ihn des Betrugs, bezeichneten seine Publikation als Ausgeburt »seniler erotischer Phantasien« und behaupteten, seine Versuche seien die schamlose Ausgeburt der Torheit eines senilen Wissenschaftlers.

Die Nachricht von dem Selbstversuch Brown-Séquards machte, teilweise infolge der überbordenden Wogen der Kritk, weltweit Schlagzeilen. Die Journalisten strömten zur Wohnung des alten Herrn in der Rue François Premier in Paris. Nach den Interviews mit ihm verbreiteten sie Anekdoten über sein jugendliches Feuer, seine Energie und seine Aufrichtigkeit. Schlagzeilen in aller Welt priesen:»Jungbrunnen entdeckt!« Die Reichen der Erde pilgerten nach Paris, um Brown-Séquard sein magisches Verjüngungsmittel abzukaufen oder abzubetteln.

Sie trafen einen verfallenden, entmutigten alten Mann, der zunehmend vergreiste. Der großartige, originelle Gelehrte, wie ihn einer seiner Biographen rühmte, war schließlich und endlich am Ende seiner Kräfte angelangt.

Hatte er tatsächlich eine Verjüngung erlebt? Nein, jedenfalls nicht

durch das von ihm beschriebene Verfahren. Zum einen wird das
»Verjüngungs«-Hormon nicht in den Hoden gespeichert, sondern
dort nur gebildet. Aus den pulverisierten Hoden ließ sich nur wenig
Hormon extrahieren. Schlimmer noch, die Salzlösung, die er verwendete, um das Hormon aus dem Hodengewebe zu extrahieren,
war zu diesem Zweck gänzlich ungeeignet. Heute wissen wir dies.
Auch wenn Zweifler sich auf Brown-Séquards gutes Aussehen berie-
fen – der monatelang anhaltende jugendliche Überschwang war voll
und ganz ein Placebo-Effekt: Da er glaubte, daß die Injektionen ihn
verjüngen würden, war dies eine Zeitlang der Fall.

Kurz vor seinem Tode ein paar Jahre später räumte Brown-
Séquard ein, er sei wahrscheinlich einer Selbsttäuschung erlegen.
Nur um Haaresbreite hätte er jedoch die Wahrheit verfehlt. Ob
seine Behauptungen richtig waren oder nicht, ist heute ohne Belang.
Wichtig ist einzig Brown-Séquards Versuch, die rätselhaften Wirkstoffe zu ersetzen, mit denen jene erschöpften alten Drüsen, die Hoden, den Körper vorher versorgt hatten. Jedenfalls datieren die Me-
dizinhistoriker den Geburtstag der Endokrinologie meist auf den 1.
Juni 1889, den Tag, an dem Brown-Séquard seine Verjüngung ver-
kündete. Ausgangspunkt der Endokrinologie als Wissenschaft bleibt
aber das Jahr 1849, in dem A. A. Berthold seine Hodenverpflan-
zungsversuche unternahm.

Es sollte aber noch bis in die zwanziger Jahre unseres Jahrhunderts dauern, bis die rätselhafte Substanz identifiziert wurde. Professor FRED C. KOCH, ein schüchterner, bescheidener organischer
Chemiker, war sich ziemlich sicher, daß die in den Hoden gebildete
und für die Männlichkeit verantwortliche Substanz zumindest teilweise extrahiert und identifiziert werden könnte – ein geeignetes
Verfahren vorausgesetzt. Koch war insofern ein ausgefallener Typ,
als er nicht den geringsten Wunsch nach traditionellem Ruhm und
Reichtum hegte. Er war schlicht ein Fachmann, der ein Problem lösen wollte und aufgrund seiner Ausbildung nicht weniger als seine
Kollegen befähigt war, dies zu schaffen.

Unterstützt von einem jungen Medizinstudenten, LEMUEL CLYDE
MCGEE, begann Koch 1926 mit seiner Forschungsarbeit. Er ging
davon aus, daß die gesuchte Substanz nur einen winzig kleinen Teil
eines Stierhodens ausmachte – sozusagen eine Stecknadel in einem

Heuhaufen war. Daher entschloß er sich zu einem völlig neuen Versuchsansatz: Er experimentierte nicht mit einzelnen Stierhoden, sondern untersuchte sie gleich zentnerweise.

Drei Jahre lang kochten, extrahierten, lösten, fraktionierten und destillierten Koch und McGee ununterbrochen. Im Dunst von Äther, Benzol, Alkohol und Azeton wachten sie morgens auf, und mit Schwaden dieser Gerüche in der Nase gingen sie zu Bett. Schließlich injizierten sie den gewonnenen Hodenextrakt kastrierten Ratten. Die Substanz war so stark verunreinigt, daß die Versuchstiere starben. Mit einer relativ schwach wirksamen Substanz, die an den Kämmen kastrierter Hähne ein mäßiges erneutes Wachstum auslöste, hätten sie einmal ihr Ziel fast erreicht. Allerdings verursachte das zur Extraktion des Wirkstoffs verwendete Benzol schwere Abszesse.

Die beiden Forscher setzten eine neue Versuchsreihe an, dieses Mal trieben sie auch das Benzol aus. Das Verfahren war unglaublich aufwendig. Sie begannen mit vierzig Pfund Stierhoden, die sie zu Brei zerstampften. Daraus extrahierten sie in einem fünf Tage dauernden Prozeß alle flüssigen Bestandteile mittels Alkohol. Der gewonnene Extrakt wurde mit Benzol erneut extrahiert. Durch Destillation wurde das Benzol entfernt, und das, was übrigblieb, wurde mit Azeton behandelt. Schließlich erhielten Koch und McGee zwanzig Milligramm einer azetonlöslichen Substanz. Dafür hatten sie drei Jahre geschuftet, aber sie waren am Ziel: Nachdem sie den Wirkstoff Kapaunen injiziert hatten, verwandelte sich der fade, schlaffe Kamm der Tiere in eine leuchtendrote, steil aufgerichtete Zierde.

McGee, der Assistent, schrieb den Bericht, dem er den folgenden, eher trockenen Titel gab: »Die Wirkung der Injektion einer Lipoidfraktion von Stierhoden an Kapaunen.« Unverständlicherweise erregte die Publikation wenig Interesse, und da Kochs Untersuchungen nicht mehr finanziell gefördert wurden, hätte er sie abbrechen müssen, wäre nicht ein Kollege an dem Thema interessiert gewesen. Wie Koch hatte T. F. GALLAGHER den Ehrgeiz, den Männlichkeitsfaktor rein darzustellen. Gemeinsam arbeiteten sie da weiter, wo Koch aufgehört hatte, bei dem in Azeton löslichen Pulver. Über den weiteren Gang der Dinge schreibt der Wissenschaftspublizist Paul de Kruif: »Zuerst reinigten sie das Pulver mit dem Lösungsmittel Hexan, schüttelten es dann mit Alkohol, wuschen die alkoholische

Lösung fünfmal mit Hexan, extrahierten dann wieder das Hexan zweimal mit Alkohol, wuschen den Alkohol fünfmal mit Hexan aus. Das erhaltene, in Alkohol lösliche Material versetzten sie mit Äther, schüttelten es mit Alkali, bis es sich gelöst hatte, schüttelten die Lösung noch fünfmal mit Äther und dann die Ätherlösung mehrmals mit Wasser. Sie hantierten so lange, bis man geschworen hätte, daß nach einem so gründlichen chemischen Rundumschlag im Endprodukt nichts mehr auf die Herkunft aus einem Stierhoden schließen ließ.«

Die nun erhaltene Substanz war wesentlich wirksamer als die erste – eine tägliche Injektion von einem hundertstel Milligramm bewirkte innerhalb von fünf Tagen, daß einem Kapaun ein leuchtendroter Kamm schwoll. 1929 teilten Gallagher und Koch der wissenschaftlichen Gemeinde ihre Ergebnisse mit. Koch indessen insistierte in seiner typischen Bescheidenheit: »Das Produkt ist noch immer stark verunreinigt. Wir können ihm noch keinen Namen geben, denn wir wissen noch zu wenig über seine chemische Zusammensetzung. Eine chemische Bezeichnung würde uns, was die Reinheit des Produktes betrifft, in falscher Sicherheit wiegen.«

Diese Veröffentlichung machte Furore. Forscher im ganzen Land ersuchten Koch um Proben der Substanz, und dieser arbeitete rund um die Uhr, um die Nachfragen zu befriedigen. Eine kam von einem Mediziner, Professor A. T. KENYON. Kenyon hatte einen Patienten, einen 26jährigen Mann, der keinen normalen männlichen Habitus entwickelt hatte. Er mußte sich nur einmal in zwei Wochen rasieren, und auch dann bloß ein spärliches Oberlippenbärtchen. Nur gelegentlich empfand er ein sexuelles Bedürfnis. Er hatte noch nie ejakuliert. Seine Stimme war hell, eine Körperbehaarung praktisch nicht vorhanden. Sogar der Knochenbau des jungen Mannes hatte sich nicht so entwickelt wie bei einem Erwachsenen.

Kenyon fragte bei Koch an, ob dieser ihm eine ausreichende Menge des Männlichkeitsfaktors zur Behandlung seines Patienten überlassen könnte, und Koch war einverstanden. Aus einer halben Tonne Stierhoden stellte er genügend Substanz her für einen 53tägigen therapeutischen Versuch. In dieser kurzen Zeit trat eine Verwandlung des Patienten ein, die als »Wunder« bezeichnet werden darf. Aus dem Jungen wurde ein Mann. Sein Körper wurde kräftig, die Muskulatur entwickelte sich. Die Körperbehaarung nahm zu. Aber die auffälligste Veränderung betraf die Libido des jungen Mannes. Er bekam einen ausgeprägten sexuellen Appetit, und gleichzeitig wurde er orgasmusfähig und konnte ejakulieren. Zwei Monate später begann seine Männlichkeit wieder zu schwinden, da die von Koch gelieferte Substanz verbraucht war. Doch die Eigenschaft der Substanz, die Männlichkeit zu erhalten oder wiederherzustellen, war nun endlich bewiesen.

Von da an wurde Kochs Arbeit weltweit bekannt. Der deutsche Chemiker ADOLPH BUTENANDT verarbeitete 1931 mehr als 15 000 Liter Männerurin, um eine ähnliche Substanz wie die von Koch gefundene nachzuweisen. Diese schien aber eine viel geringere Wirkung zu haben. Damals wußte Butenandt noch nicht, daß er nicht Kochs Substanz gefunden hatte, sondern deren Abbauprodukt, das beim Metabolismus im Körper entstand. Er bezeichnete es übrigens als Androsteron. Dieses Stoffwechselprodukt besaß nur einen Bruchteil der Wirksamkeit der Substanz von Koch.

Der große praktische Durchbruch erfolgte im Sommer 1935 in Amsterdam. Chemiker, die unter dem Pharmakologen ERNST LAQUEUR arbeiteten, extrahierten aus Stierhoden, wonach Koch fast ein Jahrzehnt geforscht hatte, nämlich ein vollkommen reines Hormon. Laqueur gelang es zum erstenmal in der Geschichte, die genaue Molekularstruktur des Männlichkeitsfaktors zu bestimmen, jener unglaublich potenten Substanz, ohne die das männliche Geschlecht wohl nicht existieren könnte. Es handelte sich um ein Steroid, eine dem Cholesterol ähnliche Verbindung in kristallinem Zustand. Es brauchte nicht viel kreative Phantasie, um sich für das Steroid aus den Testes den Namen Testosteron auszudenken.

Wenige Monate später gelang es LEOPOLD RUZICKA in Zürich, Testosteron synthetisch herzustellen. Als Ausgangsstoff verwendete er Cholesterol, eine verbreitete und lebenswichtige Substanz, die in allen Zellen von Tieren und Menschen vorkommt. Cholesterol und Testosteron sind chemische Verwandte. Tatsächlich benutzen die Hoden Cholesterol, um Testosteron zu bilden.

Ruzicka benutzte also Cholesterol als Ausgangsstoff, um in seinem Labor Testosteron herzustellen. Dank dieser Entdeckung läßt sich synthetisches Testosteron heutzutage großtechnisch und preiswert herstellen. Es ist weltweit in drei Hauptdarreichungsformen erhältlich: Kapseln, Injektionslösung und implantierbare Kristalle (Pellets).

Kapseln (zum Beispiel *Andriol®*) sind am einfachsten zu benutzen und wahrscheinlich die am häufigsten verschriebene und von Patieten am besten akzeptierte Darreichungsform. Eine davon (Methyltestosteron) hat den Nachteil, daß sie bei längerer Einnahme die Leber schädigen kann. Demgegenüber bietet eine andere Darreichungsform, das Testosteronundecanoat, (zum Beispiel *Andriol®*), den großen Vorteil keiner Beeinträchtigung der Leberfunktion, da dieser Wirkstoff ür den Lymphweg in den Organismus aufgenommen wird und somit eine primäre Leberbelastung praktisch ausscheidet. Verglichen mit anderen Formen bewirken Pillen und Tabletten einen niedrigeren Blutspiegel des Hormons.

Injektionen von Testosteron-Lösung gehen rasch und vollständig ins Blut über. Wesentliche Nachteile: Die Injektionen müssen alle zwei bis vier Wochen wiederholt werden. Das kann zeitraubend und kostspielig sein – und die Wirkspiegel zeigen oft einen unregelmäßigen Verlauf (Gefahr der relativen Über- oder Unterdosierung).

Die Implantation hat den Vorzug, daß nur etwa alle sechs Monate der behandelnde Arzt aufgesucht werden muß. Unter örtlicher Betäubung macht der Arzt einen kleinen Schnitt in die Gesäßbacke und bringt ein winziges Testosteron-Pellet in die Wunde ein, die er dann mit einem einzigen Nadelstich verschließt. In der folgenden Zeit löst sich das Pellet allmählich auf und gibt dabei regelmäßig kleine Mengen Testosteron in das umgebende Gewebe und letztlich in das Blut ab. Diese Hormonabgabe geschieht, bis das Pellet vollständig aufgelöst ist, was etwa ein halbes Jahr in Anspruch nimmt. Der Nachteil besteht darin, daß sich die Dosierung nicht exakt kontrollieren läßt, weil die Abbaugeschwindigkeit der Pellets von Mann zu Mann in gewissem Grad variiert.

Kapseln (*Andriol®*) Tabletten, Injektionen, Implantate – sie werden heute weltweit, oft mit beachtlichem Erfolg, angewandt. Wenn das der gute Charles Édouard Brown-Séquard – und seine Kritiker – bloß sehen könnten!

4

Wie entsteht ein Mann?

»In einem Dutzend kraftvoller Entladungen explodiert das weißglühende Sperma in der pochenden Scheide.« So dichtete ein Pornoschreiber. Tatsache ist, daß Explosionen ungewöhnlich sind und selten vorkommen, die Entladungen eher Entleerungen sind, Scheiden kaum jemals pochen und Sperma an guten Tagen vielleicht lauwarm ist, aber niemals zur Weißglut kommt.

Das Leben eines Spermiums (oder eines *Spermatozoons* oder Samenfädchens) ist aber eigentlich nicht sehr beneidenswert, mag die erotische Taschenbuchliteratur es auch noch so glorreich schildern. Die Spermatiden, so heißen die unreifen Samenzellen, entstehen durch einen höchst komplizierten Prozeß in den stark gewundenen *Hodenkanälchen* (Tubuli seminiferi contorti), wo sie mehrere Wochen in winzigen Nischen zubringen und heranreifen. Schließlich bekommen sie peitschenähnliche Schwanzfäden, die etwa 0,005 cm lang werden.

Schließlich begeben sich die reifen Spermatozoenbrüder – es sind etwa 500 Millionen – auf die große Reise ihres Lebens. Genauer müßte man von Brüdern und Schwestern sprechen, denn nur die Hälfte ist potentiell männlich. Das mikroskopisch kleine Spermium enthält einen raffinierten Code-Apparat, die *Chromosomen*, in die Tausende von Erbinformationen, sogenannte Gene, gepackt sind. Jedes normale Spermium enthält 23 Chromosomen. Aus diesen und einem zweiten Chromosomensatz, den die weibliche Eizelle beisteuert, wählt das Schicksal (bei der Befruchtung, der Vereinigung von Ei- und Samenzelle) zufällig sämtliche Merkmale des entstehenden Kindes aus.

Männliche Geschlechtschromosomen werden mit dem Buchsta-

ben Y, weibliche mit X bezeichnet. Die normale Eizelle enthält stets
ein X-Chromosom. Bei der Samenzelle ist das anders: Sie kann entweder ein X-Chromosom oder ein Y-Chromosom enthalten. Bei
der XX-Kombination – je ein X-Chromosom von der Eizelle und
der Samenzelle – kommt dann ein Mädchen zustande. Ist das Spermium hingegen Träger des Y-Chromosoms, entsteht bei der Vereinigung von Ei und Samenzelle die Kombination XY, und das Kind
wird ein Junge.

Kehren wir zu den Spermienbrüdern und -schwestern zurück, die
reif, aber noch jugendlich unerfahren sind und denen ihre erste und
letzte Reise bevorsteht.

Sie gelangen zunächst in die Nebenhoden, einen dünnen, gewundenen Schlauch, der in solides, schützendes Bindegewebe eingebet-
tet ist. In die Länge gestreckt, wäre der Nebenhodengang über fünf
Meter lang. In seiner Hülle innerhalb des Hodensackes ist er jedoch
mehrfach längs gefaltet und nur ungefähr 2,5 cm lang.

Innerhalb von zehn bis fünfzehn Tagen kämpfen sich die wäh-
renddessen weiterreifenden Spermien durch den Nebenhodengang
in seiner gesamten Länge vorwärts. Sie gelangen in einen weiteren
Kanal, den Samenleiter, der sich nach etwa 3,5 cm zur Ampulle er-
weitert, die als Wartestation fungiert, bevor die Reise weitergeht.
Von der Entstehung bis zur Reife eines Spermatozoons vergehen
siebzig Tage.

Bei sexueller Stimulierung werden die Spermien schließlich erregt. Sie fangen an, wie verrückt umherzuflitzen. Nach Auffassung
mancher Forscher wird ihr Verhalten wohl durch Exkrete aus einem
anderen Organ, den Samenblasen, beeinflußt. Sie sezernieren eine
zuckerhaltige Flüssigkeit in die Ampullen, und dieser Zucker
könnte auf irgendeine Weise die Spermien mit Energie versorgen.

Jetzt naht der Aufbruch zum Interkontinentaltrip. Die Sperma-
passagiere schlüpfen in die Harnröhre, durch die sie den männlichen Körper verlassen. An ihrem Ursprung ist die Harnröhre
rundum von einer Drüse umgeben, die Größe und Form einer un-
geschälten Walnuß hat. Dies ist die *Prostata* oder Vorsteherdrüse.
Die Harnröhre verläuft mitten durch diese Drüse. Mit zunehmender
sexueller Stimulierung wird die Prostata hart. Plötzlich, meist im
Augenblick des Orgasmus, verfällt sie in heftige Zuckungen.

Sogleich werden die Spermien mit einer milchigen viskösen Flüssigkeit überschwemmt, die in der Prostata gebildet und durch die Kontraktionen ausgeschüttet wird. Und mit diesem Sekret werden die Spermien vorangetrieben und in eine dunkle, manchmal freundliche, manchmal feindliche Umgebung hinausgeschleudert.

Und das ist das Ende. Jedes gesunde Spermium kämpft gegen widrigste Umstände ums Überleben. Sie sind wie Lachse, die stromaufwärts schwimmen, um sich zu vermehren, und dann, einem höheren Gesetz gehorchend, an den manchmal rauhen Ufern zerschellen; von Antikörpern angegriffen, mühen sie sich vorwärts und sterben zu Millionen und Abermillionen vor Erschöpfung. Im Gegensatz zu den Lachsen jedoch wird kaum ein Spermium die Laichgründe erreichen, kaum eines seine Erfüllung durch Reproduktion finden. Praktisch endet für sämtliche fünfhundert Millionen Spermien die Reise als Tragödie, weil sie ihren einzigen Lebenszweck verfehlen.

Für alle – bis auf eines. Eines von fünfhundert Millionen. Es schwimmt gegen die Schwerkraft und gegen den Strom, den die Flimmerhärchen im weiblichen Reproduktionskanal erzeugen. Die klebrige Konsistenz des Samens nimmt ab, und dadurch wird das Schwimmvermögen des Spermiums verbessert. Je stärker es sich dem Ei nähert, um so besser werden seine Chancen, denn offenbar scheidet die Eizelle eine Substanz aus, die den Samenfaden anlockt und unaufhaltsam in die richtige Richtung zieht. Deswegen peilt kein einziges der fünfhundert Millionen Spermien je andere Zellen an als die reife Eizelle. Stets wollen zahllose Spermien gleichzeitig das Ei erobern. Nun kann das Spermium aber nur eindringen, wenn die äußere Hülle der Eizelle sich plötzlich erweicht. Möglicherweise bewirken Enzyme in der Samenflüssigkeit die Erweichung der Eihülle. Jedenfalls gelingt es plötzlich einer Samenzelle, in das Ei einzudringen. Unmittelbar danach verhärtet sich die Eihülle wieder. Die erfolglosen Spermien setzen ihre vergeblichen Attacken fort. Doch sie sterben innerhalb von zwei bis fünf Tagen nach dem Eindringen in die Scheide ab.

Das erfolgreiche Spermium aber wird überleben und eine Metamorphose durchmachen, die sich intellektuell zwar erklären läßt, indes weit über unser Vorstellungsvermögen hinausgeht. Nach der Verschmelzung mit dem Ei entsteht eine einzige Zelle, eine *Zygote,* die sich teilt – zunächst in zwei Zellen, dann in vier, und weiter und immer weiter, so daß sie sich bis zur Geburt des gezeugten Menschenwesens millionenfach vermehrt hat und aus der vereinigten Ei- und Samenzelle bis zum Erwachsenenalter dieses Wesens eine unvorstellbare Menge geworden ist, die nach Milliarden zählt.

Vorausgesetzt, daß das Spermium ein Y-Chromosom trägt, wird der naturgegebenen Tendenz der Zygote, sich zu einer Frau zu entwickeln, von Anfang an durch männliche Einflüsse entgegengesteuert. Schon im frühesten Embryonalstadium entwickeln sich primitive Hoden; sechzig Tage nach der Befruchtung sind sie bereits andeutungsweise als ein Netzwerk von Kanälchen erkennbar, in deren Zwischenräume Zellen eingestreut sind. (Dieses Gewebe heißt deshalb auch Interstitium, »zwischen den Räumen«.) Diese interstitiellen Zellen oder Leydigschen Zwischenzellen (so genannt nach dem Anatom LEYDIG, der sie im vorigen Jahrhundert als erster beschrieb) vermehren sich rasch und machen bald die Hälfte bis zwei Drittel des Volumens der unreifen Hoden aus. Und nur acht oder neun Wochen nach der Vereinigung von Ei- und Samenzelle setzt in den Leydig-Zellen das biochemische Wunder der männlichen Entwicklung ein – sie beginnen, *Testosteron* zu bilden.

Dagegen hat der Embryo, der sich nicht zu einem männlichen Wesen entwickeln wird, noch gar nicht begonnen, erkennbare Zeichen der Weiblichkeit zu zeigen. Mit den Worten von Dr. DOROTHEE B. VILLEE von der Kinderklinik an der Harvard Universität: »In diesem Stadium sind die embryonalen Gonaden nicht als männlich oder weiblich, sondern als männlich oder nichtmännlich zu unterscheiden.« Zu der Zeit, da der männliche Fötus bereits einen vollständigen Verband von Hodenzellen entwickelt hat, fangen die Eierstöcke des weiblichen Fötus erst an, weibliche Merkmale zu zeigen. Anders als die Hoden bilden die Ovarien im Embryo keine Hormone. Von der weiblichen Anatomie entfaltet sich nur die primitive Vorstufe des Entwicklungszyklus.

Sobald die Leydig-Zellen anfangen, Testosteron zu sezernieren, entwickeln sich die männlichen Fortpflanzungsorgane unaufhaltsam. Die Experten streiten sich noch, welche Rolle das Testosteron bei der Bildung des inneren Genitaltraktes spielt – also bei den Samenblasen, den Samenleitern, der Prostata, den Nebenhoden und so fort. Die meisten stimmen jedoch darin überein, daß Androgene (männliche Geschlechtshormone) einschließlich Testosteron tatsächlich die Entwicklung des inneren männlichen Fortpflanzungsapparates anstoßen. Sie berufen sich dabei auf Experimente, bei denen fötale Ratten und Kaninchen teilkastriert wurden: jeweils einer der winzigen Hoden wurde entfernt. Auf der Seite des verbleibenden Hodens entwickelten sich normale männliche Geschlechtsdrüsen und -kanäle. Die Gewebe der kastrierten Seite hingegen wurden weiblich. In einem anderen Tierexperiment wurde einem weiblichen Fötus einseitig ein Hoden implantiert. Auf dieser Seite entwickelten sich männliche Organe. Da bisher keine »samenwegsinduzierende Substanz« nachgewiesen wurde, vermuten die experimentierenden Forscher, daß eines oder mehrere Androgene, einschließlich Testosteron, die Entwicklung auslösen.

Wahrscheinlich sind auch die Androgene der Nebennieren, es handelt sich um Vorstufen der 17-Ketosteroide, an der Entwicklung des Embryos zum Knaben beteiligt. Im Vergleich mit Testosteron ist die Wirkung der Nebennierenandrogene zwar gering, aber sie wirken genauso wie Testosteron, nur eben schwächer.

Zwischen Nebennieren und Hoden besteht übrigens eine recht enge Beziehung. Sie entstehen offenbar aus der gleichen Art von undifferenziertem Embryonalgewebe, wobei die Hodenzellen schließlich zu ihrem endgültigen Platz wandern. Beide Organe bilden die gleichen männlichen Geschlechtshormone. Etwa ein Drittel der 17-Ketosteroide im männlichen Organismus stammt aus den Hoden, die übrigen zwei Drittel aus den Nebennieren. Natürlich ist Testosteron das Hauptsekret der Hoden, aber die Nebennieren sowohl des Mannes als auch der Frau bilden ebenfalls geringe Mengen dieses Hormons.

Testosteron ist ein so stark wirkendes Hormon, daß ein Übermaß davon in bestimmten Phasen des embryonalen oder fötalen Wachstums zu Fehlentwicklungen führen kann. Das Problem, mit dem der Organismus bei der Regulierung der Testosteronbildung konfrontiert ist, gleicht dem eines Kraftwerks, das über Hochspannungsleitungen eine halbe Million Volt über Land schickt. Dieser Strom wird dringend benötigt, doch wenn er eines Tages beim Frühstück unkontrolliert in den Toaster flösse, wäre dies das Ende des Toasters, der Familie, ihres Hauses und wahrscheinlich auch der Nachbarschaft.

Um die Stromspannung herunterzuschalten, benutzen die Elektrizitätsgesellschaften Transformatoren. Der Körper tut etwas Ähnliches. Eine der Trafostationen für Testosteron ist die Leber, sie baut einen Teil des in den Hoden gebildeten Testosterons zu 17-Ketosteroiden ab. Sowohl im Embryo als auch im heranwachsenden Kind fördern diese schwächeren Androgene indirekt und doch erkennbar die männliche Entwicklung.

Müßten Sie einen Embryo in den ersten zwei Monaten seiner Existenz untersuchen, dann wären Sie außerstande, sein Geschlecht rein nach dem Augenschein zu bestimmen, da keine erkennbaren Unterschiede vorhanden sind. Noch bestehen nämlich die äußeren Geschlechtsorgane aus einem kleinen Hügel und einer unterhalb davon liegenden Einsenkung. Zu beiden Seiten des Grübchens befindet sich eine kleine Anhäufung von Muskelzellen. Sind keine Hoden vorhanden, um die nötigen Hormone zu bilden, entsteht aus dem kleinen Hügel die Klitoris. Das Grübchen unterhalb vertieft sich und teilt sich in zwei Einstülpungen, die schließlich die Harnröhre und die Scheide mit den kleinen Schamlippen bilden. Aus dem umgebenden vorgewölbten Gewebe werden die großen Schamlippen, Labia majora.

Die Hoden entwickeln sich als eine Art genetischer Abweichung von der Norm, und durch die Androgene, die sie sezernieren, wird eine radikale Umwandlung bewirkt. Der winzige Hügel vergrößert sich zur Eichel, dem späteren Penisköpfchen. Die Ränder der Einbuchtung verschmelzen und bilden eine kleine Röhre, die Harnröhre. Die Gewebevorwölbungen beidseits vereinigen sich, um den Penisschaft zu bilden. Der untere Anteil vergrößert sich zum Hodensack. Im Verlauf mehrerer Monate wandern die Hoden ganz allmählich in Richtung Hodensack und finden in ihm normalerweise kurz vor oder kurz nach der Geburt ihren definitiven Platz.

Die Entwicklung zum männlichen Geschlecht ist ein höchst komplizierter Prozeß. Es bedarf dazu nicht nur ganz bestimmter Mengen an Testosteron und anderen Androgenen, sondern, was noch wichtiger ist, diese Hormone müssen exakt zum richtigen Zeitpunkt verfügbar sein – nämlich in den ersten Wochen des embryonalen

Daseins. Wird der rechte Zeitpunkt verpaßt, dann können noch so hohe Testosterondosen aus dem Fötus keinen Knaben machen. Bei einem zwölf Wochen alten weiblichen Embryo hat zum Beispiel schon die Entwicklung einer Scheide eingesetzt. Und dann kann die weibliche Anatomie nicht mehr in eine normale männliche Anatomie umgewandelt werden, mögen noch so massive Androgendosen einwirken. (Manchmal kommt es allerdings zu einer Größenzunahme der Klitoris, die Ärzte sprechen in diesem Fall von einer Hypertrophie.)

Falls um die kritische Zeit keine ausreichenden Mengen Testosteron verfügbar sind, kann dies viele Probleme zur Folge haben. Eines davon kannten sogar schon die alten Griechen. Ihre Mythologie überliefert, daß ein Sohn der Götter HERMES und APHRODITE eines Tages in einer Quelle badete und unfreiwillig für immer mit einer Nymphe eins wurde. Dieser Göttersohn hieß Hermaphroditos, und wir bezeichnen heute einen Menschen, bei dem männliche und weibliche Geschlechtsmerkmale gleichzeitig mehr oder weniger ausgeprägt sind, als echten Hermaphroditen, zu deutsch: Zwitter. Zwitterwesen haben immer große Neugier erregt und sind durch die Literatur, Malerei und Bildhauerei unsterblich geworden. Einige Skulpturen haben hohen künstlerischen Rang und sind Renommierstücke weltberühmter Museen. Zwei Hermaphroditen befinden sich im Louvre zu Paris, andere in den Staatlichen Museen zu Berlin, im Museo e Galleria Borghcse in Rom, im Nationalmuseum zu Athen, im Nationalmuseum von Stockholm, im Barrow Museum zu Rom sowie im Britischen Museum in London.

In unserer Zeit gibt es ganz sicher weniger echte Hermaphroditen als Gemälde und Statuen von ihnen. In der medizinischen Literatur sind weniger als hundert Fälle von Zwitterbildungen beschrieben. Übrigens hatten die seltenen Zwitterwesen der Antike wenig Aussichten auf ein langes Leben, wenn ihre Intersexualität entdeckt wurde, galt diese doch als böses Omen. Von den Athenern wurden die Hermaphroditen ins Meer, von den Römern in den Tiber gestürzt. Wo immer man ihrer habhaft wurde, beförderte man sie vom Leben zum Tod.

Ein ziemlich bekannter Fall von Hermaphroditismus in der Neuzeit ist der von CATHERINE – oder CHARLES – HOFFMAN. 1824 ge-

boren, galt Catherine bis zum Alter von vierzig Jahren als Frau. Catherine habe seit ihrer Pubertät, heißt es in einem 1903 privat für
Subskribenten einer Sammlung erotischer Literatur gedruckten
Buch des Titels »*Der Hermaphrodit*«, eindeutig die Instinkte einer
Frau gehabt und zwanzig Jahre lang mit einem Mann zusammengelebt. Sie hatte wohlgeformte Brüste und bekam mit 19 Jahren ihre
Periode. Mit 46 Jahren änderte sich ihre sexuelle Orientierung, und
sie wollte den Geschlechtsverkehr wie ein Mann praktizieren. Dies
gelang ihr/ihm so gut, daß sie eine Frau heiratete und von da an ein
glückliches Leben führte. Die Geschichte mag etwas rätselhaft scheinen, aber sie charakterisiert ganz gut die zwiespältige Natur des
Hermaphroditen.

Eine andere, höchst fragwürdige Geschichte erzählt von einem
Mann, der wegen Prostitution inhaftiert wurde. Er war achtundzwanzig Jahre alt, 1,75 Meter groß und angeblich mit gut entwikkelten männlichen und weiblichen Genitalien ausgestattet. Vor den
Behörden erklärte er, ein normales Kind geboren zu haben. »*Der
Hermaphrodit*« weiß zu berichten: »Anstelle einer Klitoris hatte sie
einen Penis, der im erigierten Zustand 13 cm maß, bei einem Umfang von etwa 8 cm. Der Hodensack enthielt zwei Hoden, jeder von
ihnen etwa 2,5 cm lang. Sie behauptete, daß sowohl ihre männlichen
als auch ihre weiblichen Geschlechtsorgane funktionstüchtig seien
und beide ihr die gleiche sexuelle Befriedigung verschafften. Aus
dem Penis komme Samen, und alle drei Wochen habe sie eine
schwache Monatsblutung, die zwei Tage anhalte.«

Während echte Zwitter äußerst selten sind, kommen Pseudohermaphroditen häufiger vor. Nach den jeweils vorhandenen Keimdrüsen (Hoden oder Eierstöcke) werden sie als männliche oder weibliche Scheinzwitter klassifiziert. Solche Pseudohermaphroditen können völlig normal aussehen. Eine Frau mag beispielsweise alle äußeren Attribute der Weiblichkeit besitzen. Und ein Arzt würde nur bei
einer sehr gründlichen internistischen Untersuchung entdecken, daß
sie keine Gebärmutter und keine Eierstöcke hat und statt dessen
Hoden, die geringe Mengen Testosteron produzieren.

Der umgekehrte Fall – daß der Pseudohermaphrodit äußerlich als
Mann erscheint, tatsächlich aber weibliche Fortpflanzungsorgane
wie Eierstöcke, Eileiter usw. besitzt – ist ebenso häufig. Oft ergibt

die genauere Untersuchung, daß der vermeintliche Penis eine vergrößerte Klitoris ist. Dies beruht meist auf einer überschießenden Testosteronproduktion der Nebennieren während der fötalen Entwicklung, nicht aber auf einer Sekretion aus Hodengewebe. Die biochemischen und anatomischen Abweichungen lassen sich korrigieren, und dann kann aus dem Mädchen mit viel Glück eine normale, fruchtbare Frau werden.

Ein etwas höherer Hormonspiegel kann die Entwicklung eines Penis ermöglichen, aber statt an der Spitze des Penisschaftes kann die Harnröhrenöffnung sich dann an der Unterseite des Schaftes befinden, ein kleines Überbleibsel des Scheideneingangs, der sich beim männlichen Fötus normalerweise unter dem Einfluß des Testosterons schließt. Diese Störung, die sogenannte Hypospadie oder untere Harnröhrenspalte, ist keineswegs selten. Meist ist die Harnröhrenöffnung nur etwas zur Unterseite der Eichel hin verschoben. Gelegentlich aber reicht die Öffnung von der Peniswurzel bis zum Hodensack, selten auch findet man sie zwischen Hodensack und After.

Wichtig ist die Tatsache, daß sowohl der männliche als auch der weibliche Pseudohermaphroditismus mit den genannten Anomalien in erster Linie durch unzureichende Androgenwirkung beim Embryo entstehen. Androgenmangel, falscher Zeitpunkt der Hormonfreisetzung und weitere, bisher allerdings noch nicht identifizierte Einflüsse können zur Folge haben, daß die vorhandene Hormonmenge wohl ausreicht für die Entwicklung der inneren, nicht aber der äußeren männlichen Geschlechtsorgane, oder umgekehrt. Eine abnorme Geschlechtsentwicklung beruht stets auf einer Hemmung in der Entwicklung des ursprünglich Weiblichen zum Männlichen.

Die Androgenspiegel männlicher Embryos sind in den ersten Wochen der embryonalen Entwicklung außerordentlich variabel. JOHN A. RESKO vom Regionalen Primatenforschungszentrum in Beaverton, Oregon, hat die Unterschiede der Hormonspiegel ungeborener männlicher Affen gemessen und festgestellt, daß der Blutspiegel des männlichen Hormons bei manchen sehr niedrig ist, bei anderen hingegen bis zum Sechsfachen höher sein kann. Resko nimmt an, daß manche männlichen Föten deutlich höheren Androgenmengen ausgesetzt sind als andere und daß diese Variation eine entsprechende Variation in der Ausprägung der männlichen Merkmale verursacht.

Der Unterschied hat nicht die Dimension von Alles oder Nichts, sondern zeigt sich im Grad der psychobiologischen Entwicklung auf einer Skala mehr oder weniger prägnanter Männlichkeit. Bereits aus den vorgeschichtlichen Spuren des Menschen geht hervor, daß er sich schon immer der unterschiedlichen Ausprägung männlicher Merkmale bei Männern bewußt war. Aber erst in neuerer Zeit wurde die Hypothese aufgestellt – und der wissenschaftliche Beweis beigebracht –, daß sowohl die physische als auch die psychische Sexualität durch den gleichen Prozeß determiniert sind.

Und so, wie es eine breite Skala der körperlichen Maskulinität gibt, ist auch die Skala der sexuellen Orientierung unter Männern sehr breit und reicht vom ausschließlich Homosexuellen zum ausschließlich Heterosexuellen. Wie beim größten Teil der Erforschung des Gehirns und seiner Funktionen muß auch der Beweis für die sexuelle Entwicklung im fötalen Gehirn am Tier erbracht werden. Es gibt allerdings gute Gründe für die Annahme, daß die an niederen Primaten gewonnenen Erkenntnisse auch die psychosexuellen Unterschiede bei Menschen zu erklären vermögen. Auf die betreffenden Studien und ihre Interpretation komme ich noch zurück.

Es ist nicht geklärt, warum der eine männliche Fötus einen hohen, der andere einen niedrigen Testosteronspiegel hat. Als ziemlich sicher darf gelten, daß das Maß der Testosteronbildung wie alle anderen körperlichen Merkmale genetisch vorgegeben ist, wobei der männliche Embryo die Fähigkeit zur Testosteronbildung von den Genen seiner männlichen Vorfahren, der Väter, Großväter und Urgroßväter, erwirbt. Doch dürften auch andere, beispielsweise Umweltfaktoren, eine ebenso große Rolle spielen, jedenfalls in manchen Fällen. Es wurde zum Beispiel nachgewiesen, daß der männliche Nachwuchs von Tieren, die während der Schwangerschaft starkem Streß ausgesetzt wurden, verweiblicht werden kann. Andererseits kann ein Tumor im Eierstock der Mutter eine so extreme Androgensekretion verursachen, daß weibliche Föten mit männlichen Merkmalen wie Penis und – leerem – Hodensack geboren werden.

Freilich ist damit die große Variationsbreite der physischen und psychischen maskulinen Merkmale bei Männern nur unzureichend

erklärt. Vielleicht gibt es unmerklich wirkende Faktoren bei der Ernährung der Mutter, ihren zwischenmenschlichen Beziehungen, bei
ihrem Sexualleben, ihrer Einstellung zum Leben, beim Klima, bei
der Jahreszeit, welche insgesamt die Lösung chemischer Substanzen
einschließlich der Hormone, in der das werdende Leben während
der neun Monate im Mutterleib schwimmt, beeinflussen.

Was immer die Androgenschwankungen verursacht, die vom
Testosteron abhängigen Merkmale werden während der ersten Monate nach der Empfängnis für immer festgelegt. Und sobald die kritische Periode vorüber ist, gelingt es selbst mit hohen Dosen des
Hormons nicht, die primären Geschlechtsmerkmale zu verändern.
Ein Embryo zum Beispiel, dem Testosteron in der empfindlichen
Phase nicht zur Verfügung stand, wird weiblich. Selbst wenn man im
vierten Monat der Entwicklung im Mutterleib große Mengen Testosteron gibt, kommt dabei ein zwar virilisiertes Mädchen, jedoch
immer ein Mädchen heraus. Auch das Umgekehrte trifft zu. Der
Testosteronmangel nach den ersten paar Monaten der fötalen Ent-
wicklung mag noch so schwerwiegend sein: der einmal virilisierte
Fötus bleibt immer männlich.

Zusammenfassend halten wir fest, daß die Natur beim Konstruie-
ren eines Mannes keineswegs klar und einfach vorgeht. Wir mögen
es mit unserem persönlichen Streben nach einem Ideal vergleichen.
Es ist wunderbar, nach Idealen zu streben, aber praktisch unmöglich, sie zu verwirklichen – und das gilt wohl auch für das reale Dasein, wenn wir eine Lehre aus dem Leben der Perfektionsfanatiker
ziehen sollen. »Totale« Männlichkeit, einen völlig von seinem Androgenspiegel beherrschten und von jeglichem Östrogeneinfluß
freien Mann hat es wahrscheinlich nie gegeben. Falls doch, wäre er
sicher ein mordlustiger, muskelstrotzender, kahlköpfiger, affenarti-
ger Barbar gewesen, zu undiszipliniert, um einer ordentlichen Arbeit
nachzugehen, und, zu seinem Glück, kurzlebig genug, um sich nicht
zu sorgen.

5

Dreißig Gramm Männlichkeit

Während der neun Monate, in denen der männliche Fötus im Mutterleib heranreift, stellt die Natur in einem Intensivkurs die sexuelle Identität her. Ist das Kind erst geboren, dann stagniert praktisch die sexuelle Entwicklung. Die Leydig-Zellen, die in den Hoden Testosteron bilden, verschwinden vollständig! Die Androgen-Konzentration im Blut des kleinen Jungen ist minimal und nicht geeignet, seine Männlichkeit zu fördern. Ebenso fehlt dem kleinen Mädchen das Östrogen, um weibliche Merkmale zu entwickeln. Abgesehen von dem offenkundigen Unterschied der äußeren Genitalien sind das Aussehen und der Körperbau von Mädchen und Knaben in der frühen Kindheit weitgehend gleich. Sie können praktisch gleich gut laufen, heben oder klettern. Jungen besitzen etwa fünf Prozent mehr Muskelmasse und haben vielleicht zwölf Prozent mehr Kraft. Aber ihr Körper ist genauso anmutig, die Haut so seidig und unbehaart wie bei einem Mädchen. Sie sind weder größer noch kleiner als gleichaltrige Mädchen, haben annähernd die gleiche Menge an Körperfett und die gleiche Knochendichte.

In einem amerikanischen Kinderlied heißt es, die Buben würden aus Eidechsen, Schnecken und Hundeschwänzchen gemacht, die Mädchen hingegen aus Zucker und Spezerei und anderen hübschen Zutaten. Natürlich ist das pure Phantasie, aber es steckt doch viel genaue Beobachtung dahinter. Es gibt ja tatsächlich einige auffallende – wenn auch nicht körperliche – Unterschiede zwischen Jungen und Mädchen, nämlich Verhaltensunterschiede. In den vergangenen Jahren haben seriöse Autoren wie auch manche Interessengruppen diese ganz einfache Beobachtung angezweifelt. Sie argumentieren, es gebe keine angeborenen Unterschiede im Verhalten von Jungen und Mädchen. Sie behaupten, Kinder würden durch die Gesellschaft konditioniert, sich nach bestimmten Mustern zu verhalten. Danach spielen Mädchen lieber mit Puppen, weil man ihnen dies beibringt. Und aus demselben Grund bevorzugen Buben Autos, Gewehre, Hammer und anderes Werkzeug.

Was die Wissenschaftler als soziale Konditionierung bezeichnen, spielt zweifellos eine sehr wichtige Rolle auch in der psychischen Entwicklung des Menschen, und darauf wird später noch einzugehen sein. Doch während die Schreibtischphilosophen nach wie vor jeweils ihre eigenen Versionen vom psychologischen Einheitsgeschlecht verbreiten, kritisiert die Mehrzahl der forschenden Wissenschaftler diese streitbaren Behauptungen als zu einfach und naiv.

Zum einen unterstellt die Annahme einer geschlechtsneutralen Psyche eine Dichotomie, also eine Teilung von Leib und Seele. Diese Vorstellung ist überholt. Das Gegenteil ist richtig. Eine der aufregendsten Errungenschaften in der Medizin der vergangenen Jahre ist die Erkenntnis, daß das Gehirn, wie auch Leber, Nieren, Herz und Lunge dies tun, nach biochemischen Grundregeln funktioniert. Deswegen werden zum Beispiel Behandlungsmöglichkeiten für Geisteskrankheiten erforscht, die das biochemische Gleichgewicht oder die Homöostase des Gehirns wiederherstellen. Wir wissen ja, daß eine Auseinandersetzung mit dem Chef seelischen Streß erzeugen kann; dieser wiederum kann eine Sekretion von Säften auslösen, die eine Reizung der Magenschleimhaut bewirkt und schließlich zu einem Magengeschwür führen kann. Wir wissen, daß chronische Depression eines der ersten Zeichen einer Krebserkrankung sein kann. Ebenso gibt es bekanntlich Menschen, die buchstäblich vor Kummer, und andere, die aus Angst sterben. Geist/ Seele und Körper sind voneinander untrennbare Bereiche. Das Gehirn ist das stoffliche Substrat von Geist und Seele. Mit den anderen Strukturelementen – Sinnesorgane, Bewegungsapparat, Drüsen, innere Organe – wirkt es zusammen als ein einziger Körper, als ungeteiltes Ganzes.

Wenn männliche und weibliche Wesen genital verschieden sind (und zumindest dies kann nicht ernsthaft bezweifelt werden), könnten auch Unterschiede bei anderen Organen des Körpers bestehen, vielleicht in den Geweben, aus denen die Organe gebildet sind, und vielleicht sogar in den Zellen. In der Tat zeigt die mikroskopische Untersuchung, daß dies der Fall ist.

Beim Kind lassen sich diese Unterschiede fast ausschließlich auf das Vorhandensein oder Fehlen von Androgenen in der embryonalen oder fötalen Entwicklung zurückführen. Während dieser vorgeburtlichen Phase wird der gesamte männliche Körper einschließlich des Gehirns ständig mit Testosteron gesättigt. Und dieser hormonale Einfluß drückt der männlichen Persönlichkeit einen bleibenden »maskulinen« Stempel auf.

Diese männliche Prägung bedingt auch eine natürliche Neigung zu Aggressivität. Mag ein solches Verhalten auch noch so unzivilisiert sein, in der Wildnis wird das männliche Tier beim Kampf um Futter, um Weibchen, um den Vorrang in der Horde töten oder getötet werden. Und der zivilisierte Mann wird das gleiche tun, um Land, Geld, Ehre oder Macht zu erringen. Natürlich können auch weibliche Geschöpfe bis zum Tod kämpfen, aber sie haben keine Neigung in diese Richtung. Männer sind darauf programmiert, aggressiv zu reagieren, weil der männliche Organismus einschließlich des Gehirns ständig von Testosteron überschwemmt ist.

Experimentell wurde dies erstmals an Ratten und Mäusen bewiesen. Die beiden Wissenschaftler SEYMOUR LEVINE, Psychiatrieprofessor an der Medizinischen Fakultät der Stanford Universität, und RICHARD F. MULLINS Jr., ein graduierter Student, berichteten über die Wirkung von Einzeldosen Androgen bei einer neugeborenen weiblichen Ratte. Durch die Hormongabe änderte sich die Verhaltensweise des Tieres vollständig. Statt Sex nur zu wollen, wenn sie in Hitze kam, und sich dann dem Männchen passiv zu unterwerfen, wurde sie ein sehr leidenschaftliches Nagetier. Sie ging sexbegierig auf andere Ratten los und versuchte, sie wie ein Männchen zu besteigen. Mehr noch, sie schien ihren natürlichen Instinkt, ein Nest zu bauen und sich ganz in der Nähe aufzuhalten, eingebüßt zu haben. Statt dessen rannte sie umher und erforschte ihre Umgebung so, wie es Männchen tun. Levine und Mullins wiederholten ihr Experiment mit Heerscharen weiblicher Mäuse: unter dem Einfluß von Testosteron war immer das gleiche Verhalten der Tiere zu beobachten.

In einem anderen Versuch injizierte D. A. EDWARDS, Psychologe an der Universität von Kalifornien, Testosteron einer Gruppe neugeborener weiblicher Mäuse. Einer zweiten Gruppe spritzte er Erdnußöl, was ein Laie sonderbar finden mag. Der Zweck war, eine gleichwertige Kontrollgruppe zu bekommen, nämlich Mäuse, die den Schmerz und das Trauma der Injektion erlitten, aber kein Testosteron erhalten hatten. Als die Tiere beider Gruppen geschlechtsreif waren, erhielten alle Testosteron. Danach wurden sie paarweise zehn Minuten lang in Käfige gesetzt. Für männliche Mäuse ist dies eine »Kampf«situation. Fast immer werden sie aufeinander losgehen. Dagegen tun dies Weibchen fast niemals. Doch in diesem Versuch attackierten sich neunzig Prozent der Weibchen, die kurz nach der Geburt Testosteron erhalten hatten, gegenseitig. Dagegen reagierte nur ein Paar der Mäuse in der Kontrollgruppe (Erdnußöl-Injektion) aggressiv. Edwards variierte nun die Testosteron-Dosierung. Die Aggressivität der kampflustigen Tiere erwies sich als dosisabhängig: Je niedriger die Dosis, desto weniger kämpften die Tiere; je höher sie war, desto rabiater wurden sie.

Manche bezweifeln den Wert dieser Nagetierexperimente und wenden ein, daß der Mensch schließlich keine Ratte, geschweige denn eine Maus sei. Daher wandten sich die Wissenschaftler Affen zu und kamen praktisch zu denselben Ergebnissen.

Am Regionalen Primatenforschungszentrum in Oregon wurde trächtigen Affenweibchen Testosteron injiziert. Bei dem späteren Wurf stellte sich heraus, daß sich die weiblichen Tiere keineswegs wie Weibchen, sondern genau wie Männchen verhielten, das heißt, sie erfanden neue Spiele, bedrohten und tyrannisierten die anderen Affen und ließen sich ganz unweiblich in heftige Raufspiele verwikkeln.

Aus zwei Gründen eignen sich Affen sehr gut für solche Experimente. Erstens gleicht die Physiologie des Affen – also die Art seines Körperbaus und dessen Funktionen – der des Menschen. Zweitens unterliegt er, anders als der Mensch, keiner sozialen Konditionierung. Wenn weibliche Affenkinder lieber mit Puppen als mit Autos spielen, dann tun sie es nicht deshalb, weil die Affenmutter ihnen beigebracht hat, daß dies einem Affenmädchen angemessen sei. Wie bei den meisten Tieren sind die Verhaltensmuster auch bei Affen weitgehend biochemisch bedingt.

Die wohl aufschlußreichsten Untersuchungen über den Zusammenhang zwischen Testosteron und dem Verhalten von Affen hat Dr. ROBERT M. ROSE vom Walter Reed Army Forschungsinstitut in Washington, D. C., durchgeführt. Dr. Rose setzte vierunddreißig erwachsene Affenmännchen in eine Art puritanischen Affenhimmel. Die Tiere hatten reichlich Platz, etwa vierzehn Quadratmeter je Tier. Sie wurden optimal mit Futter und Trinkwasser versorgt. Die Temperatur der Umgebung war ideal eingestellt. Nur die Möglichkeit sexueller Betätigung fehlte – es waren keine Weibchen verfügbar.

Die Studie dauerte neun Monate. Praktisch während der ganzen Zeit lebten die Affen ereignislos zusammen, zeigten normale Interaktionen und beobchteten Dr. Rose und seine Mitarbeiter. Die wiederum beobachteten die Affen. Und wie! Etwa achttausend Beispiele von Konfliktlösungsverhalten registrierten die Forscher während des zweiten, dritten und vierten Monats, übertrugen ihre Befunde auf Karteikarten und fütterten einen Rechner mit den Daten. Dann entnahmen sie im siebten Monat bei jedem Versuchstier eine Blutprobe und bestimmten den Testosteronspiegel. Ergebnis: Je aggressiver das Tier und je höher sein Rang innerhalb der Gruppe, desto höher war auch die Testosteronkonzentration im Blut.

Gleich nach Beginn des Experiments, als die vierunddreißig Affen in ihren Riesenkäfig gesetzt wurden, erwies sich sehr bald eines der Tiere als das aggressivste. Es griff die anderen Tiere oft an und wurde, mit einer Ausnahme, der ranghöchste Oberaffe. Bei diesem Tier wurde auch der höchste Testosteronspiegel gemessen.

Einige Versuchstiere waren nicht besonders aggressiv. Sie hatten allerdings so etwas wie eine maskuline Ausstrahlung, die den Respekt und die Unterwerfung der anderen forderte. Diese Fähigkeit zu dominieren hing ebenfalls deutlich mit dem Testosteronspiegel zusammen. Dr. Rose faßte seine Ergebnisse in typischem Fachchinesisch zusammen: »Der Testosteronspiegel des Blutplasmas bei den Tieren korreliert positiv mit seinem Rang und mit der Häufigkeit des in der sozialen Gruppe gezeigten aggressiven Verhaltens.«

Das Menschenmännchen ist jedoch so wenig ein Affe wie eine

Ratte, worauf einige der streitbaren Vertreter der geschlechtsneutralen Psyche, zweifellos etwas indigniert, hingewiesen haben. Indessen stimmen die Ergebnisse aus Studien am Menschen mit denen der Tierexperimente überein. Dr. LEO E. KREUZ von der psychiatrischen Klinik am Walter Reed Army Medical Center in Washington, D. C., und Dr. Robert Rose wiesen beispielsweise nach, daß von einundzwanzig untersuchten Gefängnisinsassen zehn, die im Jugendalter die gewalttätigeren und aggressiveren Verbrechen begangen hatten, signifikant höhere Testosteronspiegel aufwiesen als die übrigen elf, die keine derartige Verbrechensanamnese hatten. Die Forscher:»Testosteron könnte eine verstärkte Aktivität, Initiative oder Selbstsicherheit fördern, was sich bei manchen Individuen in antisozialen, aggressiven Handlungen äußern könnte.«

Eine weitere Studie, dieses Mal an einer Gruppe von zehn jungen Mädchen, belegte den gleichen Zusammenhang zwischen Testosteron und männlichen Persönlichkeitsmerkmalen. Um einen Spontanabort zu vermeiden, waren die Mütter dieser Mädchen während der Schwangerschaft mit männlichen Geschlechtshormonen behandelt worden. Dr. ANKE EHRHARDT von der State University New York und Professor John Money von der Johns Hopkins University, Experten in Kinderheilkunde und Psychologie, führten die betreffende Studie durch. Im»*Journal of Sex Research*« (Zeitschrift für Sexualforschung) berichteten sie, daß neun von den zehn Mädchen Spielzeug für Jungen bevorzugten, bei sportlichen Aktivitäten im Freien aktiver waren als andere Mädchen und sich kaum für weibliche Kleidung, Babybetreuung, Spielen mit Puppen oder Papa-und-Mama-Spiele interessierten. Wären diese Mädchen, wie manche argumentieren mögen, einfach nur emanzipiert gewesen, was immer dies bedeute, dann deshalb, weil sie über Gebühr dem männlichen Geschlechtshormon, Testosteron, ausgesetzt waren.

Ich könnte noch seitenlang von ähnlichen Studien berichten, doch vielleicht ist schon überdeutlich geworden, worauf es mir ankommt. Jungen und Mädchen ebenso wie Männer und Frauen sind psychisch so verschieden wie biologisch, und beide Unterschiede beruhen auf dem Vorhandensein oder Fehlen von Hormonen. Dieses Hormon ist beim Kind das Testosteron.

Aber, ich sage es nochmals, die Hoden des kleinen Jungen bilden,

wenn überhaupt, nur ganz wenig männliches Geschlechtshormon.
Die männliche Natur wird bereits während der Embryonalentwicklung im Mutterleib festgelegt, und etwa in den ersten acht Jahren
seines Lebens trabt der Knabe, ohne besonders männlich zu sein,
neben der Männlichkeit einher, die jeder Zelle seines Körpers einprogrammiert ist.
    Gewiß, die Gesellschaft ermutigt ihn bis zu einem gewissen Grad,
eine männliche Rolle zu spielen. Wohl ermuntern ihn die Eltern,
Freunde, das Fernsehen, Spielzeughersteller und Lehrer, sich zu verhalten, wie sich Männer in unserer Gesellschaft verhalten. Doch viel
Ermutigung braucht er nicht, wenn er hormonal normal ist. Psychologen haben festgestellt, daß sich von frühester Kindheit an tenden-
ziell Jungen wie Jungen und Mädchen wie Mädchen im herkömm-
lichen Sinn verhalten.
    Wenn überhaupt, könnte die Gesellschaft tatsächlich die natürli-
che Neigung eines Jungen unterdrücken, sein hormonales Selbst zu
sein. Wir wissen, daß eine der Aufgaben des Testosterons die ist, Aggressivität zu erzeugen. Männliche Affen, die man zusammensetzt,
werden innerhalb von Minuten miteinander raufen. Zwei Hengste,
Bullen, Widder, Geißböcke werden gegeneinander kämpfen,
manchmal bis auf den Tod und oft, ohne provoziert worden zu sein.
In diesem speziellen Sinn lehrt unsere Gesellschaft einen Jungen
nicht so sehr, sich männlich zu verhalten, sondern sie konditioniert
ihn vielmehr, sich nicht so zu verhalten, wie es Männchen anderer
Spezies ganz natürlich – und destruktiv – tun. (Offensichtlich sind
die Bemühungen der Gesellschaft, das männliche menschliche Tier
in dieser Hinsicht zu besänftigen, nicht sehr erfolgreich gewesen.
Deswegen gibt es nach wie vor Krieg, Raub, Mord und andere Gewaltverbrechen, die überwiegend von Männern begangen werden.)
    Im ersten Lebensjahrzehnt wächst der Mensch schneller als in je-
dem anderen Lebensabschnitt, und das geschieht ohne Intervention
von Sexualhormonen. Das Schilddrüsenhormon reguliert das Knochenwachstum, die Gehirnentwicklung und sogar die Eiweißverwertung. Insulin ist unabdingbar für den Muskelaufbau aus Protein. Insulin fördert auch den Aufbau von Körperfett, was teilweise den typischen weichen geschmeidigen Körper des Kindes erklärt. Sämtliche Vorgänge in dieser Phase werden übergeordnet vom Wachs-

tumshormon gesteuert, das in der Hirnanhangsdrüse gebildet wird und alle Drüsen, Organe und Gewebe des Körpers beeinflußt.

Dieser Prozeß kindlichen Wachstums ist eine erstaunlich komplizierte und höchst wunderbare Angelegenheit – so weit er geht. Indessen geht er nicht weit genug. Der kindliche Körper bildet den Rahmen und Ausgangspunkt der Entwicklung zum Mann oder zur Frau. Er ist ein~~wesentlicher~~, aber unvollständiger Teil und benötigt eine Menge zusätzlichen Materials. Das Mädchen braucht Östrogene und der Junge Androgene, vor allem Testosteron. Ohne diese Hormone bleiben Kinder, ungeachtet dessen, wie lange sie leben, im biologischen Sinn im wesentlichen Kinder.

Das Drama der Reifung setzt unmerklich ein. Das Kind wird nicht im geringsten klüger. In einem faszinierenden und immer noch rätselhaften Teil des Gehirns, dem Hypothalamus, geschieht etwas Einzigartiges, Überwältigendes. Auch heute ist der auslösende Reiz so unergründlich und geheimnisvoll im Gehirn verborgen, daß die Wissenschaft ihn noch nicht zu enträtseln vermochte. Jedenfalls beginnt der Hypothalamus plötzlich, über ein Hormon Impulse an die unmittelbar darunter liegende Hirnanhangsdrüse zu feuern. Es heißt Gonadotropin freisetzendes Hormon oder GRH.

Sobald der Hypothalamus den Befehl gibt, springt die Hypophyse an und schüttet Gonadotropine (das Wachstum der Keimdrüsen fördernde Hormone) aus. Es gibt zwei derartige Hormone, sie wurden bereits im zweiten Kapitel besprochen. Das follikelstimulierende Hormon (FSH) findet seinen Weg zu den endlos langen Hodenkanälchen, den Tubuli seminiferi, und bald darauf beginnen Spermatiden (Vorstufen der Samenzellen) zu proliferieren. Das zweite Hypophysengonadotropin umgeht die Samenkanälchen und lagert sich in den dazwischen liegenden Leydig-Zellen ab. Dieses die Zwischenzellen beeinflussende Hormon heißt seiner Funktion entsprechend interstitielle Zellen stimulierendes Hormon (ICSH).

Der kleine Junge hat keine Ahnung von Leydig-Zellen, wahrscheinlich ist er sich nicht einmal bewußt, daß er Hoden hat; er weiß bloß, daß sich hinter seinem Glied eine straffes kleines Säckchen befindet, daß beide zu seiner Anatomie gehören und er sie auf keinen Fall vor anderen Leuten entblößen darf. Doch obwohl ihm das alles gleichgültig ist, beginnen sich die interstitiellen Zellen, wenn er etwa zehn Jahre alt ist, bemerkbar zu machen. Ganz allmählich zunächst, aber dann immer stärker, schütten sie Testosteron ins Blut aus. Zuerst wirken sie nur nachts, während der Junge im Tiefschlaf ist. Das Hormon überschwemmt seinen Körper, sein Gehirn. Es stimuliert den Jungen zu erotischen Träumen. Er hat seinen ersten Orgasmus, äußerst verwirrend, wahnsinnig lustvoll, wahrscheinlich ohne Ejakulation, denn die Hodenkanälchen und die Prostata sind noch nicht reif genug, um ihr Sekret beizusteuern. Das Testosteron durchflutet ihn, und er ist trunken vor Verwirrung. Seine Stimme kippt, und er krächzt völlig unkontrolliert (er weiß ja nicht, daß das Testosteron seinen Kehlkopf zum Wachstum anregt, so daß er schließlich eine tiefere, kräftiger klingende Stimme bekommt). Er ist jetzt kleiner als die meisten Mädchen in seiner Klasse. Sein Brustkorb ist flach, der Bauch wölbt sich vor, seine Muskeln sind schwach – sogar seine Mutter ist stärker als er. Allmählich stolpert er jetzt über die eigenen Füße, schämt sich endlos wegen seiner plötzlichen Ungeschicktheit dabei, einen Körper zu kontrollieren, den er Jahre zuvor zu beherrschen gelernt hatte.

Doch nun entfaltet sich sehr schnell das Wunder der Männlichkeit. Das Testosteron, das nun das Schilddrüsenhormon in seiner Funktion ablöste, hat das Knochenwachstum in Richtung zur Reife beschleunigt. In wenigen Jahren wird der Junge kräftige und kompakte Knochen haben, und dafür war dann das Testosteron verantwortlich. Bei Frauen wird diese Funktion vom Östrogen wahrgenommen.

Normalerweise wird ein Junge während der Wachstumsperiode vom zehnten Lebensjahr an beobachten, daß sich die Proportionen seines Körpers verändern. Der sogenannte Babyspeck wird in dem Maß abgebaut, wie Testosteron die wachstumsfördernde Funktion des Insulins übernimmt. Im Gegensatz zum Insulin hemmt Testosteron den Aufbau von Fett und fördert die Entwicklung der Muskulatur.

Beim heranreifenden Jugendlichen treten aber noch weitere Veränderungen auf, die zwar weniger offensichtlich, für das nahende Mannsein jedoch ebenso wichtig sind. Testosteron stimuliert das Nierenwachstum, die Nieren wiederum tragen dazu bei, daß mehr rote Blutkörperchen gebildet werden. An vielen Stellen sprießen nun Haare – in den Achselhöhlen, um den Penis, auf dem Hodensack. Sogar über der Oberlippe erscheint der erste Flaum. Das Wachstum des Jungen wird um fünfzig Prozent beschleunigt.

Nun macht der Junge eine heimliche Entdeckung: Sein Penis wird größer, der Hodensack füllt sich stärker, die Hoden selbst werden in einer Weise, die er bislang nicht kannte, empfindlicher. Er weiß nicht, was Nebenhoden sind, was Samenstrang, Prostata oder Samenblasen bedeuten. Sie sind die Funktionselemente der Männlichkeit, die Ausrüstung für Bildung, Transport und Ejakulation von Spermien. Auch diese Teile wachsen.

Jetzt nimmt es der normale Junge übel, wenn er noch als Kind behandelt wird, denn er hat eine glorreiche Entdeckung gemacht: Er kann einen Orgasmus bekommen. Er kann Sperma ejakulieren. Für praktisch jeden Jungen kommt mit dieser Erkenntnis ein bewußter Augenblick der Erleichterung darüber, daß er normal ist und letzten Endes ein Mann sein wird.

Mit seinem neuen Körper entwickelt der junge Mann auch eine neue Persönlichkeit. In seinem Buch *»The Body Has a Head«* bezeichnet der Arzt, Lehrer und Schriftsteller Dr. GUSTAV ECKSTEIN diese Jugend mit der aufblühenden Männlichkeit als Säbelraßler:

»Der Säbelraßler kommt in die Stadt, will was verkaufen. Das ist seine Rolle oder seine Illusion. Attacke ist seine Funktion. Er ist stolzer Besitzer zweier Hoden. Trägt sie außen vor sich her, eine einzigartige Vorstellung, an die sich auch der männliche Geist wohl nie gewöhnen dürfte . . .
Als der Säbelraßler in die Stadt kam, trug er seine sekundären Geschlechtsmerkmale bei sich – eckige Gestalt, sichtbar mit Muskeln bepackt, leise Stimme, ein Geist, der allem, was sein Körper berührt, den Stempel der Männlichkeit aufdrückt, und ein Selbstvertrauen, das aus dem Wissen geboren ist, daß er die Gabe besitzt, Leben zu erhalten, indem er ein Ei befruchtet.«

Er ist der kecke, arrogante Rebell. Er haßt seine Eltern. Es ist eine neue Persönlichkeit, noch hat er nicht gelernt, seine Kanten abzuschleifen, mit der enormen Kraft umzugehen, die ihn durchflutet, die konzentrierte, ihn ständig irritierende und ablenkende Kraft seiner Lenden. Eine Zeitlang fragt sich jeder, auch er, ob er Sklave oder Herr des Testosterons ist, das ihn zum Mann macht. Testosteron weckt bei ihm ein heftigeres und anhaltenderes Bedürfnis nach sexueller Aktivität als Östrogen bei der Frau. Der kombinierte Einfluß von Testosteron und Umweltreizen macht den jungen Mann buchstäblich sexbesessen. RICHARD J. HARRISON und WILLIAM MONTAGNA schrieben in ihrem Buch *»Man«*:

>»Eines der einzigartigen biologischen Attribute des Menschenmännchens ist seine fast ununterbrochene Beschäftigung mit Sex und seine nie endende Suche nach sexuellen Erfahrungen. Der Mann hat Sex in Dogmen, Tabus, Ritualen, Symbolen, Religion, Fantasien verpackt. Er hat die Sexualität geheiligt und in den Schmutz gezerrt. Im Namen der Liebe schreibt er Gedichte, errichtet großartige Denkmäler, malt eine Flut von Bildern, bearbeitet Berge von Marmor, Holz und Bronze, erleidet Qualen und selbst den Tod, zieht in den Krieg. Seine Haltung gegenüber der Sexualität reicht von totaler Verleugnung bis zu totaler Intoleranz, von der Hölle bis ins Paradies. Der echte oder eingebildete Drang des Mannes nach sexuellen Erfahrungen spiegelt sich in der Literatur, die zumeist von den Wonnen und Leiden der Liebe handelt.«

In diesen Jahren der Entwicklung hat die Natur nur ein Ziel. Sie versucht, einen idealen Mann zu modellieren, und als Werkzeug benutzt sie Testosteron – sparsam freilich: keine fünfzehn Gramm während der ganzen Jugendzeit. Und im wesentlichen ist ja der Mann ein Produkt seiner Hormone. Der Arzt Dr. B. IONESCU vom Institut für Endokrinologie in Bukarest behauptet:»In der Tat ist das männliche Muster mit seiner gesamten morphologischen Funktion, in seiner vielgestaltigen und sozialen Komplexität einzig das Werk der endokrinen Hodenfunktion, die teilweise sogar die eigene Funktion der Spermiogenese bestimmt.«

Der Körper ist also durch Testosteron geprägt. Normalerweise wird der Körper des erwachsenen Mannes einen Fettanteil von zwölf Prozent haben, sein erwachsenes weibliches Gegenstück etwa neunundzwanzig Prozent. Seine Muskeln werden dicker, seine

Knochen deutlich stärker sein, um zusätzliches Gewicht und Belastungen auszuhalten. Seine Kraft nimmt um dreiunddreißig Prozent zu.

Doch so einfach läßt sich Männlichkeit nicht erklären. Wenn das ginge, hätte jeder Mann ein biologisches Recht, den stolzen Macho herauszukehren. Doch in dieser Rolle hat sich die männliche Psyche nie wirklich wohl gefühlt. Sie wurde als kulturelle Norm und durch endlose Epochen der Geschichte gespielt – anmaßende männliche Ruppigkeit und Herrschaft; Brutalität um der Brutalität willen. Es war aber nie mehr als eine Rolle, die oft Unbehagen im Mann weckte und häufig von gesellschaftlichen, psychischen und sexuellen Problemen begleitet wurde.

Der Grund: Macho-Rolle und männliche Biologie sind nicht aufeinander abgestimmt. Ein Mann ist nicht bloß das Produkt des Testosterons in seinen Blutgefäßen. In seinen Hoden produziert er nicht nur Androgene, sondern auch Östrogene, also weibliche Hormone. Auch diese haben einen – keineswegs geringen – Einfluß auf die Entwicklung eines normalen Mannes. Die Natur versucht sexuelle Extreme zu vermeiden. Sowohl das blasse, schwache weibliche als auch das gefühlskalte, knallharte männliche Wesen haben begrenzte Überlebenschancen, denn unter Druck wird die Frau zusammenbrechen und der Mann explodieren. Im übertragenen Sinn ist Östrogen die Folie über dem Körper und der Persönlichkeit. Ein Zuviel davon macht den Mann oder die Frau plump und fett, unattraktiv und einigermaßen funktionsträge. Bei zuwenig Östrogen werden Körper und Geist rigide, starr und unflexibel. Diese Menschen halten stand, soweit sie können, dann zerbrechen sie und gehen zugrunde.

6

Ein Hormon und seine Feinde

Ungeachtet des Macho-Mythos steht die Männlichkeit des modernen Adam auf schwankendem Fundament. Durch eine komplizierte psychobiologische Verknüpfung bewirken Art und Menge der Stressoren, die den Mann heutzutage ständig bombardieren, eine chemische Kastration, die in manchen Fällen kaum weniger durchschlagend ist, als es eine operative Kastration wäre.

Es gibt drei Arten von Streß, mit denen der vorgeschichtliche Mann niemals konfrontiert war. Da ist zum einen ein bemerkenswertes Gefühl der Verantwortung für den Zustand unserer Erde. Erst in unserem ausgehenden Jahrhundert erfährt jeder, vom Kanalarbeiter bis zum Generaldirektor, tagtäglich von politischen Morden in Spanien, Erdbeben in Peru, Hungersnöten in Indien, blutigen Revolutionen in Afrika, wirtschaftlichem Chaos in England, Flugzeugabstürzen, wann und wo immer sie sich ereignen. Die überwältigende Lawine von Tragödien und Schrecken, die uns heute aus einer einzigen Ausgabe einer Tageszeitung überrollt, hätte vor hundert Jahren für eine halbe Lebenszeit an Trauer ausgereicht.

Um seelisch gesund zu bleiben, wäre es vielleicht klug, sämtliche Abonnements auf Nachrichtenmagazine und Tageszeitungen abzubestellen, die Früh- und Spätnachrichten wie die Pest zu meiden und im Vakuum zu leben. Manchen Leuten gelingt das ganz gut. Andere setzen sich den Nachrichten aus, schütteln traurig den Kopf und weigern sich einfach, sich von ihren Gefühlen überwältigen zu lassen. Das ist verständlich. Es ist eine gesunde Reaktion.

Der von Androgenen stimulierte Mann steht aber unter einem Zwang zu agieren und zu reagieren. Er hat gar keine Wahl – es liegt einfach in seiner Natur. Wie wir wissen, ist er ein Geschöpf voll programmierter Aggressivität. Er ist außerstande, von brutalen Verbrechen, üblen politischen Machenschaften, Umweltzerstörung, Energieverknappung, wirtschaftlichem Elend, Krieg, Tod, Ungerechtigkeit zu lesen oder zu hören, ohne darauf zu reagieren. Vielleicht redet er mit seinen Nachbarn, organisiert eine Interessengruppe, einen Lynchmob, eine Armee, bringt Schuldige oder Unschuldige um. Vielleicht hält er bloß eine Rede oder schreibt einen Brief. Vielleicht tut er noch weniger, macht sich einfach nur Gedanken über den schlimmen Zustand unserer Welt, grübelt, bekommt ein Magengeschwür oder ein Herzleiden und bringt sich um.

Solange er aber normale Androgenmengen produziert, werden diese ihn stimulieren, mit jedem Problem, das ihn in seinen zwischenmenschlichen Beziehungen und seiner Umwelt beunruhigt, zu interagieren, ob er nun darauf reagiert oder nicht.

Mehr oder weniger mußte sich der normale Mann im ausgehenden Jahrhundert mit einer weiteren schwerwiegenden Streßursache auseinandersetzen, die sich gerade in den letzten Jahren zunehmend bemerkbar macht. Er sah seinen eigenen Wert in Frage gestellt. Lebte er früher in der sicheren Gewißheit, das Ebenbild Gottes zu sein, so stolpert er heute ohne jedes Vor-Bild durch sein Dasein. Er wird geboren ohne Zukunft, füttert einen Computer, um seine Rechnungen zu bezahlen, zieht eine Schraube fest am Fließband, bis eine Maschine erfunden wird, die das billiger tut. Im Extrem beweist er sich seine Individualität durch einen Ausbruch von Gewalt, seine sexuelle Potenz durch Vergewaltigung, seine Aggressivität durch Mord oder durch Anhäufung von Besitz. Aber meistens wird er, auch sexuell, ein Niemand sein, denn irgendwann gelingt es ihm, sich nicht als Arbeiter zu akzeptieren, sondern als arbeitendes Neutrum, als redendes Neutrum, als neutrales menschliches Wesen.

Heute neigen viele Männer, vor allem die jüngeren, aus einem unerklärlichen Schuldgefühl dazu, sich dauernd dafür zu entschuldigen, daß sie Männer sind. Sie wissen um das Unrecht, das Männer im Laufe der Geschichte Frauen angetan haben, und in ihrer Betroffenheit darüber lehnen sie nicht nur Extreme und den Mißbrauch der Männlichkeit ab, sondern die Männlichkeit als solche. Gefügig haben sie nicht nur den Mythos von der psychologischen Geschlechtsneutralität verinnerlicht, sondern leugnen in Bausch und

Bogen, was mit traditioneller Männlichkeit zusammenhängt. Das häusliche Leben eines modernen Mannes ist ein Konglomerat aus Rücksichtslosigkeit und Unterwerfung, ein Gefecht mit Worten, eine Schlacht, für die er schlecht gerüstet ist. Aus der Perspektive der Evolution gesehen, sind solche Waffen völlig neu für ihn, und er wehrt sich, indem er unfairen Gebrauch von seiner primitivsten und natürlichsten Gabe macht – der Muskelkraft.

Während manche Männer ihre Männlichkeit besiegt haben, sind andere ins entgegengesetzte Extrem verfallen. Der Machismo, von dem im vorigen Kapitel die Rede war, ist die äußere Demonstration übertriebener Männlichkeit. Der Begriff stammt vom mexikanischen *macho* ab und bedeutet männlich. Der Macho ist freilich kein gewöhnlicher Mann. Es ist verständlich, daß Tarzan, nachdem er Cheetah, seine Schimpansin, an ein Krokodil verloren hat, als Mann Tränen hilfloser Trauer vergießt. Kein Macho würde sich eine solche Schwäche leisten. Nur um seiner Ehre willen würde Superman niemals jemanden töten. Ein Macho würde mindestens davon reden, dies zu tun, und sei es um der Ehre eines Freundes willen. Über eine Frau sagt er lässig: »Mit ihr pennen, und dann tschüs!«

Es könnte kaum stressiger sein, wenn man die Welt überzeugen wollte, man sei der auferstandene Jesus Christus. Natürlich sind Männer fähig, tiefen Kummer und Trauer zu empfinden. Weinen ist eine normale Reaktion. Normalerweise macht Gewalt weder Freude, noch ist sie gesund. Manchmal ist sogar der Macho impotent. Daran kann auch Fluchen, Rauchen und Saufen nichts ändern. Machismo ist ein Mythos, den kein Mann realisieren oder sich wünschen sollte. Ein Mann, der sein Selbst über Machismo definiert, erkennt das allerdings nicht. Er sieht nur, daß er seinem Ideal nicht entspricht, und diese Erkenntnis verdammt ihn zu Streß und Verzweiflung.

Ein dritter Streßfaktor sind Schuldgefühle, die aus sexuellem Egoismus entstehen. Verglichen mit den sparsamen Ratschlägen an das weibliche Geschlecht enthalten Sexbücher auch heute noch ungleich mehr Hinweise für Männer, wie sie einer Frau Lust bereiten können. Der Mann ist dressiert, sich als Versager zu betrachten, wenn er seinem natürlichen Impuls nachgibt, die Frau einfach nimmt – und fertig. Selbstverständlich darf man keiner Frau zumuten, daß sie sich ständig gefallen läßt, als Gefäß benutzt zu werden, in das der Mann gewohnheitsmäßig masturbiert. Indes braucht niemand, der oder die sexuell ein bißchen erfahren ist, Psychologiebücher zu wälzen, um zu wissen, daß es einen ganz klaren Unterschied bei der sexuellen Reaktion von Mann und Frau gibt. Bei der östrogenbestimmten Frau baut sich die sexuelle Reaktion langsamer auf, sie durchdringt die ganze Person und flacht langsamer wieder ab, während sie beim Mann spontan, heftig und fordernd ist. Sollte ein Mann von heute in einem Augenblick der Schwäche seiner »Reinraus-danke-Schätzchen«-Natur nachgeben, wird er danach wahrscheinlich Schuld wie auch Angst empfinden. Schuldgefühle, weil er nicht nur an sich zuerst, sondern ausschließlich gedacht hat, was ihn als männliches »Chauvinistenschwein« ausweist. Angst, weil es einem richtigen Mann (die Schatten des Machismo!) immer gelingt, seiner Partnerin mindestens einen Orgasmus, am besten aber gleich ein halbes Dutzend zu verschaffen.

Für den modernen Mann hat sich folglich die Aura der Sexualität gewandelt. Dazu der Psychiater Dr. HARVEY E. KAYE: »Es ist das unselige Schicksal des Mannes und seines gutwilligen Phallus, daß sich sein Lustzentrum heimtückischerweise aus der Genitalregion aufwärts zum Gehirn verschoben hat.« Ungeachtet dessen bleiben heute die meisten Männer – und Frauen –, was sie im Lauf der Geschichte waren: sexuelle Opfer ihres Gewissens und ihrer Konditionierung. Nur wenige können, mit Kayes Worten, unbefangenen Sex genießen – »als fröhliches Spiel, glücklicherweise hedonistisch ... ein phallischer Spaß, ohne kosmischen Sinn, frei von Zwang, Pflicht und Schuld. Er soll mit Adjektiven wie ›lustvoll‹, ›irdisch‹, ›geil‹, ›sinnlich‹, ›lüstern‹ und tausend anderen faszinierenden Worten belegt werden, die in einer auf Paarbindung zentrierten Kultur, die sich auf die Eindämmung der unbefangenen sexuellen Aktivität festgelegt hat, leider eine abwertende Bedeutung bekommen haben.«

Statt des phallischen Spaßes bemühen sich die meisten Männer um stramme Penisleistung, oft mit verheerenden Folgen. Etwas anderes kann auch kaum dabei herauskommen, denn ein Mann, der sich heftig bemüht, seine Partnerin hinreichend zu stimulieren, seinen Orgasmus verzögert und seinen natürlichen Drang zur Führungsrolle unterdrückt, unterdrückt in Wirklichkeit die freie Entfal-

tung seiner Libido und seiner Männlichkeit. Die sexuelle Aktivität
an sich erzeugt bald beträchtlichen Streß. Die erschreckende Ironie ist, daß jeglicher Streß den Testosteronspiegel senkt. Auf diese Weise erhält die Natur eine psychobiologi-
sche Homöostase, ein harmonisches Gleichgewicht, aufrecht. Der
Mann, der sich wegen Verbrechen, politischer Machenschaften,
Problemen der Welt oder wegen seiner Schulden ausnehmend sorgt,
erzeugt dadurch eine Abnahme genau der Hormone, die seine Un-
ruhe auslösen. Er wird apathisch, desinteressiert. Der Macho geht in
die Knie und wird immer unfähiger, seine synthetische Rolle zu
spielen. Ein Mann, für den Sex Streß bedeutet, wird wahrscheinlich
einen Verlust seiner Libido erleiden.

Um zu verstehen, wie emotionaler Streß die Hormonausschüttung beeinträchtigt, müssen wir wissen, wie die Achse Hypothalamus-Hypophyse-Gonaden funktioniert, also der Mechanismus, der
die Ausschüttung von Testosteron steuert. Bekanntlich sezerniert die
Hypophyse, die übergeordnete endokrine Drüse, Gonadotropine
ins Blut, die die Leydigschen Zwischenzellen anregen, Testosteron
zu bilden. Doch wie bereits erwähnt, funktioniert die Hypophyse
nicht nach Lust und Laune, sondern gehorcht ihrerseits genau den
Befehlen des Hypothalamus, eines unmittelbar über ihr befindlichen
Gehirnteils.

Wenn die Menschen mehr als nur biochemisch gesteuerte Robo-
ter sind, wenn irgendwo in uns die automatischen Interaktionen von
Nährstoffen, Enzymen und anderen chemisch definierten Substanzen einer Kontrolle des Selbst unterliegen, das wir zu sein glauben,
dann geschieht diese Vergewisserung unseres »Personseins« im Hypothalamus. Er ist nicht einmal ein unabhängiger Teil des Gehirns,
sondern bloß der untere Anteil des Mittelhirns, ohne genau definierte Grenzen und ohne besondere optische Merkmale. Er wiegt
nur drei Zehntel von einem Prozent des Gehirngewichts. Seine Ent-
wicklungsgeschichte geht weit zurück: Der Hypothalamus war
schon vorhanden, bevor es eine differenzierte menschliche Anatomie gab, bevor das, was Mensch/Mann geworden ist, denken, überlegen und sprechen konnte. Lange bevor sich die jüngeren Hirnteile
entwicelten, regulierte der Hypothalamus die wesentlichen biologischen Funktionen des Hominiden, seine vitalen Bedürfnisse wie

Hunger, Durst und Libido, und steuerte seinen Blutdruck, seine Herzfrequenz, seine Körpertemperatur, seinen Wasserhaushalt. Der Hypothalamus interpretierte bestimmte Empfindungen als angenehm, andere als schmerzhaft. Daran ist nichts Einzigartiges – viele Bereiche des Gehirns kontrollieren ganz spezifische Körperfunktionen. Doch allein der Hypothalamus brachte die erstaunliche Umwandlung nervöser Impulse in chemische Befehle zustande.

Sie spazieren allein durch den Wald. Ein kühler Wind erhebt sich. Die Nervenenden in Ihrer Haut melden dem Gehirn, daß Sie frieren und daß Ihre Körperwärme abnimmt. Über Nervenbahnen gelangt die Nachricht schließlich zum Hypothalamus, dem nervösen Hauptterminal. ROBERT WILLIAMS, Mediziner und Autor eines ausgezeichneten »*Handbuchs der Endokrinologie*«, das an vielen medizinischen Fakultäten Standardlektüre ist, spricht vom »Ganglion des Kopfes«, einer Ansammlung von Nervenzellen, einem Zentrum für die Entladung von nervösen Impulsen. Der Hypothalamus kann, nachdem er die Nachricht aufgenommen hat, auf zwei Arten reagieren: Er kann eigene Nervenimpulse aussenden, die das Aufrichten der Körperhaare veranlassen, damit der Wärmeverlust möglichst gering bleibt; oder er kann über eine Ausschüttung chemischer Substanzen die Durchblutung erhöhen, um die Körperkerntemperatur aufrechtzuerhalten.

Furcht, Ärger, Lust – offenbar erreichen alle bewußten Empfindungen den Hypothalamus. Der Endokrinologe und Autor ROBERT WILSON: »Das Keuchen des Entsetzens, das Anhalten der Luft unter Spannung, die Pupillenweitstellung vor Überraschung, das Erröten aus Verlegenheit, der Angstschweiß, das Herzklopfen aus Furcht – all das sind Beweise für diese (hypothalamische) Verknüpfung von Geist und Körper.«

Der Hypothalamus ist ständig damit beschäftigt, über den Blutstrom chemische Befehle an die Hirnanhangsdrüse zu senden: »Sag den Nebennieren, sie sollen Adrenalin ausschütten! Mehr Thyreotropin! Weniger Aldosteron!«

Manchmal treffen über das Nervensystem so zahlreiche Informationen aus der Außenwelt im Hypothalamus ein, daß dieser überfordert ist. Dazu Wilson: »Nervöse Spannung kann, wenn sie den Hy-

pothalamus erreicht, Verdauungsstörungen einschließlich Magen-
und Darmgeschwüren, Diarrhöe und Kolitis erzeugen. Sie kann die
Funktionen der Leber, der Bauchspeicheldrüse und der Nieren stören und zu gefährlichen Anhäufungen toxischer Stoffe im Körper
führen. Auch die Funktion der Harnblase kann durch emotionale
Störungen beeinträchtigt werden.«

So können also Emotionen die Hormonsekretion günstig oder
weniger günstig beeinflussen. Insbesondere kann sowohl körperlicher als auch seelischer Streß den Hypothalamus veranlassen, der
Hypophyse zu befehlen, daß sie die Stimulierung der Hoden einstellen soll. Das führt zu einem Absinken des Testosteronspiegels. Vor
einigen Jahren konnten Forscher am Walter Reed Army Medical
Center in Washington, D. C., dies anhand einer Studie beweisen, die
mit drei Gruppen von Soldaten durchgeführt wurde. Eine Gruppe
befand sich in der Grundausbildung in Fort Dix, New Jersey; eine
andere machte gerade ein spezielles Gefahrentraining in den Bergen
von Vietnam; die dritte Gruppe lebte nach einem normalen Dienst-
plan. Diese dritte Gruppe wies die höchsten Testosteronspiegel auf,
dicht darauf folgten die Männer von Fort Dix. Die Gruppe der
Vietnamsoldaten, die in ständiger Furcht vor Angriff und Zerstö-
rung lebten, bildete deutlich weniger Testosteron als die Männer der
ersten beiden Gruppen.

In der Maiausgabe 1972 der Fachzeitschrift »*Archives of General
Psychiatry*« publizierten die Forscher des Walter Reed Center eine
vergleichende Studie. Probanden waren dieses Mal achtzehn junge
Männer, die einen Offizierslehrgang an der U. S. Army Infantry
School in Fort Benning, Georgia, absolvierten. Die Kandidaten waren starkem psychischem Druck ausgesetzt. Das war beabsichtigt.
Im Handbuch für Infanterieoffiziersanwärter heißt es: »Für die Entwicklung der Führungsqualitäten eines Offiziersanwärters ist Aus-
übung von Druck eine der Schlüsselmethoden.« Der Streß ist so
massiv, daß in den vergangenen Jahren etwa einer von drei Kandidaten vorzeitig aus dem Programm ausstieg.

Die Untersuchungen erfolgten während der dritten Ausbildungs-
woche, dann war der Streß maximal. Nach Routineuntersuchungen
zum Nachweis, daß die Kandidaten tatsächlich unter starkem Streß
standen, wurde der Testosteronspiegel bestimmt. Mit einer einzigen

Ausnahme war der Hormonspiegel der Probanden mindestens zehn Prozent niedriger, als bei normalen Männern zu erwarten gewesen wäre. In dem einen Fall war der Spiegel um sechzig Prozent gesunken. Im Durchschnitt betrug die Abnahme etwa dreißig Prozent. Das Forscherteam unter der Leitung von Major LEO E. KREUZ wiederholte die Hormonbestimmungen nach mehreren Wochen. Erwartungsgemäß war das Ausbildungsprogramm inzwischen weniger strapaziös, und die Kandidaten hatten mehr Selbstvertrauen entwikkelt. In den psychiatrischen Interviews äußerten die Probanden nun: »Das Programm läuft jetzt ganz locker«, »Der ganze Druck ist weg« und dergleichen Äußerungen mehr. Die Testosteronspiegel hatten sich normalisiert, waren sogar höher als die der Army-Freiwilligen, die als Kontrollgruppe dienten.

Dr. Kreuz resümierte: »Das Ergebnis dieser Untersuchungen war eindeutig: Während der Streßperiode war der Plasmaspiegel des Testosterons signifikant niedriger. Wir denken, daß hiermit erstmals am Menschen der Beweis erbracht wurde, daß psychische Reize die Konzentration des Testosterons im Blutplasma senken. . . . Während der Erholungsphase waren die Offiziersanwärter extravertierter, äußerten größeres sexuelles Interesse und zeigten sich sexuell aktiver.«

Lange vor den Studien am Walter Reed Center wurde in Tierversuchen schlüssig bewiesen, daß emotionaler Streß die Testosteron-Bildung herabsetzt. Tatsächlich mindert Streß bei männlichen Mäusen das Hodengewicht. Affen produzieren unter Streß viel weniger Testosteron als unter normalen Bedingungen.

Streß setzt nicht nur die Testosteron-Bildung herab, sondern ermöglicht auch, daß Östrogen, das weibliche Hormon, aktiver in die Psychobiologie des Mannes eingreift. Um nochmals auf einen bereits erwähnten Punkt zurückzukommen: Die normalen Hoden bilden ja nicht nur Testosteron, sondern auch winzige Mengen Östrogen. Mehr noch, der männliche Organismus wandelt sogar kleine Mengen Testosteron in Östrogen um. Warum das so ist, wissen wir nicht, aber neuere Untersuchungen lassen erkennen, daß Östrogen womöglich eine sehr wichtige Rolle bei dem komplizierten Zusammenspiel von Hypothalamus, Hypophyse und Keimdrüsen spielt.

Würde der Hypothalamus der Hypophyse ununterbrochen signalisieren, daß sie den Hoden befehlen soll, Testosteron zu bilden, dann würde der männliche Organismus offensichtlich mit gefährlich hohen Konzentrationen des Hormons überschwemmt. Aus diesem Grund haben die Wissenschaftler schon vor Jahren angenommen, daß es ein Rückkoppelungssystem geben muß – irgendwie muß der Hypothalamus ein Signal empfangen, wann ein genügend hoher Testosteronspiegel des Blutes erreicht ist, und daraufhin seine Signale an die Hypophyse unterbrechen. Nach vorläufigen Ergebnissen gibt nicht nur der Testosteronspiegel Signale an den Hypothalamus, sondern es tun dies auch aus dem männlichen Hormon gebildete Östrogene.

Allerdings sind Östrogene und Androgene Konkurrenten, kämpfen sie doch um dieselben Proteine als Transportmittel durch das Blut, wobei jedes Hormon das spezifische Enzym sucht, das es für die Konvertierung in eine besser verwertbare Form benötigt. Tatsächlich setzen Östrogen und Testosteron den ewigen Kampf der Geschlechter fort, indem jedes versucht, das andere zu verdrängen.

Es gibt aber noch einen Feind. Er beeinträchtigt die Männlichkeit erst, nachdem andere Faktoren die Testosteronbildung bereits reduziert haben. Der Hauptfeind heißt Streß – Streß in Form von Angst vor der Zukunft; Streß der Herzinfarktgefährdeten, wie ihn die American Heart Association formuliert; und Streß der Alkoholikerpersönlichkeit, wie sie die Anonymen Alkoholiker definiert haben. Streß stellt eine viel ernstere Bedrohung der Männlichkeit dar als irgendein anderer soziologischer Faktor.

Vielleicht leidet ein Mann, der beobachtet, daß seine Männlichkeit unmerklich durch eine Verweiblichung verdrängt wird, nur an den Auswirkungen von Streß. Statt zuzulassen, daß dieses Problem bereits bestehenden Druck noch vergrößert, sollte er die einzelnen Streßursachen in seinem Leben analysieren und Maßnahmen ergreifen, die zum Überleben entbehrlichen darunter zu beseitigen. Ein Mann verkaufte sein riesiges repräsentatives Haus, das viele Kosten verursachte und mit Hypotheken belastet war, und erwarb statt dessen ein Reihenhaus. Obwohl er danach einfacher lebte, fühlte er sich plötzlich reich, und das Bewußtsein, daß er jetzt jeden Monat ein paar Hunderter auf die hohe Kante legen konnte, entlastete ihn ungemein von großem Streß. Ein anderer Mann kündigte nach zweiundzwanzig Jahren seine Stelle und nahm einen Job an, in dem er ein Drittel weniger verdiente – und weniger Verantwortung hatte. Noch zwei Jahre danach war er froh über seine Entscheidung. Für ihn war es eine Frage des Überlebens gewesen, nicht nur als Mensch, sondern auch als Mann.

7

Auf der Suche nach einem Aphrodisiakum

»Eigentlich esse ich nicht, weil ich hungrig bin. Ich weiß, daß mehr dahintersteckt. Ich habe einen traurigen Hunger. Manchmal esse ich, weil ich nichts Besseres zu tun habe. Ich bin ein sehr einsamer Mensch, und hier in diesem Zimmer empfinde ich das noch viel schärfer und bin dann noch anfälliger für Essen.«

Dies schrieb ein vierundzwanzigjähriger Mann an seine Endokrinologin, weil er sich schämte, sein Problem unter vier Augen mit ihr zu besprechen.

»Noch etwas macht mir dauernd schwer zu schaffen«, heißt es weiter in dem Brief, »nämlich meine fetten, wabbeligen Brüste. Wenn ich ein T-Shirt anhabe, stehen sie beim Gehen vor. Das ist mir peinlich. Ich hatte noch nie Geschlechtsverkehr, und ich weiß, daß ich mich nie dazu überwinden könnte. Tatsache, ich schaff's nicht mal, mich mit 'nem Mädchen zu verabreden. In anderer Hinsicht habe ich keine Probleme mit Mädchen. Ich rede und mach' Blödsinn, aber mehr bring' ich einfach nicht. Ehrlich, ich weiß, daß ich nie den Nerv haben werde, ein Mädchen um ein Rendezvous zu bitten.«

Mit vierzehn merkte HARRY L., daß er ein Problem hatte. Er beobachtete, daß sein Körper sich nicht so entwickelte wie bei seinen Altersgenossen. Seine Genitalien waren kleiner als normal, sein Körper schlaff, und es wuchsen ihm praktisch keine Schamhaare. Als er für die Armee gemustert wurde, erklärte ihm der untersuchende Arzt, er müsse sich einer Behandlung unterziehen, aber Harry schämte sich, einen Arzt aufzusuchen. Während seines zweijährigen Wehrdienstes schaffte er es, daß keiner der anderen Soldaten ihn nackt sah, und vermied so, gehänselt zu werden.

Zu der Zeit hatte er sich schon damit abgefunden, so zu leben, wie es ihm offenbar von der Natur bestimmt war – einsam, ohne enge Freunde und ohne Hoffnung auf ein aktives Geschlechtsleben. Das beunruhigte ihn nicht sonderlich. Er hatte nie einen starken Sexualtrieb empfunden. Aber eines brachte ihn schier zur Verzweiflung –»Ich war es leid, immer wie ein Kind behandelt zu werden.« Nach der Entlassung aus der Armee hätte Harry jede Menge gutbezahlter Jobs annehmen können, denn er hatte nach der Leistungsskala einen IQ von 123 – das ist sehr hoch. Statt dessen entschied er sich, den Laufburschen für den Verwalter des örtlichen Krankenhauses zu machen. Und dort begegnete er einer Endokrinologin, der er – brieflich – die Wahrheit eröffnete: Er war nicht nur körperlich unreif, sondern völlig impotent.

Was die Impotenz angeht, ist Harry L. nicht so allein, wie er glaubte. Schon der New Yorker Psychiater HARVEY E. KAYE schrieb (1974) in seinem Buch »*Male Survival*« (Überleben als Mann):

»Es scheint, daß die emotionale Entfremdung des Mannes von der Erotik rasch riesige Ausmaße annimmt. Immer öfter beklagen sich die Frauen über sexuelle Kälte, Distanz und Gleichgültigkeit ihrer Freunde, Liebhaber und Partner. Eine typische Auswertung einer Befragung junger Frauen mit Collegebildung ergab: 69 Prozent waren zufrieden mit der Häufigkeit der sexuellen Aktivitäten, 6 Prozent empfanden sie als ›zu oft‹, während 25 Prozent klagten, daß sie zu selten in den Genuß der ehelichen Liebe kämen. Die Tatsache, daß zumindest in dieser Studie eine von vier Frauen feststellte, ihr Partner habe kein Interesse an Sex, ist keine geringe Beschwerde, und sie gibt nur wieder, was die meisten Psychiater täglich in ihrer Praxis hören. Anscheinend hat der Penis generell immer weniger Lust.«

Wenn wir Übersichten und Statistiken glauben dürfen, dann gehört Harry L. zu einer rasch wachsenden Minderheit. In den vierziger Jahren berichtete KINSEY noch, der Anteil der impotenten Männer unter 35 Jahren sei geringer als zwei Prozent. Hierzu im Vergleich die Zahlen, die das Magazin »*Psychology Today*« 1970 veröffentlichte: Mindestens einer von drei befragten Männern hatte Erektionsstörungen. Sehr wahrscheinlich waren beide Untersuchungen bis zu einem gewissen Grad ungenau – zu Kinseys Zeiten wird sich nur selten ein Mann getraut haben einzugestehen, daß er impotent war. Und wir sind heute zu hektisch, um Fragebogen auszufüllen, es sei denn, die Fragestellung beträfe uns persönlich. Dennoch ist der Unterschied zwischen den beiden Untersuchungen zu gravierend, um so leicht erklärt werden zu können.

Kaye schreibt:»Es ist kein Problem, Statistiken über das Vorkommen von Grippe, Scheidung, Herzleiden oder Arbeitslosigkeit bei Männern aufzutreiben, aber es gibt einfach keine Institution, die Daten über die Häufigkeit der Impotenz sammelt. Dennoch hat die Impotenz wahrscheinlich in den letzten Jahren in epidemischem Ausmaß zugenommen. Diesen Eindruck habe ich von meinen männlichen und weiblichen Patienten gewonnen, von Beiträgen in medizinischen Fachzeitschriften, und im Gespräch mit Kollegen.«

Erektile Impotenz ist einfach die Unfähigkeit, eine Erektion zu haben, wenn man sie wünscht. Offenbar hat praktisch jeder Mann einmal eine Impotenz erlebt. Ganz robuste Zwanzigjährige, die auch nach zwei oder drei Orgasmen noch sexuell erregt sind, bekommen nicht sofort eine weitere Erektion, wie sehr sie diese auch herbeisehnen mögen. Während dieser Latenzzeit besteht sicher eine vorübergehende »Impotenz«.

Die Vokabel »impotent« drückt das Gegenteil von »potent« aus, ein mehrdeutiges Wort. Nach den Wörterbüchern hat »potent« die Bedeutung kraftvoll, mächtig; starke physikalische, chemische oder biologische Wirkungen erzeugend, etwa Medikamente; erst als Schlußlicht findet sich die Bedeutung »geschlechtsreif«.

In unserem Sprachgebrauch meint »Impotenz« Männerschwäche. »Schwäche« allein wäre ein sehr allgemeiner Begriff; wir denken dabei an Gebrechlichkeit, Hinfälligkeit, Gehstöcke, Rollstuhl, an ein hoffnungsloses, hilfloses, elendes Wrack. Unter Impotenz stellt sich praktisch jeder eine andere Form der Männerschwäche vor. Viel brauchbarer ist die Bezeichnung sexuelle Dysfunktion, die WILLIAM MASTERS und VIRGINIA JOHNSON in ihrem bahnbrechenden Werk »Human Sexual Response« eingeführt haben.

Sexuelle Dysfunktion kann viele Ursachen haben. Einige sind organisch. Bei einem Zwanzigjährigen, der ein tolles, ausschweifendes Wochenende erlebt und es einfach noch mal bringen will, um einen neuen Weltrekord aufzustellen, es aber nicht mehr schafft, sind wahrscheinlich die Muskeln ermüdet oder die Energiereserven erschöpft. Ein Diabetiker, dessen Gefäßsystem durch die Krankheit geschädigt ist, kann Erektionsprobleme bekommen, weil das Blut nicht dorthin gelangt, wo es gebraucht wird (in die Schwellkörper). Auch Medikamente können eine Dysfunktion verursachen, desgleichen eine angeschlagene Gesundheit. In manchen Fällen – keineswegs in allen! – nimmt die körperliche Leistungsfähigkeit mit den Jahren ab, und damit kann in wechselndem Maß ein Nachlassen der sexuellen Kraft einhergehen. Diese Fragen werden ausführlich im neunten Kapitel erörtert.

In den meisten Fällen ist eine sexuelle Dysfunktion jedoch psychisch bedingt. Das heißt, sie beginnt im Bewußtsein des Mannes. Vielleicht ist er weit weg von daheim auf einer Geschäftsreise, macht ein Mädchen an, nimmt sie mit ins Hotel. Anstatt die erotische Situation entspannt zu genießen, denkt er jedoch an seine Frau und die Kinder und bekommt Schuldgefühle. Plötzlich merkt er, daß er auf die Liebkosungen der Frau und auf ihren nackten Körper nicht reagiert. Panik überkommt ihn, als er erkennt, daß er plötzlich impotent ist. Und diese Panik sorgt dafür, daß sich die sexuelle Dysfunktion etabliert.

Ein anderer junger Mann ist immer stolz gewesen, daß er sexuell stark wie ein Stier war. Eines Abends hat er ein Rendezvous mit einem neuen Mädchen. Beim Petting bemerkt er, daß seine Flamme einen strengen Körpergeruch ausströmt. Er fühlt sich abgestoßen und denkt, daß sie keinen großen Wert auf Reinlichkeit legt. Vielleicht ist sie sogar geschlechtskrank. Dieser Gedanke macht ihn schlagartig impotent.

Ein Mann im mittleren Alter ist seit 25 Jahren verheiratet, und der Sex mit seiner Frau hat ihm immer Spaß gemacht. Noch nie war er fremdgegangen, hatte nie das Bedürfnis. Neuerdings findet er es immer schwieriger, sich von seiner Frau »anheizen« zu lassen. Seine Libido wird einfach nicht erregt, und auch seine Frau hat bei sich beobachtet, daß sie nicht reagiert. Ihr Sexualleben ist langweilig, es fehlt der Pfeffer. Infolgedessen nimmt seine Erektionsfähigkeit allmählich ab.

In einer Schrift des arabischen Scheichs NEFZAWI im sechzehnten Jahrhundert über die »Unfähigkeit zum Koitus, bedingt durch fehlende Steifheit des Gliedes« lesen wir:

> »Es kann zum Beispiel geschehen, daß der erhobene Freudenspender des Mannes erschlafft, wenn er ihn gerade in die Frau einführen will. Er hält dies für Impotenz, obwohl es vielleicht nur die Folge eines übersteigerten Begehrens ist oder unangebrachte Scheu, oder weil er vielleicht etwas Unangenehmes bemerkt hat, etwa einen unangenehmen Geruch; vielleicht auch empfindet er Eifersucht, wenn er glaubt, daß die Frau keine Jungfrau mehr ist und bereits die Lust anderer Männer befriedigt hat.«

Nefzawis sichere Kur: »Sie sollen anregendes Backwerk essen, das aus Honig, Ingwer, Chrysanthemen, Weinessigsirup, Nieswurz, Knoblauch, Zimt, Muskatnuß, Kardamom, Sperlingszungen, chinesischem Zimt, Pfefferschoten und anderen Gewürzen bereitet wurde. Das wird sie von ihrem Leiden kurieren.«

In bis zu achtundneunzig Prozent der Fälle liegen der erektilen Dysfunktion derartige – psychogene – Probleme zugrunde, und wenn auch heute mehr Männer als früher davon betroffen sind, ist das Problem so alt wie die Geschichte. Auch Empfehlungen für die Behandlung hat es immer schon gegeben. VATSYAYANA schreibt zum Beispiel im klassischen »*Kama Sutra*«:

> »Will ein Mann seine sexuelle Potenz zu seinem eigenen Vergnügen und um seines Erfolgs bei Frauen willen erhöhen, so soll er Kräuter und Arzneien einnehmen, die ihm dazu verhelfen.
> Zum Beispiel kann der Mann die Kraft seiner Lenden bedeutend stärken, indem er Milch mit Zucker, Uchchata-Wurzel, Pfeffer und Lakritze trinkt. Die gleiche Wirkung wird erzielt mit Milch, in der die Hoden eines Widders oder Ziegenbocks gekocht wurden. Der mit Milch gemischte Saft von Hedysrum gangeticum, Kuili, Kshirika, Sansifiria und Roxburhiana ist gleichfalls heilsam.

Die alten Gelehrten schwören auf folgende Rezeptur: Zerreibe die Samen und Wurzeln von Trapa bispinosa (Wassernuß), Kasurika, Jasmin und Süßholz, gib eine Zwiebel dazu und vermische alles mit Milch, Zucker und Ghee; laß es aufkochen und trinke es. Danach wirst du ungezählte Frauen beglücken, ohne daß du ermüdest oder deine Kräfte schwinden.
Reis und Sperlingseier, mit Ghee und Zucker in Milch gekocht, haben die gleiche Wirkung wie Sesamsaat in Sperlingseier gerührt, mit der Frucht von Trapa bispinosa und Kasurika vermischt und mit Ghee, Zucker, Vollweizenmehl und Bohnen in Milch gekocht.«

Nachdem Vatsyayana mehrere derartige Rezepturen aufgelistet hat, gibt er noch folgenden Ratschlag: »Vor allem aber hüte man sich, fragwürdige Dinge auszuprobieren, die dem Körper schaden könnten.«

Eine sehr beliebte Behandlung besteht auch heute noch in manchen Kulturen aus Kalbshirn. Anderswo verspeisen impotente Männer Tintenfische, Mäuse, Aale und Ameisen. Die Chinesen schwören auf Vogelnestersuppe. Die alten Römer aßen Penis und Hoden von Pferden und Ziegen.

Im zivilisierten Westen scheint das Interesse der Laien an den sogenannten Spanischen Fliegen (Kanthariden) hängengeblieben zu sein. Der aus den getrockneten Insekten gewonnene Wirkstoff Kantharidin, in der Tierzucht als sexuelles Stimulans angewandt, wirkt nicht über eine Steigerung der Libido, sondern über eine örtliche Reizung (Mehrdurchblutung) des Urogenitaltraktes. Die Irritation kann so stark sein, daß sie Gewebeschäden verursacht. Und beim Menschen kann Kantharidin, so Dr. EDWARD C. MUECKE vom Department für Chirurgie und Urologie der Städtischen Krankenanstalten New York, »bei beiden Geschlechtern zu Atemnot, Koma und schlimmstenfalls zum Tode führen«.

Muecke berichtet über einen jungen Mann, der Spanische Fliegen anwandte und zwei Stunden später mit furchtbaren Bauchkrämpfen und Übelkeit in die Klinik eingeliefert wurde. Kurz danach brach ein blasiger Ausschlag aus, er bekam eine schwere Diarrhöe und erbrach Blut. Er hatte einen Zwang, Wasser zu lassen, doch gelang ihm dies nur unter großen Schmerzen. Nur eine medizinische Notfallbehandlung rettete ihm das Leben.

Noch heute wird in manchen Revolverblättern und Pornoheften für Spanische Fliegen geworben. Die Anzeigen garantieren, daß es sich um echte Spanische Fliegen handelt. Mag ja sein, daß sie Stubenfliegen fangen, töten und aus Spanien importieren. Allerdings sind die »echten« Spanischen Fliegen in Wirklichkeit Käfer der Art Lytta vesicatoria, das heißt Blasenkäfer. Früher wurde Kantharidin medizinisch eingesetzt, zum Beispiel als blasenziehendes Pflaster, aber auch diese Anwendung ist völlig veraltet, zumal die Substanz hochgiftig ist (0,03 g sind für den Menschen tödlich). Das *»Klinische Wörterbuch«* (Pschyrembel) hält schon in den Auflagen der siebziger Jahre Kanthariden nicht für erwähnenswert.

Aphrodisiaka sind auch heute, wie der Jungbrunnen oder die Affendrüsen von Brown-Séquard, eine schöne Illusion. Mit einer Ausnahme: Es gibt eine Substanz, die bei Frauen immer, bei Männern nur manchmal aphrodisierend wirkt. Die Psychiaterin und Sextherapeutin Dr. Dr. HELEN SINGER KAPLAN: »Testosteron ist ein stark wirkendes Aphrodisiakum bei Frauen, wahrscheinlich besonders dann, wenn der Androgen-Östrogen-Quotient niedrig war.« Ob Testosteron bei Männern wirksam ist, hängt von der Ursache der Dysfunktion ab.

Harry L., der vierundzwanzigjährige »Junge«, der der Endokrinologin des Krankenhauses, in dem er arbeitete, einen Brief schrieb, hatte unheimliches Glück. Die Ärztin, VIRGINIA HUFFER, zeigte Verständnis und Mitgefühl für ihn. Zunächst sorgte sie dafür, daß er psychotherapeutisch behandelt wurde. Dann verordnete sie eine Testosteronersatztherapie.

Zwei Jahre später war für Harry L. seine Kindheit abgeschlossen. Er hatte alle Merkmale eines erwachsenen Mannes entwickelt – eine tiefere Stimmlage, kräftige Muskeln, typische Körperbehaarung und einen größeren Penis. Zum ersten Mal in seinem Leben verabredete er sich zu Rendezvous, hatte erotische Phantasien über Mädchen und bekam Erektionen. Er fing an zu masturbieren.

Als Dr. Huffer ihren Bericht niederschrieb, war Harry L. zwar aggressiver und selbstbewußter, fühlte sich jedoch immer noch unzulänglich in seinen Beziehungen zu Frauen. Bei seinen Verabredungen war er nicht über Küsse hinausgegangen. Die Ärztin war jedoch zuversichtlich, daß er unter weiterer Therapie mit der Zeit ausreichende sexuelle Kompetenz entwickeln würde.

Ein weiterer Patient von Dr. Huffer war ein sechsundvierzigjähriger Geschäftsführer. Obwohl er zwanzig Jahre verheiratet war, hatte er die Ehe nicht vollzogen. Vor der Heirat hatte er seiner Zukünftigen seine fehlende Libido gestanden, und sie fand die Vorstellung einer Ehe ohne Sex offenbar ganz in Ordnung. Der Patient konsultierte Dr. Huffer wegen völliger Erschöpfung. Die Endokrinologin führte eine Hormonbestimmung durch, stellte einen sehr niedrigen Testosteronspiegel fest und verordnete eine Testosteronsubstitution. Während des zweiten Behandlungsmonats stellte Dr. Huffer fest:

»Der Patient zeigte eine ausgeprägte Zunahme der Libido, die sich auf Frauen richtete. Seine Gattin brachte kein Verständnis auf, geschweige daß sie sein sexuelles Interesse zu erwidern vermochte. Er bemerkte, daß viele Frauen ihn sexuell erregten, und spielte sogar mit dem Gedanken, eine Affäre mit einer Frau zu beginnen. Er überlegte sogar ernsthaft, zu einer Prostituierten zu gehen. Aber letzten Endes hielten ihn seine moralischen Vorstellungen davon zurück. Um diese Zeit wurde er ausgesprochen reizbar, was gar nicht zu ihm paßte. Jedoch war er insgesamt kräftiger geworden und fühlte sich so wohl wie seit Jahren nicht mehr.«

Der Patient fand sich praktisch zwischen zwei Stühlen. Er hatte buchstäblich großen Appetit auf Frauen, war zum erstenmal in seinem Leben bereit, sexuelle Aktivitäten zu genießen. Aber weder sein Gewissen noch seine Frau wollten ihm die ersehnte Befreiung gestatten. Statt weiterhin unbefriedigt und reizbar zu sein, brach er die Testosteron-Therapie ab und wandte sich anspruchslos wieder seinem geschlechtslosen Dasein zu.

Auch Dr. JOSEPH J. SOBOTKA in Phoenix, Arizona, behandelt Männer, die an erektiler Dysfunktion leiden. Zu seinen mit Erfolg behandelten Fällen zählt der eines sechsundzwanzigjährigen Mannes, der ihn konsultierte, weil er seit mehr als einem halben Jahr höchstens alle zwei Wochen eine Erektion zustande brachte und einen Orgasmus bekam. Zuerst untersuchte Dr. Sobotka, wie er es routinemäßig bei neuen Patienten tat, den Mann gründlich auf schwere Erkrankungen, die mit Impotenz einhergehen können – Krebs, Nierenleiden, Diabetes und dergleichen. Neben der eingehenden Befragung zur Krankengeschichte des Patienten wurde eine umfassende körperliche Untersuchung durchgeführt.

Nachdem klar war, daß die partielle Impotenz nicht von einer manifesten Erkrankung hervorgerufen war, verordnete Dr. Sobotka eine vierwöchige Behandlung mit Testosteron-Kapseln (zum Beispiel *Andriol®*. Während dieses Zeitraums änderte sich das bisherige Schema der sexuellen Reaktion gewaltig. Der junge Mann registrierte während der gesamten Behandlungszeit jede Woche sieben Erektionen und sieben Orgasmen.

Zahlreiche hochangesehene Fachleute bezweifeln die Wirksamkeit des Testosterons bei der Behandlung von Erektionsproblemen. Sie weisen auf die beachtliche Macht der Suggestion hin und behaupten, nicht das Hormon, sondern die Einbildung habe den Erfolg der Therapie bewirkt. Sie vertreten die Ansicht, es handele sich um einen Placebo-Effekt – ein Placebo ist ein Scheinmedikament, das keine pharmakologisch wirksame Substanz enthält, aber dennoch eine Heilwirkung entfalten kann – durch die Macht der Suggestion. (Manche behaupten, das Placebo sei die wirksamste Arznei in der Hand des Arztes.)

Dr. Sobotka kannte natürlich das Placebo-Argument und plante daher ein Therapieschema, das Placebo-Effekte ausschloß. Nach vierwöchiger Behandlung setzte er das Testosteron ab. Erwartungsgemäß bekam der junge Mann in der Folge nur noch alle zwei Wochen eine Erektion und einen Orgasmus. Einige Zeit später verschrieb der Arzt dem Patienten ein Placebo. Es sah absolut genauso aus wie die Testosteron-Tabletten. Nur ein Apotheker konnte feststellen, daß die Pillen in der neuen Packung lediglich Traubenzucker und Stärke enthielten. Einen Monat lang erfuhr der junge Mann den Placebo-Effekt am eigenen Leibe – er bekam zwei Erektionen und zwei Orgasmen in der Woche, also doch deutlich weniger als unter Testosteron-Kapseln.

Sobotka behandelte insgesamt fünfzig Patienten im Alter von sechsundzwanzig bis dreiundsiebzig Jahren mit Testosteron. Alle lit-

ten seit mindestens sechs Monaten an einer erektilen Dysfunktion.
Um den möglichen Einwand zu entkräften, daß die therapeutische
Wirkung nicht durch Testosteron hervorgerufen sei, hatte Sobotka
aus seiner Studie zuvor alle Patienten ausgeschlossen, die im Monat
vor Beginn seiner Studie irgendeine andere Form der Behandlung
erhalten hatten. Die übriggebliebenen fünfzig Patienten teilte er in
zwei Gruppen ein, in der einen waren neunundzwanzig, in der anderen zweiundzwanzig Patienten. Die Patienten der ersten Gruppe
erhielten ohne ihr Wissen in den ersten vier Wochen Testosteron.
Nach einem therapiefreien Monat erhielten sie für weitere vier Wochen Placebo. Bei der zweiten Gruppe wurde umgekehrt verfahren:
Sie erhielt zuerst das Placebo. Das machte alle Argumente nichtig,
daß die Reihenfolge, in der das Medikament verabreicht wird, das
Therapieergebnis suggestiv beeinflußt.

In der ersten Gruppe hatte Sobotka einen vierunddreißigjährigen
Mann, der seit zwei Jahren an psychogener Impotenz litt. Während
dieser Zeit hatte er pro Woche allenfalls einen Orgasmus gehabt.
Unter Testosteron bekam er durchschnittlich drei, unter Plazebo
einen. Ein anderer, 36jähriger Patient, der über extreme Müdigkeit
klagte, hatte sechs Monate lang keine Erektion gehabt und bekam
jetzt, unter Testosteron, vier in einer Woche und zweimal auch
einen Orgasmus. Auf Placebo reagierte er nicht. Zwei weitere Männer, sechsundvierzig und fünfunddreißig Jahre alt und beide seit
mindestens einem halben Jahr psychogen impotent, hatten höchstens alle zwei Wochen einen Orgasmus gehabt. Unter Testosteron
bekam der ältere drei, der jüngere vier Orgasmen in der Woche,
während sie unter Placebo nur einen bzw. zwei Orgasmen pro Woche hatten.

Die Männer der zweiten Gruppe hätten infolge einer negativen
Suggestion gegen Testosteron voreingenommen sein können. Männer, die sechs Monate bis drei Jahre lang weder Erektionen noch
Orgasmen erlebt haben, in der Folge auch nicht auf Placebos reagieren und dann noch einen Monat lang nicht auf eine Therapie ansprechen, sind eher konditioniert, nicht auf Testosteron zu reagieren. Dennoch erwies sich das Hormon auch in der zweiten Gruppe
als wirksam.

Ein Achtundvierzigjähriger, der ein Jahr lang weder Erektion noch Orgasmus gekannt und auf das Placebo nicht reagiert hatte, bekam unter Testosteron drei Erektionen und einen Orgasmus in der Woche. Ein anderer, er war ein Jahr älter und hatte das gleiche Problem, brachte es nun auf fünf Erektionen und zwei Orgasmen in einer Woche. Das Testosteron war wirksam, daran ist wohl nicht zu rütteln. In der ersten Gruppe hatten die achtundzwanzig Männer eine Woche vor der Behandlung nur sechs Erektionen und vier Orgasmen produziert. Unter Testosteron kamen sie statistisch auf 67,5 Erektionen, das entspricht einer Besserung von 1 025 Prozent. Sie hatten 39,25 Orgasmen, das ist eine Steigerung um 823 Prozent. Während der vierwöchigen Pause nahm die Wirkung des Testosterons ab, doch genügte der verbleibende Hormonspiegel offenbar für eine Erektions- und Orgasmushäufigkeit, die größer war als vor Beginn der Studie.

Wenn das Placebo zuerst verabreicht wurde, nahm die Zahl der Erektionen von 3,25 auf 11,25 zu, das sind 246 Prozent. Die Orgasmushäufigkeit nahm um 169 Prozent zu, von 3,25 auf 8,75. Wie bei der ersten Gruppe ging auch hier die sexuelle Aktivität während der vierwöchigen Einnahmepause zurück. Als die Testosteron-Therapie begann, zählten die Männer 4,25 Erektionen in der Woche. Diese Zahl erhöhte sich auf 49,5, das ist eine Besserung um 1 065 Prozent. Die Orgasmushäufigkeit nahm von 3,75 auf 23 zu, eine Besserung von 513 Prozent.

Aller aufrichtigen Skepsis zum Trotz können derartige Ergebnisse nicht ignoriert werden. Der Mediziner ROBERT MARGOLIS und seine Arbeitsgruppe publizierten übrigens schon 1967 in einer Ausgabe der Zeitschrift »*Current Therapeutic Research*« eine Übersicht der Erfahrungen von fünfhundert Ärzten, die Testosteron bei Impotenz verordneten. Insgesamt wurden zweitausend Patienten im Alter von zwanzig bis sechsundachtzig Jahren behandelt. Bei den 1 499 regelmäßig drei Wochen lang behandelten Männern war am Ende der Therapiephase das Ergebnis bei siebzehn Prozent ausgezeichnet, bei fünfunddreißig Prozent gut, bei zweiunddreißig Prozent einigermaßen befriedigend. Nur dreizehn Prozent der Patienten sprachen nicht auf die Behandlung an.

Mit Recht kann Testosteron als Aphrodisiakum bezeichnet werden. Testosteron wirkt aber keineswegs uneingeschränkt aphrodisierend, denn manchmal (wie zum Beispiel bei den dreizehn Prozent von Margolis) hat es gar keine Wirkung, nicht einmal einen Placebo-Effekt. In Dr. Sobotkas Studie zeigte ein Sechsunddreißigjähriger, der seit eineinhalb Jahren an einer psychogenen Impotenz litt, keine Besserung unter Testosteron, ebensowenig ein Achtundzwanzigjähriger mit dem gleichen Problem, noch ein Einundsiebzigjähriger und ein Sechsundsechzigjähriger, die beide unter körperlichen Degenerationserscheinungen litten.

Um auf das Naheliegende hinzuweisen: Abgesehen von seinem Placebo-Effekt kann Testosteron eine Impotenz nur unter bestimmten Voraussetzungen heilen. Die einleuchtendste Indikation ist natürlich der nachgewiesene Testosteronmangel. Diese Indikation lag beispielsweise bei Harry L. vor. Bei Dick M. ebenfalls. Er ist ein gutaussehender, freundlicher, humorvoller Dreiundzwanzigjähriger, der aussah wie vierzehn und damit keine Probleme hatte, bis er bei der Musterung als untauglich abgelehnt wurde. »Ich war schokkiert«, erzählte er den Ärzten, »ich hatte nicht geahnt, daß irgendetwas bei mir nicht stimmt.« Es hatte sich einfach nie ergeben, daß er sich mit einem Mädchen verabredete. Er interessierte sich für Autos und Sport, hatte einen guten Job, wurde regelmäßig befördert und wäre vollkommen zufrieden durchs Leben gegangen, wenn ihn nicht der Arzt bei der Musterung wegen mangelnder körperlicher Reife als untauglich beurteilt hätte.

Sechs Wochen nach Beginn einer Testosteron-Behandlung erfuhr er dann, was ein Sexualleben ist. Er fing an, sich mit Mädchen zu verabreden, hatte Spaß am Petting, auch wenn es ihn zunächst nicht unbedingt stimulierte. Daheim hatte er häufige Erektionen, er begann zu masturbieren, und später ejakulierte er auch. Monate später hatte er, als er ein Mädchen küßte, eine spontane Erektion und ein »ganz irres« Gefühl. Danach lösten schon Küsse einen Orgasmus bei ihm aus. Dank Testosteron ist der Mann inzwischen verheiratet und hat ein sehr befriedigendes Sexualleben.

Obwohl die Regel lautet, daß das Hormon nur helfen kann, wenn ein natürlicher Mangel besteht, hat sich Testosteron auch in Fällen erektiler Dysfunktion bewährt, in denen keine offensichtlichen Zeichen eines Mangels nachweisbar waren. Dafür gibt es zumindest zwei mögliche Erklärungen. Wie die Ernährungswissenschaftler längst wissen, gibt es mäßig ausgeprägte Mangelzustände, man spricht dann von einem subklinischen Mangel. Das bedeutet, der Mangel ist nicht so schwerwiegend, daß er erkennbare Symptome erzeugt. Bleibt er aber über Jahre bestehen, kann die Verknappung essentieller Substanzen schleichend die Gesundheit beeinträchtigen. Der gleiche subklinische Mangel kann auch bei Hormonen eintreten. Der Endokrinologe C. ALVIN PAULSON erklärt: »Nach dem Beginn eines testikulären Androgenmangels dauert es zehn bis zwanzig Jahre, bis der Mangel bei der klinischen Untersuchung erfaßt werden kann.« Da sich ein erkennbarer Mangel meist erst um die Fünfzig bemerkbar macht, dürfte der schleichende Abbau in den Dreißigern einsetzen. Falls ein Mann während all dieser Jahre ein subklinisches Defizit hat, auch ohne daß dieses klare Symptome verursacht, dann könnte er unter anderem durchaus Probleme bekommen, eine Erektion zu halten und genügend Samenflüssigkeit zu ejakulieren sowie überhaupt einen Orgasmus zu bekommen. Diese Symptome können auftreten, lange bevor sich die eindeutigen Zeichen eines Testosteronmangels entwickeln – also Libidoverlust, Schwinden der Körperbehaarung, chronische Schwäche und Müdigkeit. Bei einem subklinischen Mangel kann sogar die Testosteronbestimmung in Blut und Urin Werte im unteren Bereich der Norm ergeben, so daß ein Mangel nicht unbedingt entdeckt wird.

In solchen Fällen, in denen der Mangel so gering ist, daß er bei der Laboruntersuchung nicht erfaßt wird, und die Gewebe der primären Geschlechtsorgane chronisch leicht unterstimuliert sind, können niedrige Testosterongaben häufig die volle Potenz wiederherstellen.

Zweitens können, auch wenn bei einem Mann vielleicht ausreichende Testosteronwerte gemessen werden, über die Norm angehobene Testosteronspiegel zusätzliche positive Wirkungen entfalten. Dr. J. H. VOGELMANN von der Orentreich Stiftung zur Förderung der Wissenschaft spricht vom Prinzip der maximalen Genexpression. Wir werden uns später noch eingehend damit beschäftigen, es geht im Grunde um die Theorie, daß praktisch kein Mensch sein genetisches Potential gänzlich ausschöpft. Bei richtiger Stimulierung unserer Entwicklung jeweils zum richtigen Zeitpunkt könnten wir theoretisch größer, muskulöser, dicker, vielleicht sogar intelligenter werden. Es wäre denkbar, daß eine Testosteron-Stimulierung etwas oberhalb der Norm die Libido zu der maximalen Kapazität steigern könnte, die dem Menschen genetisch einprogrammiert ist. Das ist eine Hypothese, genauso wie die mögliche Verknüpfung von subklinischem Testosteronmangel und sexueller Dysfunktion. Ob nun dieser oder jener Grund zutrifft oder andere, auf die wir noch nicht gekommen sind, es steht unzweifelhaft fest, daß manche – wenn auch keineswegs alle – Fälle körperlich oder seelisch verursachter erektiler Dysfunktion durch Testosteron geheilt werden können.

8

Biologische Rhythmen und Rhythmusvariationen

Unser Alltag wird heute so umfassend von Maschinen und elektronischen Rechnern bestimmt, daß sogar den heiteren Optimisten oft nur noch schwarzer Humor übrigbleibt. Wir ertrinken förmlich in Zahlen, werden in immer mehr Lebensbereichen zahlenmäßig erfaßt – durch Telefon- und Faxnummer, Postleitzahlen, Sozialversicherungsnummer, Kontonummer, Kreditkartennummer, Führerschein-Listennummer, Paßnummer, Autokennzeichen, Wehrbereichserfassungsnummer und so weiter und so fort.

Maschinen statt Menschen registrieren unsere Anwesenheit oder das Fehlen am Arbeitsplatz, Maschinen buchen unser Gehalt, drukken überhöhte Rechnungen aus, streiten mit uns über das Überweisungsdatum, lassen uns an der Verkehrsampel bremsen oder losfahren oder als Fußgänger die Straße überqueren und entscheiden über Leben und Tod.

Der Mensch selbst wird rasch von diesem Universum der Computertechnik geschluckt und wird selbst zu einem hochkomplizierten Computer, der erstaunlich begabt ist, sich zu bedienen, zu reparieren und in Gang zu halten, und der vor allem dafür zu sorgen hat, daß andere Computer und Maschinen effizient arbeiten und produzieren.

In Wirklichkeit gleicht der Mensch einem Computer viel weniger als dem weiten, unruhigen Meer, den Wolken und Winden, den Wäldern und den wilden Tieren. Die Wolkenkratzer und Autobahnen, Raketen und riesigen Überseeschiffe sind nicht die Früchte seiner Lenden, sondern seiner kreativen Phantasie. Anders als die Produkte, die er geschaffen hat, funktioniert der Mensch nicht in stetem Gleichmaß. Er ist Teil der Natur, und wie die übrige Natur unterliegt sein Organismus einer rhythmischen Aktivität wie Ebbe und Flut.

So wächst sein Haar nicht ununterbrochen, sondern schubweise. Er hat einen Schlaf-und-Wachrhythmus. Sein Blutdruck, seine Herzfrequenz, die Atmung, die Entleerung der Harnblase und des Darms, alle diese Funktionen haben ihren eigenen biologischen Rhythmus. Auch Stimmung und Verhalten schwanken. An manchen Tagen erwachen wir guter Dinge, an anderen lassen wir die Ohren hängen. Wir erleben gute und schlechte Tage, Tage voller Elan oder voll deprimierender Müdigkeit. Es gibt Tage, an denen wir besonders brillant und fix denken und besonders entscheidungsfreudig sind. Einen Tag oder eine Woche später verfluchen wir uns vielleicht wegen unserer Denkhemmung und Wirrköpfigkeit.

Wir funktionieren nicht wie Maschinen, sondern als Wesenheiten der Natur, in Rhythmen und in Zyklen. Und dies gilt für unser Geschlechtsleben genauso wie für jeden anderen Aspekt unserer Existenz. Erstmalig wurden biologische Rhythmen in tierexperimentellen Studien nachgewiesen. Die Forscher fanden heraus, daß männliche Kaninchen, Wiederkäuer, Mäuse, Ratten und Schafe in einem jeweils festgelegten Zyklus unterschiedliche Ejakulatmengen bilden, daß ihre Fruchtbarkeit zyklischen Schwankungen unterliegt und sie dementsprechend mehr oder weniger Spermien bilden. Sogar die sexuelle Empfänglichkeit ist zyklisch reguliert (Brunftzeiten).

Die Tatsache, daß die Menschenfrau einen deutlichen Zyklus der Fortpflanzungsfunktion aufweist, ist eigentlich noch nichts Außergewöhnliches. Doch die Ergebnisse einer Studie am Cornell College in Mount Vernon, Iowa, erweitern die Bedeutung des Menstruationszyklus insofern, als sie belegen, daß auch die Libido rhythmischen Schwankungen unterliegen kann, vielleicht als Relikt der primitiven »Brunftzeit« der anderen Tierarten. Die Studie am Cornell College erfolgte an achtundvierzig Bewohnerinnen eines Studentenwohnheims im Alter von achtzehn bis zweiundzwanzig Jahren. Jeder Studentin wurden Photos von ansehnlichen jungen Männern in Mantel, Anzug oder Badehose vorgelegt. Die uninteressanten Photos erhielten die Nummer eins, die sehr stimulierenden die Nummer fünf. Alles, was dazwischen lag, wurde mit Zahlen von Zwei bis Vier belegt. Der Test wurde zweimal durchgeführt, erstmals am jeweils fünfzehnten Zyklustag der Mädchen, einem Zeitpunkt, zu dem die meisten wahrscheinlich ihren Eisprung hatten. Um diese Zeit ist die Frau am fruchtbarsten. Zwei Wochen später wurde der Test wiederholt.

Die Forscher resümierten: »Zur Zeit der Ovulation sprechen nach eigenem Bekunden mehr Frauen auf erotisierende Reize an als kurz vor dem Einsetzen der Periode.« Konkret: Die meisten Frauen erreichen einen Gipfel der Libido etwa zwei Wochen nach dem Beginn ihrer Periode. Eine ansonsten sexuell eher zurückhaltende Frau wird um diese Zeit positiver reagieren, wenn sie sich erotisch angesprochen fühlt. Ist sie sexuell eher leichtherzig, wird sie während der Ovulationsphase dazu neigen, die Initiative zu ergreifen. Eine weitere, in der Zeitschrift »Nature« veröffentlichte Studie kommt zu dem Schluß: »Zu einer bestimmten Zeit des Zyklus (nämlich um die Ovulation) ist die Häufigkeit von Geschlechtsverkehr und Orgasmus zwei- bis sechsmal so groß wie zu anderen Zeiten des Zyklus.« Somit wird eine Frau sich während der Ovulation wahrscheinlich mindestens doppelt so oft, vielleicht sogar sechsmal so oft Sex wünschen wie normalerweise.

Zyklische Schwankungen des sexuellen Interesses scheinen bei Frauen auch während der Schwangerschaft zu bestehen. Untersuchungen von MASTERS und JOHNSON ergaben eine zunehmende sexuelle Ansprechbarkeit während des zweiten Schwangerschaftsdrittels. Offenbar wegen des zusätzlichen Gewichts und einer gewissen Schwerfälligkeit nimmt das sexuelle Interesse in den letzten drei Monaten wieder ab.

Zwar ist viel mehr Zeit und Geld in die Erforschung der weiblichen sexuellen Zyklen investiert worden, doch geht aus neueren Untersuchungen hervor, daß auch Männer sexuellen Zyklen ähnlich wie im Tierreich unterliegen. An der Medizinischen Fakultät der Universität Kobe in Japan wurden zwanzig gesunden jungen Männern zwei Monate lang jeden zweiten Tag Blutproben entnommen. Die Analyse ergab, daß die in den Proben gemessene Testosteronkonzentration während dieses Zeitraums starken Schwankungen unterlag (zwischen vierzehn und zweiundvierzig Prozent, also ganz erheblich). Mehr als die Hälfte der Männer wies deutlich erkennbare Zyklen der Testosteronbildung auf. Manche dauerten nur acht

Tage, aber meistens fand sich eine Zykluslänge von zwanzig bis dreiundzwanzig Tagen. Die Forscher schlossen daraus, »daß die durchschnittliche Zyklusdauer etwa der des weiblichen Menstruationszyklus entspricht«.

Welche Auswirkungen diese Zyklen beim Mann haben, ist noch
ungeklärt. Nur in einem Fall fand sich ein klarer Zusammenhang
zwischen dem Gipfel des Testosteronspiegels und der maximalen
sexuellen Libido und Aktivität. Nach der Auffassung von Dr.
CHARLES H. DOERING, wissenschaftlicher Mitarbeiter an der
psychiatrischen Klinik der medizinischen Fakultät der Stanford University, könnte das darauf beruhen, daß das Testosteron im Blut
nicht zwangsläufig auch für den Organismus verfügbar ist.

Dies ist ein wichtiger Punkt. Ein Großteil des Testosterons befindet sich nicht frei im Blut des Mannes oder der Frau, sondern ist an
ein Protein gebunden, ein sogenanntes sexualhormonbindendes
Globulin (SHBG). Das Hormon kann nur wirksam werden, wenn
es von dem SHBG abgespalten wird. Nur die ein bis drei Prozent
»freies« Testosteron können physiologische Wirkungen hervorru-
fen. Möglicherweise sind die Konzentrationen an freiem Testosteron ganz unabhängig vom Gesamt-Testosteronspiegel. Das Globulin, das Testosteron zu binden vermag, könnte durchaus einem
eigenen Zyklus unterliegen, und solange dieser nicht nachgewiesen
werden kann, bleibt die Annahme eines »monatlichen« Zyklus beim
Mann reine Theorie.

Doering hält es auch für möglich, daß »zusätzliche Verhaltensstu-
dien eine engere Beziehung zwischen der Fluktuation der Hormone
im Blut und der Stimmung sowie dem Verhalten ergeben, als wir
bislang nachweisen konnten«. Vielleicht gibt es tatsächlich von
einem Testosteronzyklus abhängige Schwankungen der Stimmung
und der sexuellen Libido, aber die spontane Reaktion darauf wird
durch die Reizüberflutung in unserem Alltag erstickt. Geringfügi-
gere tageweise Veränderungen des sexuellen Interesses könnten nur
durch raffiniertere Tests, als uns derzeit zur Verfügung stehen, identifiziert werden.

Anscheinend folgt die Sexualität des Mannes auch einem Jahres-
zyklus. Das könnte erklären, warum alljährlich ein deutlicher Anstieg der Konzeptionen im September und Oktober erfolgt und im

Frühjahr ein Tiefpunkt ersichtlich ist. Vermutlich macht Sex den Menschen das ganze Jahr über Spaß. Indes nimmt die Fruchtbarkeit alljährlich zum Frühjahr hin ab.

WILBUR O. WILSON von der Abteilung für Ornithologie an der Universität von Kalifornien in Davis glaubt, auf Grund von Untersuchungen an einer japanischen Hühnerrasse eine Erklärung gefunden zu haben. Er teilte seine Versuchstiere in zwei Gruppen. Die eine wurde konstant bei einer Umgebungstemperatur von zehn Grad Celsius, die andere bei zweiunddreißig Grad gehalten. Nach vier Wochen wurden alle Tiere getötet, die Hoden oder Eierstöcke und Eileiter jeweils entnommen und gewogen. Wilson stellt fest: »Die Autopsie ergab, daß die Keimdrüsengewichte der Tiere, die in der warmen Umgebung gehalten wurden, deutlich höher waren als bei den Tieren aus der kühleren Umgebung.«

Wenn man diese Untersuchung auf den Menschen überträgt, könnte das implizieren, daß in den Wintermonaten die Bildung von Spermien und Testosteron gleichzeitig mit der Hodengröße abnimmt und sich libidomindernd auswirken könnte. Vielleicht ist das auch der Grund, warum wir tropisches und warmes Klima mit Sinnlichkeit und Erotik assoziieren.

Beim Mann wurden übrigens noch zwei weitere Zyklen der Testosteronbildung nachgewiesen, nämlich Schwankungen innerhalb einer Minute sowie Tagesschwankungen, auch zirkadiane Schwankungen genannt. Eine der zahlreichen Studien zum Nachweis zirkadianer Schwankungen des Testosteronspiegels hat ROBERT RUBIN vom Max-Planck-Institut für Psychiatrie in München durchgeführt. Er konnte zeigen, daß der Testosteronspiegel zwischen zwei und vier Uhr früh sein Maximum hat. Der Maximalspiegel kann das Zwei- oder Dreifache des Minimalspiegels betragen, der zwischen dreiundzwanzig Uhr und Mitternacht erreicht wird.

Das Ergebnis einer weiteren Studie, sie erfolgte am Montefiore Hospital in New York, deutet darauf hin, daß der Testosteronspiegel bis in den Vormittag hinein auf relativ hohem Niveau bleibt. Gegen elf Uhr vormittags setzt dann eine Abnahme ein, die bis in den späteren Nachmittag geht. Die Abnahme zwischen halb neun Uhr morgens und drei Uhr nachmittags beträgt mehr als vierzig Prozent.

Fast alle Vögel und die meisten Säugetiere treiben es bei Tages-

licht, und möglicherweise ist auch der Mensch für sexuelle Aktivität bei Tage programmiert. Nicht selten erwachen junge Männer morgens mit einer Erektion, die oft nicht durch den Füllungsdruck der Harnblase verursacht ist. Vielleicht ergeben Untersuchungen eines fernen Tages, daß die Natur uns damit sagen will, daß Sex am frühen Morgen, physiologisch betrachtet, am günstigsten ist. Traditionsgemäß ordnen wir unser Geschlechtsleben dem Terminkalender und den Forderungen des Alltags unter. Statt daß wir uns Zeit nehmen und uns die Mühe machen, zweimal am Tag die Kleider von uns zu werfen und ins Bett zu hüpfen, verlegen wir Sex auf die späten Abendstunden. Bis wir schließlich zur Sache kommen, sind Körper und Geist übermäßig erschöpft. Uns fehlt die Kraft, die Wonnen totaler, reiner Lust zu erleben, und so begnügen wir uns damit, eine Nummer zu schieben – wenn wir dazu noch fähig sind.

Die Entdeckung eines sehr kurzen Testosteronzyklus verdanken wir einer gründlichen Untersuchung von Dr. KEITH D. SMITH an der Universität von Texas. Im Rahmen eines Forschungsprogramms über Reproduktionsbiologie und -endokrinologie hatten vier Männer acht Stunden auf einer Couch zu liegen und sich zu entspannen, während Smith über eine in der Armvene fixierte Kanüle alle zwei Minuten eine kleine Blutprobe entnahm. Die Blutuntersuchung ergab bei allen vier Probanden starke Schwankungen des Testosteronspiegels, wobei die Zyklusdauer sehr unterschiedlich war: bei manchen nur vier Minuten, bei anderen eine Stunde.

Dieses Ergebnis ist mehr als merkwürdig. Es zeigt, wie wenig wir über Endokrinologie wissen und wieviel wir noch über diese junge Wissenschaft allgemein und über das männliche Hormon im besonderen herausfinden müssen. Wir wissen nicht, ob diese Schwankungen irgendeine physiologische oder psychologische Bedeutung haben. Eines ist allerdings klar: Wir können den Testosteronspiegel eines Mannes nicht anhand einer beliebigen Untersuchung verläßlich beurteilen. Je nachdem, zu welchem Zeitpunkt des Minutenzyklus eine Blutprobe entnommen wird, kann sie eine sehr niedrige oder sehr hohe Hormonbildung anzeigen, auch wenn der Untersuchte innerhalb von vierundzwanzig Stunden eine gänzlich normale Hormonmenge produziert. Nichtsdestotrotz untersuchen praktisch alle Ärzte, um den Testosteronspiegel zu bestimmen, nur eine einzige Blutprobe. Außer bei ausgeprägtem Hormonmangel oder Überschuß sind derartige Tests wenig aussagefähig.

Nehmen wir als Beispiel zwei Männer, bei denen die gleichen detaillierten Tests durchgeführt werden. Barry ist gut gebaut und hat einen kräftigen Haarwuchs an Brust und Beinen. Seine Stimme ist tief, sein Gebaren männlich. Paul ist größer als Barry, aber schlank und drahtig. Bis auf die Schamregion und die Achseln ist sein Körper unbehaart. Mehrere Tests ergeben jedoch, daß die Testosteronbildungsrate bei Paul größer ist als bei Barry!

ROGER WILLIAMS führt dies auf eine »biomedizinische Individualität« zurück. In seinem Buch, das den gleichen Titel trägt, erklärt Williams, daß der Normbereich für das Hodengewicht zwischen 10 und 45 Gramm liegt. (Atrophische Hoden wiegen unter Umständen nur ein halbes Gramm.) Eine logische Folgerung wäre, daß größere Hoden mehr Leydig-Zellen enthalten und deshalb mehr Testosteron bilden. Und das scheint der Fall zu sein. Nach Williams' Untersuchungen beträgt der Normbereich der Testosteron-Tagesproduktion bei gesunden Männern 20 IU bis 225 IU (= internationale Einheit).

Infolge seiner biochemischen Individualität mag Barrys Organismus mit etwa 100 IU voll leistungsfähig sein. Dagegen ist Paul vielleicht ein schlechter Testosteronverwerter. Vielleicht sind seine Endorgane weniger ansprechbar, das heißt, die hormonbedürftigen Gewebe reagieren träger, als sie sollten. Obwohl er vielleicht täglich 175 IU oder mehr Hormon produziert, geht viel davon verloren. Eine weitere Möglichkeit wäre, daß er das bereits erwähnte Sexualhormonbindende Globulin im Übermaß bildet. Er kann dann noch soviel Testosteron ausschütten, dieses wird in großem Umfang durch SHBG gebunden und steht somit dem Organismus nicht zur Verfügung.

Und noch eine Möglichkeit: Pauls Hoden könnten mehr Östrogen sezernieren als Barrys. Nicht nur die Testosteronbildung, sondern auch die Östrogenbildung gesunder Männer kann interindividuell sehr unterschiedlich sein. Entsprechend der Sexualhormonbildung nahm Williams eine Einteilung in neun Gruppen vor: »Setzt man die Androgenbildung (alle männlichen Hormone einschließlich Testosteron) an die erste, die Östrogenbildung an die zweite Stelle, dann ergeben sich folgende Gruppen: (1) niedrig-niedrig, (2) niedrig-mittel, (3) niedrig-hoch, (4) mittel-niedrig, (5) mittel-mittel, (6) mittel-hoch, (7) hoch-niedrig, (8) hoch-mittel, (9) hoch-hoch.«

Nach dieser Einteilung wäre Barry der Gruppe mittel-niedrig und Paul der Gruppe hoch-hoch zuzuordnen. Bedenken Sie, daß Östrogen in gewissem Sinn ein Gegenspieler des Testosterons ist, da es mit diesem um Trägerproteine und um Enzyme konkurriert, die es in die biologisch aktive Form umwandeln, und daß es sogar dem Hypothalamus weismachen kann, den Befehl zur Testosteronbildung zu stornieren.

In welche der neun Gruppen passen nun Sie hinein? Falls Ihre Hoden nicht ausgeprägt überaktiv oder träge sind, kann eine einfache Untersuchung des Urin- oder Bluttestosteronspiegels diese Frage nicht beantworten. Leider führen nur wenige Ärzte raffiniertere Analysen durch. Wenn also der Arzt seinem Patienten versichert, daß der Testosteronspiegel völlig in Ordnung sei, kann er ihn ungewollt falsch informieren.

Bevor ein zuverlässiges Urteil abgegeben werden kann, ist mindestens ein weiterer Test erforderlich. Wiederholt wurde gesagt, daß die Hoden durch zwei Hormone aus der Hypophyse stimuliert werden müssen, um Spermien und Testosteron bilden zu können. Die Bestimmung dieser beiden Hypophysenhormone (ICSH und FSH) kann für den Arzt sehr aufschlußreich sein.

Ist die Konzentration dieser Hormone erhöht, dann weiß der Arzt, daß der Testosteronspiegel im Blut zu niedrig ist, um die Hypophyse zu veranlassen, ihre Hormonausschüttung zu bremsen. Wenn hingegen im Blut keine Hypophysenhormone nachweisbar sind, stehen die Chancen gut, daß genügend Testosteron vorhanden ist, um den Bedarf zu decken und die Gonadotropinsekretion aus der Hypophyse abzustellen.

Jedoch ist sogar dieser Test nicht unfehlbar. Eine kranke Hypophyse kann überaktiv oder inaktiv werden. Abgesehen von dieser seltenen Möglichkeit ist der Test jedoch verläßlich, denn die Gonadotropinsekretion der Hypophyse hängt vom Testosteronbedarf, dem Zyklus und seinen Variationen beim einzelnen ab. Wie die Testosteronbestimmungen sollte auch der Hypophysengonadotropintest mehrmals durchgeführt werden, um die zyklischen Schwankungen berücksichtigen zu können. Nur so läßt sich zuverlässig feststellen, ob Sie an einem Testosteronmangel leiden oder nicht.

9

Älter werden

Tagtäglich erreichen einige tausend Männer in Europa das sechzigste Lebensjahr. Dieser Geburtstag wird oft keineswegs freudig gefeiert. Geburtstage machen uns die Physiologie des Alterns bewußt, den stufenweisen körperlichen Abbau im Laufe der Jahre, der bis vor kurzem unser aller unausweichliches Schicksal zu sein schien. Inzwischen haben die Gerontologen begonnen, das Altern weniger als natürlichen Vorgang zu werten, sondern vielmehr als eine Krankheit – vielleicht mehrere Krankheiten. Was die Ursachen des Alterns angeht, wurden sowohl auf der Zellebene als auch auf der Ebene des gesamten Organismus bedeutende Erkenntnisse gewonnen. Weltweit behandeln die Pioniere der Altersforschung heute alte Männer und Frauen – oftmals erstaunlich erfolgreich – mit Methoden, von denen wir vor zehn Jahren noch nicht zu träumen gewagt hätten. Im Testosteron verfügt der Gerontologe über eine der schlagkräftigsten Waffen gegen das Altern von Männern.

Normalerweise beginnt der unaufhaltsame Verfall des Körpers nach dem sechsundzwanzigsten Lebensjahr:

O Zwischen fünfunddreißig und achtzig Jahren nimmt die körperliche Leistungsfähigkeit um nahezu sechs Prozent ab.
O Bis zum Alter von fünfundsiebzig Jahren hat das Gehirngewicht um vierundvierzig Prozent abgenommen, und die Gehirndurchblutung ist um zwanzig Prozent geringer als bei jungen Erwachsenen.
O Das Herzminutenvolumen sinkt um dreißig Prozent.
O Die Anzahl der Nervenbahnen, die für die Reaktion auf Reize zuständig sind, nimmt um fünfunddreißig bis vierzig Prozent ab.
O Die Geschmacksknospen bilden sich zurück, ihre Zahl bei alten Menschen beträgt nur ein Drittel der bei jungen.

○ Die Fähigkeit der Sauerstoffverwertung ist nur noch etwa halb so groß wie in der Jugend.
○ Das Herz muß mehr arbeiten, um das Blut im Körper zu transportieren.
○ Die Reaktionszeit und die Entscheidungsfindung dauern länger.
○ Die Atemfunktion, die Sauerstoffmenge, die von den Lungen verarbeitet werden kann, nimmt um vierzig Prozent ab.
○ Zwischen fünfunddreißig und achtzig Jahren nimmt die Menge des von den Nieren filtrierten Blutplasmas um fünfundfünfzig Prozent ab. Infolgedessen brauchen die Nieren deutlich mehr Zeit, um ihrer Aufgabe gerecht zu werden.
○ Die Hormonausschüttung nimmt ab.

Mit den Worten des Gerontologen NATHAN SHOCK: »Ein entscheidendes Merkmal des Alterns ist die Abnahme der Reservekapazitäten des Körpers – der Fähigkeit, nach einer Störung des physiologischen Gleichgewichts rasch zum Ausgangswert zurückzukehren.«

Hinzu kommen noch zahllose Beschwerden und Schmerzen, Befindensstörungen und Unannehmlichkeiten des Alterns – zunehmende Schwerhörigkeit und das Nachlassen der Sehkraft, Inkontinenzprobleme und Schwierigkeiten, Wasser zu lassen, die trockene, faltige Haut, die Abnahme des Muskelvolumens und der Muskelkraft, steife und geschwollene Gelenke.

Auch sexuelle Veränderungen treten ein. Sie werden manchmal als männliche Menopause bezeichnet, ein biologisch absurder Versuch, die Geschlechter über einen Kamm zu scheren.

Die Veränderungen, die bei manchen Männern mit dem Alter auftreten und oft als männliches Klimakterium gelten, machen nur einer Minderheit von schätzungsweise fünfzehn bis fünfunddreißig Prozent zu schaffen. Unter entsprechenden Beschwerden leiden gewöhnlich Männer zwischen achtundvierzig und sechzig Jahren, sie sind also etwas später betroffen als Frauen. Die Verteilung der klimakterischen Beschwerden nach Altersgruppen betrifft bei den achtundvierzig- bis achtundfünfzigjährigen Männern ungefähr zwanzig Prozent und bei den achtundfünfzig- bis achtundsechzigjährigen etwa dreißig bis fünfunddreißig Prozent.

Zu den ersten Anzeichen des nahenden männlichen Klimakteriums gehören unter anderem Veränderungen der Denkweise und der Einstellung. Ein früher sehr entscheidungsfreudiger Mann beginnt vielleicht, die kleinsten Probleme hin und her zu wälzen und zu zögern, anstatt Stellung zu beziehen. Vielleicht mangelt es ihm an Selbstbewußtsein, oder er reagiert in Situationen unsicher, die er in früheren Jahren vollkommen im Griff hatte. Selbst wenn er weiß, daß er eine gute Idee hat, fehlt ihm oft die Überzeugungskraft, um sie durchzusetzen. Freilich kommen ihm die guten Ideen seltener – und er wird überzeugt sein, daß seine geistige Regsamkeit nachläßt. Das gleiche gilt für seine körperlichen Kräfte. Es beunruhigt ihn, daß sein Herz jetzt manchmal unregelmäßig schlägt. Er leidet unter Schwindelanfällen und Hitzewallungen, die ihn manchmal nachts wachhalten. Kein Wunder, daß er reizbar ist und der Umgang mit ihm problematisch. Obwohl er es weiß, steht er diesen Veränderungen hilflos gegenüber.

Die wichtigsten Änderungen in seinem Leben sind sexueller Natur, und es ist sehr wohl denkbar, daß sie für einige der anderen verantwortlich sind. Der Durchschnittsmann ist nach dem fünfzigsten Lebensjahr sexuell weniger aktiv als vorher. Während er im dritten Jahrzehnt vielleicht zweimal täglich einen Orgasmus hatte, begnügt er sich jetzt mit zweimal pro Woche.

Die Sexualforscher MASTERS und JOHNSON berichten über eine Befragung von 212 über fünfzigjährigen Männern, diese hätten »beobachtet, daß es nach einer Ejakulation zwölf bis vierundzwanzig Stunden dauerte, bis sie wieder eine Erektion bekamen«. Dreißig Jahre vorher konnten diese Männer vermutlich kurz nach dem Ejakulieren bereits eine erneute Erektion bekommen. Bei manchen jungen Männern bleibt der Penis sogar zwischen zwei Orgasmen erigiert.

Ältere Männer machen außerdem die Erfahrung, daß es oft länger dauert, bis ihr Glied steif wird. Das Vorspiel braucht nun oft fünfzehn Minuten oder länger, manchmal ist eine Stimulation der Genitalien durch rasche Friktionen erforderlich, um den Penis für den Koitus bereit zu machen.

Die Orgasmusdauer kann kürzer sein – zwei bis vier Sekunden bei Männern über fünfzig gegenüber vier bis acht Sekunden bei

jüngeren. Die Ejakulatmenge beträgt in der Regel etwa zwei Kubikzentimeter, während Männer unter vierzig Jahren etwa fünf Kubikzentimeter Samenflüssigkeit ejakulieren.

Eine naheliegende Erklärung für einige dieser Veränderungen
scheint bislang, wenn überhaupt, nur wenig berücksichtigt worden
zu sein: Nach fünfunddreißig oder vierzig Jahren der Orgasmen
finden manche Männer Sex schlicht ein bißchen langweilig. (Bei
manchen Frauen kommt es noch viel früher zu einer ähnlichen
Einstellung.) Anders als Essen und Schlafen ist Sex kein lebensnot-
wendiger biologischer Trieb. Sogar sexuell besonders aktiven Männern wird Sex völlig gleichgültig, wenn irgendwelche anderen Inter-
essen sie gerade sehr beschäftigen. Furcht, Hunger, Depression,
Müdigkeit, starke Konzentration oder Neugier – dies sind nur ein
paar Faktoren, die den Sexualtrieb dämpfen oder unterdrücken
können.

Oft hat ein Mann in den Fünfzigern den Kopf voll mit drängenden Problemen und Fragen, nicht zuletzt beschäftigt ihn der Gedanke an die Endlichkeit seines Lebens. Mit diesen Ablenkungen
kann die angenehme, aber längst vertraute Wahrnehmung eines anderen und des eigenen nackten Körpers einfach nicht konkurrieren.
Dazu meint der Psychiater und Gerontologe ROBERT N. BUT-
LER: »Die häufigsten Ursachen eines verminderten Sexualtriebes
sind Depressionen, Angstzustände, Ärger, Angst vor dem Versagen,
Langeweile, Furcht vor einem Herzinfarkt, also lauter Ablenkungen
auf der psychischen Ebene.« Dieser Aufzählung fügt Butler nur vier
körperliche Ursachen eines Libidoverlusts hinzu: Medikamente,
schlechte körperliche Verfassung, starkes Übergewicht und Diabetes.

Abgesehen von diesen körperlichen Faktoren wäre die mit dem
Alter abnehmende sexuelle Aktivität, zumindest bei oberflächlicher
Betrachtung, das Resultat einer Beschäftigung mit negativen Gedan-
ken. Und dies wiederum ist ein weiteres Symptom des Alterns.

Vor mehr als 25 Jahren haben ein paar wenige fortschrittliche
Ärzte damit angefangen, ihre alternden Patienten mit Testosteron zu
behandeln. Ursprünglich war das eigentliche Ziel, die sexuelle Funktion wiederherzustellen. Wurde das Hormon in der richtigen Dosierung über einen längeren Zeitraum gegeben, dann vermochte es al-

lerdings viel mehr, so die Praktiker, da es bei den alten Patienten viele der körperlichen und psychischen Funktionen wiederherstellte, wie sie für junge Männer und Männer im mittleren Alter charakteristisch sind.

Einer der Mediziner, die schon sehr früh Testosteron bei alternden Männern therapeutisch einsetzten, ist Dr. THOMAS REITER in Berlin. In der Verbandszeitschrift der Amerikanischen Geriatrischen Gesellschaft berichtete Reiter über die Erfahrungen mit Testosteronimplantaten bei 240 älteren Männern. Ein sechzigjähriger Patient, der ihn konsultierte, gab an, seit zwei Jahren völlig impotent zu sein. Er litt an einer schweren Depression und war vor allem beunruhigt, weil er nachts nicht durchschlafen konnte und häufig aufstehen mußte, um die Blase zu leeren. Reiter verschrieb ihm Testosteron. Nach dreimonatiger Behandlung hatte sich die sexuelle Potenz des Mannes normalisiert. Reiter wörtlich: »Depression und Antriebslosigkeit wichen frischem Schwung und neuem Tatendurst.«

Reiter beschrieb einen weiteren typischen Fall: »A. P., 69 Jahre, suchte mich wegen Impotenz, Depressionen und Konzentrationsstörungen auf. Die Aufgabe einer schweren, verantwortungsvollen Berufstätigkeit erschien notwendig und belastete den Patienten psychisch stark. Er hatte ausgeprägte Beschwerden beim Wasserlassen. Der Patient erhielt regelmäßig Hormongaben, deren Dosierung allmählich gesteigert wurde. Neun Jahre nach Beginn der Behandlung, schrieb Reiter, »war die Potenz des Patienten noch zufriedenstellend. Er leitet persönlich seine Firma und trägt die schwere Verantwortung allein. Heute, im Alter von siebenundsiebzig Jahren, ist er ein glücklicher, fröhlicher Mann, der nicht daran denkt, sich zurückzuziehen.«

Die Bewertungsskala, mit der Reiter die Besserung seiner Patienten kontrolliert, enthält Faktoren wie Impotenz, Depression und Probleme beim Urinieren. Hinsichtlich der Impotenz werden die Patienten zwischen den Werten 12 und 0 klassifiziert, wobei eine mindestens zwei Jahre bestehende vollständige Impotenz den Wert 12 erhält. Die mutmaßliche Potenz des Mannes mit fünfundzwanzig Jahren wird mit 0 angesetzt. Ganz ähnlich wird die Depression beurteilt – normal mit 0 und schwerste neurotische Störungen mit 8. Die Skala der Blasenentleerungsstörung bewertet extrem häufige

Entleerungen und Harndrang und mindestens drei Entleerungen nachts mit 6. Die jugendliche Norm wird wiederum mit 0 angegeben.

Jeden seiner 240 Patienten bewertete Reiter vor der Testosterontherapie sowie zwei Monate und vier Monate nach Beginn der Behandlung. In manchen Fällen war der Erfolg sehr gering oder nicht erkennbar. In anderen trat eine dramatische Besserung ein, insbesondere unter höheren Dosen. Bei einem Zweiundfünfzigjährigen, der zunächst mit 12-8-5 klassifiziert war – also totale Impotenz, schwere Depression und schwer gestörte Blasenfunktion –, besserten sich die Werte innerhalb vier Monaten zu 5-3-2. Sein sexuelles Verhalten glich nun dem eines Mittdreißigers, er war nicht depressiver als der Durchschnitt, und seine Blasenfunktion normalisierte sich nahezu vollständig.

Bei einem 65jährigen sanken die entsprechenden Werte von 12-7-5 auf 5-5-3, die eines erst vierzigjährigen Patienten gingen von ursprünglich 10-6-2 auf 4-3-1 zurück. Ein dreiundsechzigjähriger Major hatte auf der Potenzskala erst zwölf und dann nur sieben Punkte.

In manchen Fällen besserte sich die Wertung auf der Potenzskala, aber die Depression blieb bestehen. Bei anderen waren die Ergebnisse gerade umgekehrt. Reiter konnte nicht voraussagen, welche Patienten wie und in welchem Umfang von der Behandlung profitieren würden. Doch lassen seine umfangreichen Tabellen und Grafiken keinen Zweifel daran, daß eine Behandlung mit Androgenen bei einer signifikanten Anzahl älterer Männer zumindest einige Symptome des Alterns zum Stillstand bringt oder rückgängig macht.

Auch der New Yorker Endokrinologe Dr. HERBERT KUPPERMAN behandelt seit vielen Jahren männliche Patienten mit Testosteron. Er resümiert:

»Gewöhnlich tritt innerhalb von sechs Wochen eine Besserung ein. Es kommt zu einer Wiederkehr der Potenz (sexuelle Leistungsfähigkeit), einer Besserung der depressiven Verstimmung und ganz allgemein zu einer Milderung der Symptomatik des männlichen Klimakteriums.
Wenn ein Patient gut anspricht, ersetze ich nach etwa zwei

Monaten das Hormon durch Placebo-Injektionen, die der Patient noch ein paar Monate lang erhält. Verschlechtert sich der Zustand des Patienten unter Placebo, dann habe ich einen erneuten Beweis, daß die vorherige Behandlung tatsächlich wirksam war, und kann dem Patienten wieder das echte Medikament verabreichen.«

Auch Dr. ROBERT GREENBLATT, ein niedergelassener Arzt, wendet den Placebo-Test an. In allen Fällen suchten seine Patienten ihn nach wenigen Tagen oder einer Woche der Placebo-Behandlung auf und klagten:»Irgendwas stimmt nicht, Herr Doktor, das Medikament wirkt nicht mehr.«

Bereits 1932 behandelte Dr. MILEY B. WESSON, San Francisco, Patienten mit Testosteron. Er machte die Erfahrung, daß»eine Langzeitbehandlung mit Testosteron in entsprechender Dosierung zu einer verblüffenden, oft an Wunder grenzenden Besserung des Muskeltonus und einem allgemeinen Gefühl des Wohlbefindens führt. Es kann wie ein Stärkungsmittel wirken, indem es alte Männer ›verjüngt‹ und jüngere Männer sexuell potenter macht.« Hier ein Beispiel aus Wessons Sammlung von Fallgeschichten:

»Nach dem Zweiten Weltkrieg wurde mir ein pensionierter einundsechzigjähriger Vizeadmiral überwiesen, der unbedingt eine bildhübsche, achtundzwanzigjährige Navy-Krankenschwester heiraten wollte. Er hatte mehrere Jahre enthaltsam gelebt und war völlig impotent. Seiner Braut hatte er seinen Zustand offenbart, und sie mochte ihn so gern, daß sie sich bereit erklärte, eine Josefsehe mit ihm zu führen. Seine Anwältin, Richterin am Obersten Gerichtshof, die ihn zu mir geschickt hatte, hörte das Konsultationsgespräch mit. Ich riet dem Patienten zu einer Therapie mit zwei wöchentlichen intramuskulären Injektionen von je 50 Milligramm Testosteron. Dieses Behandlungsschema wurde einige Zeit mit Testosteron durchgeführt, das die Navy-Apotheke unentgeltlich zur Verfügung stellte. Kürzlich besuchte er mich, um mir seine Familie vorzustellen. Das Paar hat inzwischen drei Kinder zwischen sechs und zehn Jahren. (Seine Frau erzählte mir, daß sie grundsätzlich zur Verhütung ein Diaphragma benutze, ihre Familie sei groß genug.) Übrigens hat mein Pa-

tient keine einzige Falte im Gesicht und betreibt mit Erfolg
eine einträgliche Versicherungsagentur.«

Das männliche Klimakterium besteht nicht bloß aus einer Reihe von
Symptomen wie den erwähnten. Es ist, wie Dr. KUPPERMAN formuliert,»die Phase im Leben des Mannes, in der die Funktion der
Keimdrüsen abnimmt, bis sie schließlich ganz erlischt«.
Viele der physischen, sexuellen und psychischen Probleme des Klimakteriums
dürften durch diese eine zentrale Tatsache – die abnehmende Hodenfunktion – bedingt sein.

Männer zwischen zweiundsiebzig und neunzig Jahren bilden nur
noch zweiundvierzig Prozent der Testosteronmenge, die sie im Alter
zwischen dreiundzwanzig und neununddreißig Jahren hatten. Und
die Forscher sind sich nicht sicher, ob diese geringere Menge überhaupt vollständig verwertet wird. In den vergangenen Jahren haben
Wissenschaftler intensiv geforscht, um dahinterzukommen, warum
bei alternden Männern der Testosteronspiegel sinkt.

Wie wir bei der Achse Hypothalamus-Hypophyse-Keimdrüsen
festgestellt haben, laufen die endokrinen Funktionen des Körpers
zyklisch ab, wobei der Wirkspiegel des einen Hormons den eines
anderen und dieser wiederum den eines dritten beeinflußt, das
schließlich die Sekretion des ersten Hormons reguliert. Irgendwann
ändert sich etwas in diesem Regelkreis und verursacht eine kaum
merkliche kontinuierliche Abnahme der Testosteronbildung. Die
Wissenschaftler wollen herausfinden, an welcher Stelle des Regelme-
chanismus sie ansetzen müssen, welche »primäre Ursache« die
Funktionstüchtigkeit der Hoden allmählich einschränkt. Derzeit
muß der Ausgangspunkt subjektiv sein und sich mehr auf Hypothe-
sen denn auf Beweise stützen.

Eine solche Ursache könnte zum Beispiel in der Blutversorgung
der Hoden zu finden sein. Seit den sechziger Jahre häufen sich die
Publikationen über Todesfälle durch Arteriosklerose und andere
Gefäßkrankheiten und haben uns bewußtgemacht, wie stark verbreitet diese Leiden sind. Bei einer Arteriosklerose werden die normalerweise glattwandigen, elastischen Blutgefäße brüchig. Die Innen-
wand verdickt sich, und bei der Atherosklerose, einer besonderen
Form der Arteriosklerose, heften sich fettähnliche Klümpchen

an die Gefäßwand an, verengen die lichte Weite des Gefäßes und schränken dadurch die Durchblutung ein. Um diese Klümpchen, sogenannte Plaques, stockt manchmal das Blut und bildet ein Gerinnsel, das die Ader vollständig blockiert. Medizinisch spricht man dann von einem Thrombus bzw. von einer Thromboembolie. Entwickelt sich der (eventuell verschleppte) Thrombus oder Blutpfropf in einem Gefäß, das nährstoffreiches Blut zum Herzen transportiert, kommt es zu einer Koronarthrombose, einer Verstopfung der Herzkranzgefäße, oder zu einem möglicherweise tödlichen Herzinfarkt. Im Gehirn verursacht die Gefäßblockierung einen Schlaganfall.

Solange die Gefäße nur teilweise blockiert sind, verursachen sie keine Schmerzen und bleiben oft unentdeckt. Tatsächlich besteht bei den meisten Erwachsenen unzweifelhaft eine geringgradige oder mäßig ausgeprägte Arteriosklerose. Zwei Studien an jungen Soldaten, die im Zweiten Weltkrieg getötet wurden, ergaben bei einer erheblichen Zahl eine fortgeschrittene Arteriosklerose – wohlgemerkt bei Achtzehn- bis Zweiundzwanzigjährigen!

Die Arteriosklerose kann viele oder alle Blutgefäße des Körpers erfassen. Das betrifft auch die Blutgefäße in den Hoden. Eine verminderte Durchblutung bedeutet aber, daß die Gewebezellen weniger Sauerstoff und weniger Nährstoffe erhalten. Dadurch sterben etliche Zellen ab. Die überlebenden sind weniger gesund als normale Zellen. Wenn die Blutzufuhr zu einem bestimmten Areal im Herzen blockiert ist, stirbt das unterernährte Muskelgewebe, und das Herz bricht entweder zusammen oder muß mit eingeschränkter Funktion weiterarbeiten. Ist die Blutzufuhr zum Gehirn blockiert, dann sterben im betroffenen Bereich die Hirnzellen infolge Sauerstoffmangels, was zu irreparablen Schäden bis hin zum Tode führt. Logischerweise kann eine Verengung der Blutgefäße, die das Hodengewebe ernähren, in späteren Jahren zu einer Mangelfunktion führen.

Tatsächlich spricht einiges für diese Hypothese. Im Alter schrumpfen die Hoden, ein Teil der Gewebezellen einschließlich der Leydig-Zellen stirbt ab. Nur die dicht an den größeren Gefäßen und den Kapillaren gelegenen Zellen überleben. Die Hodenabschnitte mit den größten Zellverlusten sind am stärksten von der Mangeldurchblutung betroffen. In dem Maß, wie die interstitiellen und samenbildenden Zellen absterben, nimmt die Bildung von Sper-

mien und Testosteron ab. Diese Verschlechterung betrifft aber nicht
den kräftig durchbluteten Hypothalamus und Hirnanhang. Die
Hirnanhangsdrüse schickt weiterhin Gonadotropine, nämlich ICSH
und FSH, zu den Hoden. Und die verbliebenen Hodenzellen tun
ihr Möglichstes, um den Instruktionen aus dem Hirn zu folgen. Es
sind bloß zu wenige vorhanden.

Wenn wir uns einige der bisher erläuterten Fakten vor Augen halten, können wir ziemlich sicher die nächste Stufe der Funktionsminderung voraussagen. Während die Testosteronbildung abnimmt, ist
dies bei dem Sexualhormon bindenden Globulin (SHBG) nicht der
Fall. Einige Wissenschaftler behaupten sogar, daß die SHBG-Bildung im Alter zunimmt. Dies mag richtig oder falsch sein, die Folgen sind immer gleich: Praktisch das gesamte bißchen Testosteron,
das noch im Körper des alternden Mannes gebildet wird, wird an
das Globulin gebunden, so daß kein freies Testosteron im Blut ver-
bleibt, das zu den Geschlechtsorganen gelangen und seinen Zweck
erfüllen könnte. Dagegen wird Östrogen weniger leicht an SHBG
gebunden, so daß der Östrogenspiegel des Blutes weiter ansteigt.
Anstelle des fehlenden Testosterons wird nun das weibliche Hormon absorbiert, und das führt zur Feminisierung oder Verweiblichung.

Die Ärzte sind offenbar einhellig der Auffassung, daß Testosteron
bei Männern, die in ihren Hoden keine ausreichenden Mengen des
Hormons bilden können (zum Beispiel Männer mit Hypogonadismus), von hohem therapeutischem Wert sein kann. Dabei spielt
keine Rolle, ob diese Männer fünfzehn, fünfzig oder siebzig Jahre
alt sind. Bei Männern, die an klimakterischen Symptomen leiden,
läßt sich freilich nicht immer ein eindeutiger Testosteronmangel belegen. Ich erklärte bereits, daß Hormone äußerst wirksame Substanzen mit weitreichenden Wirkungen im gesamten Organismus sind,
und die meisten Ärzte sind nicht bereit, ein Hormon, das nicht
wirklich ersetzt werden muß, zur Substitution zu verschreiben.

Natürlich ist diese Einstellung als allgemeine Regel für die Verordnung von Medikamenten anerkennenswert. Immer noch werden
hierzulande viel zu viele Arzneimittel viel zu leichtherzig verschrieben. Hinsichtlich einer Therapie mit Testosteron ergeben sich allerdings folgende Fragen:

1. Wurde im Blut und im Urin des Patienten nicht nur der Testosteronspiegel, sondern auch die Konzentration der Hypophysengonadotropine bestimmt? Ohne die Analyse der Hypophysenhormone gibt es keine Gewißheit, daß die Testosteronwerte verläßlich sind, was immer die Blut- und Urintests ergaben.
2. Wurden die Tests mehrere Male wiederholt, um zyklische
   Schwankungen zu berücksichtigen?
3. Gibt es Gründe, kein Testosteron zu verschreiben, zum Beispiel,
   weil der Patient an einem Prostatakarzinom leidet? Mit Ausnahme des Risikos, daß ein bereits bestehendes Prostatakarzinom
   durch Testosteron aktiviert werden könnte, sehen die Ärzte in
   dem Hormon eine relativ harmlose Substanz, die bei einem
   Überschuß im Körper abgebaut und mit dem Urin ausgeschieden
   wird. Im Gegensatz zu anderen Hormonen (beispielsweise Insulin) erfüllt Testosteron seine Aufgabe, den Körper zu virilisieren,
   schon in geringsten Mengen, ist aber bei Männern in etwas
   höherer Dosis nicht schädlich.
4. Manchmal lassen sich die Symptome des Alterns durch das
   männliche Hormon selbst dann mildern, wenn die Untersuchungen keinen Testosteronmangel ergeben. Forscher von der Staatlichen Psychiatrischen Klinik in Worcester, Massachusetts, haben
   über entsprechende Erfahrungen berichtet. Sie konnten acht alte
   Patienten durch hoch dosierte Testosterongaben von ihren Depressionen befreien, obwohl diese Patienten keinen eindeutigen
   Hormonmangel aufwiesen.

Der erste Schritt in der Behandlung sexueller Funktionsstörungen
und anderer Symptome klimakterischer älterer Männer besteht darin, ernste Erkrankungen, wie Diabetes, Herzleiden, schwere Arteriosklerose, unter anderem durch eine sehr gründliche körperliche
Untersuchung auszuschließen. Die Früherkennung und gezielte Behandlung dieser Krankheiten kann lebensrettend sein, und Testosteron ist hier fehl am Platz.
Ist jedoch ein klimakterischer Mann im Grunde gesund, sollte ruhig der Rat von Dr. C. ALVIN PAULSON befolgt werden. Er empfiehlt eine »probatorische Testosterontherapie«, das ist eine zweiwö-
chige versuchsweise Behandlung mit täglich einer Testosteroninjek-

tion. Im »*Handbuch der Endokrinologie*« von WILLIAMS schreibt Paulson: »Eine Woche nach dem Absetzen der Hormontherapie wird der Patient befragt, und der Test wird als positiv, das heißt Versagen der Leydig-Zellen, gewertet, wenn (1) die Besserung der ›klimakterischen‹ Symptome langsam, nämlich gegen Ende der ersten Woche einsetzte und wenn (2) nach dem Absetzen der Injektionen die Symptomatik allmählich wiederkehrte.« Also vereinfacht, der Versuch wird gemacht, und wenn er funktioniert, ist dies der Beweis, daß ein Mangel vorhanden war. Bedenkt man, daß Testosteron nicht extrem teuer ist, dann erscheint einem Paulsons »probatorische Testosterontherapie« als Inbegriff einer vernünftigen Lösung, vorausgesetzt, daß ein Prostatakarzinom zuvor ausgeschlossen wurde. Die Fachliteratur bestätigt weitestgehend, daß Männer mit reduzierter Keimdrüsenfunktion unter Testosterongaben eine eindeutige dramatische Besserung erfahren und daß ihnen diese Veränderung bewußt ist.

Der gestörte Regelkreis, der die klimakterischen Beschwerden verursacht, kann also durch Testosteronsubstitution wieder zur Norm geführt werden. Indes haben neuere Forschungen noch einen anderen Weg eröffnet, die normale Funktion wiederherzustellen.

Seit einigen Jahren ist bekannt, daß die Plazenta, über die der Fötus im Mutterleib ernährt wird, ein spezielles Hormon produziert, das menschliche Choriongonadotropin (HCG). Inzwischen ist es gelungen, HCG im Labor aus Schwangerenurin herzustellen, und es wurden zahlreiche Experimente mit der Substanz angestellt.

Dabei fand man heraus, daß HCG ähnlich funktionieren kann wie die Hypophysenhormone, die in den Hoden die Testosteronbildung anregen, das ICSH und FSH. Allerdings gibt es einen Unterschied: Das menschliche Choriongonadotropin (HCG) stimuliert die Funktion der Leydig-Zellen auch beim alten Mann, und das können die Hypophysenhormone nicht. Der belgische Endokrinologe R. RUBENS und seine Mitarbeiter berichteten 1974 im »*Journal of Clinical Endocrinology and Metabolism*«, daß die Stimulierung mit menschlichem Choriongonadotropin bei fünfundsechzigjährigen und noch älteren Männern einen Anstieg des Testosteronspiegels um fünfundachtzig Prozent auslöste. Im selben Jahr berichtete der italienische Endokrinologe Dr. C. MAZZI über noch eindrucksvollere Ergebnisse. Er beobachete bei jungen Männern unter hohen HCG-Dosen eine Zunahme der Testosteronbildung um hunderteinundzwanzig Prozent. Und bei sechs Männern zwischen zweiundsiebzig und neunzig Jahren betrug die Zunahme hundertzehn Prozent. Unter HCG bildeten sie Testosteron in Mengen, die für Zwanzig- bis Dreißigjährige normal sind.

Bei einem Zweiundsiebzigjährigen nahm die Testosteronbildung um hunderteinundzwanzig Prozent, bei einem Einundachtzigjährigen um hundertsiebenundfünfzig Prozent zu, und bei einem Zweiundachtzigjährigen besserte sie sich um hundertzehn Prozent. Der Testosteronspiegel des Neunzigjährigen stieg um beachtliche neunundsechzig Prozent.

Wie diese Wirkungen des HCG zustande kommen, ist noch nicht sicher geklärt. Möglicherweise stimuliert es die Bildung neuer Leydig- Zellen. Oder es aktiviert die restlichen alten Zellen zu vermehrter Hormonbildung. Vielleicht werden künftige Endokrinologen HCG einsetzen, um alternde Männer mit Testosteronmangelzuständen zu befähigen, die körpereigene Testosteronbildung wieder in Gang zu bringen, was sicher billiger und bequemer sein dürfte als ständige Termine beim Arzt wegen einer Testosteronsubstitutionstherapie.

Sicher ist die Hoffnung begründet, daß Gerontologen, Endokrinologen, Psychologen und Sexualwissenschaftler in absehbarer Zeit nachdrücklich dafür eintreten werden, daß kein gesunder Mann, sei er alt oder jung, verdammt sein soll, mit einem zu niedrigen Testosteronspiegel zu leben. Testosteron ist als Medikament genausowenig ein Wundermittel wie andere Hormone auch – etwa Adrenalin, Thyroxin, Insulin. Seine Aura ist nicht geheimnisvoller als die von Vitaminen und Spurenelementen. Es ist eine normale körpereigene Substanz, ein chemischer Baustein, der in den Körper gehört. Erstaunlich ist nicht die Tatsache, daß unter Zufuhr des fehlenden Hormons Vitalität, sexuelle Potenz, Tatkraft und Optimismus wiederkehren. Das Merkwürdige ist eher, daß alternden Männern bisher relativ selten vorgeschlagen wurde, sich einer Testosterontherapie zu unterziehen.

Für diese Zurückhaltung der Ärzte gibt es mehrere mögliche Erklärungen. Einerseits wirkt die Reaktion auf Brown-Séquard immer noch nach. Das ist verständlich, denn das männliche Sexualhormon geriet, wie Krebskuren und Megavitamine, durch Behauptungen und marktschreierisches Treiben von Quacksalbern in Mißkredit. Fast unvermeidlich werden ehrliche, seriöse Ärzte abgeschreckt, wenn radikale, unerwartete und unbegründete Behauptungen über ein neues Medikament oder Produkt aufgestellt werden. Sogar ein Mann vom Format des Charles Édouard Brown-Séquard wurde, als er mit seiner Keimdrüsentherapie an die akademische Öffentlichkeit ging, verspottet und denunziert, und es wundert nicht, wenn der Verkauf wunderwirkender Hormonelixiere für Männer in den ersten Jahrzehnten unseres Jahrhunderts zur Folge hatte, daß viele Ärzte am therapeutischen Wert des Testosterons zweifelten.

Während manche Ärzte Testosteron für kaum mehr als eine unwirksame Patentmedizin halten, fürchten andere eventuelle Nebenwirkungen, insbesondere das vor ein paar Jahren immer wieder diskutierte Risiko, daß Testosteron ein Prostatakarzinom verursachen könnte.

Diesen Punkt können wir nicht mit einer beiläufigen Bemerkung abtun, deswegen wird sich ein eigenes Kapitel des Problems ausführlich annehmen. An dieser Stelle soll nur wiederholt werden, was bereits mehrfach gesagt wurde: Testosteron verursacht keinen Krebs. Wenn bereits ein Krebs besteht, kann Testosteron sein Wachstum beschleunigen – sogar dies wird jedoch von manchen Forschern bezweifelt.

Daß Ärzte Testosteron, insbesondere bei alten Patienten, nicht öfter verschreiben, mag einen anderen Grund haben. Die Zurückhaltung könnte weniger medizinisch als vielmehr philosophisch begründet sein, nämlich damit, daß es natürlich ist, daß ein Mann altert, daß seine Körperfunktionen sich verlangsamen und sein Sexualleben erlahmt. Es gehört einfach zur unausweichlichen Endlichkeit des Lebens. »Warum wider die Natur kämpfen?« ist eine verbreitete Einstellung. »Die Weisheit des Alters ergibt sich daraus, daß man das Unvermeidliche mit leiser Resignation betrachtet, und nicht, indem man sich krampfhaft um Jugendlichkeit bemüht.«

Abgesehen davon, daß Angehörige der westlichen Zivilisation wahrscheinlich außerstande sein werden, diesen Weg ins Nirvana durch psychischen Selbstmord zu akzeptieren, hat diese Haltung

einen kolossalen Schwachpunkt. Viele Aspekte des Alterungspro-
zesses können durch Testosterongaben verlangsamt und, wie wir erfahren haben, sogar rückgängig gemacht werden. Wir lassen nicht
zu, daß ein Mann, nachdem er fünfzig oder sechzig Jahre alt geworden ist, von Krankheiten heimgesucht wird oder unter Mangelernährung leidet, wenn wir diese zu behandeln vermögen. Es ist höchste Zeit, daß Männern, die an einem Hormonmangel leiden, die
gleiche Fürsorge zuteil wird.

10

Muskelmasse aufbauen und erhalten

Edward R. war schon als Kind fettsüchtig. Jahrelang machten sich die Nachbarskinder einen Spaß daraus, Eddie zu hänseln. Und auch die Erwachsenen – Eltern, Sportlehrer, Schulschwester – ließen kein gutes Haar an ihm. Ein Lehrer beschimpfte ihn einmal als Schwein. Als Jugendlicher war Ed bereits ein Meister in Vermeidungsstrategien geworden. Er drohte, die Schule zu schmeißen, wenn seine Eltern nicht den Hausarzt überreden könnten, ihm ein Attest zu schreiben, das ihn vom Sportunterricht befreite. Er gehörte keinem Club oder Verein an und nahm an keiner Geselligkeit teil. Nach der Schule ging er immer sofort nach Hause, machte seine Hausaufgaben, aß sein Abendessen und hing bis zum Schlafengehen vor dem Fernseher. Nie hatte er ein Rendezvous mit einem Mädchen. Gelegentlich hatte er mit dem Gedanken gespielt, und wenn er (ein- oder zweimal im Monat) masturbierte, phantasierte er, mit einem Mädchen zusammenzusein. Tatsächlich aber mied er Mädchen aus Angst, abgewiesen zu werden.

Merkwürdigerweise konnte Ed keine Erklärung für seine Fettsucht finden. Allen taktlosen Bemerkungen über seinen Speck zum Trotz war er nicht verfressen. Tatsächlich war er einmal nach einer wochenlangen Hungerkur beinahe lebensbedrohlich unterernährt. Vorübergehend nahm er ab. Dann begann er wieder zu essen, kalorienreduziert, trainierte daneben mit Jogging und Liegestützen. Da er an extremer körperlicher Schwäche litt, konnte er jedoch nicht ausdauernd trainieren, was der Hausarzt als normale Begleiterscheinung des Heranwachsens bagatellisierte. Ed aber trieb sich bis an die

Grenzen der Belastbarkeit. Trotz dieser enormen Quälerei kehrte bald sein früheres Gewicht überwiegend in Form von Fett anstelle von Muskeln wieder.

Erst mit dreiunddreißig Jahren kam Ed endlich dahinter, warum er so fett war. Ken S. war extrem dünn und ebenso schwächlich. Aber niemand wirbelte ihm am Badestrand Sand ins Gesicht, denn er schämte sich viel zu sehr seiner klapperdürren Figur, als daß er gewagt hätte, sich in aller Öffentlichkeit in der Badehose zu präsentieren. Mit einundzwanzig Jahren hatte er schon ein hartes Bodybuildingprogramm absolviert, besaß eine ansehnliche Sammlung von Hanteln und Expandern und hatte literweise alle möglichen Präparate geschluckt, die eine Zunahme an Gewicht oder Muskelmasse oder beidem verhießen.

Nichts half, weder die Proteindrinks noch das tägliche anderthalbstündige Training bis zur Erschöpfung. Ken S. entschloß sich zu einer weiteren Investition: Er konsultierte einen Endokrinologen. Danach begann er, Muskeln anzusetzen.

Mit fünfundsechzig Jahren bekam George K. Probleme, die er sein Leben lang nie gekannt hatte: Er litt an einer zunehmenden Muskelschwäche. Schon als Junge war er stämmig und ausdauernd gewesen. In der Oberschule war er Kreisjugendmeister im Kugelstoßen gewesen, und für den Collegebesuch hatte er ein Football-Stipendium bekommen.

Im mittleren Alter war er unverändert fit. Jeden Tag ging er nach der Arbeit zum örtlichen CVJM, um eine Stunde lang zu joggen oder zu schwimmen, und ging anschließend flott zu Fuß nach Hause. Wenn seine Kräfte im Laufe der Jahre nachgelassen hatten, so war ihm dies jedenfalls entgangen.

Seit ein paar Jahren fiel ihm jedoch eine Veränderung auf. Er konnte nicht mehr so fest zupacken wie früher. Er konnte nicht mehr so ausdauernd oder so schnell laufen. Er litt aber nicht an Rheuma noch an irgendwelchen anderen altersbedingten Beschwerden oder Schmerzen. Seine Muskeln waren einfach weniger leistungsfähig. Sie ermüdeten rascher als je zuvor.

Eine weitere Veränderung fiel ihm auf. Nachts erwachte er häufig mit einem heftigen Harndrang. Zweimal war er nicht schnell genug aufgewacht – der Gedanke daran erfüllte ihn mit Abscheu. George K. konsultierte dann endlich einen Gerontologen, und drei Wochen später fühlte er sich kräftiger – zwar nicht wie Superman, aber ganz offenkundig kräftiger. Und das Blasenproblem war beseitigt.

Obwohl diese drei Männer ganz verschiedene Symptome aufwiesen, litten sie eigentlich alle drei am gleichen Problem – nämlich zu wenig Testosteron, um Muskelgewebe aufzubauen und zu erhalten. So wie ein Bauunternehmer Standardbaumaterial benötigt – also Stahl, Beton, Holz, Glas, Backsteine und dergleichen mehr –, so braucht auch die Natur bestimmte Baustoffe, um lebendes Gewebe aufzubauen. Es sind dies die Aminosäuren, von denen etwa 21 verschiedene in der Natur vorkommen.

Auch die Struktur der Pflanzen besteht aus Aminosäuren. Die Pflanzen absorbieren Stickstoff, Kohlenstoff, Wasserstoff und Sauerstoff und verwandeln sie mit Hilfe der Sonnenenergie in Aminosäuren. Ein sehr eleganter Trick. Die Pflanze baut ihre Gestalt buchstäblich aus der Luft auf. Zum Lohn wird sie gegessen.

So muß es sein, denn die meisten tierischen Lebewesen, darunter der Mensch, haben nicht die Fähigkeit entwickelt, die Aminosäuren, die ihr Körper als Baustoff benötigt, selbst zu bilden. Deswegen führen sie sich die Aminosäuren zu, indem sie Pflanzen verzehren, die diese bereits enthalten. Problematisch ist, daß keine Pflanze alle essentiellen Aminosäuren bildet. (Essentiell bedeutet, die Substanz ist lebensnotwendig; sie muß daher zugeführt werden, wenn der Körper sie nicht selbst zu bilden vermag.) Jede Pflanze ist auf ein Sortiment weniger Aminosäuren spezialisiert. Sojabohnen enthalten wohl die meisten essentiellen Aminosäuren, aber dennoch nicht das komplette Sortiment.

Es gibt zwei Lösungen. Entweder man ißt reichlich Obst und Gemüse und sorgt damit für ein umfassendes Angebot von Aminosäuren. Oder man verfüttert die Pflanzen an Tiere, zum Beispiel Rinder. Die in verschiedenen Kombinationen zum Aufbau des Pflanzenkörpers zusammengefügten Aminosäuren nennt man Proteine. Nachdem das Vieh die Pflanzen gefressen hat, zerlegt es die pflanzlichen Proteine in seinem Verdauungstrakt wieder in die einzelnen Aminosäuren. Diese werden durch das Blut an die Zellen herangeführt und dort wieder zu speziellen Eiweißkörpern zusammengefügt, wie sie die Zellen benötigen. Das Protein wird dann zu einem Bestandteil des tierischen Muskelgewebes, so daß der Mensch seinen Proteinbedarf auch decken kann, indem er Fleisch ißt. Fleisch hat den großen Vorteil, daß es die acht für Erwachsene essentiellen Aminosäuren liefert. Stünde einem Menschen einzig Fleisch als Proteinquelle zur Verfügung, könnte er überleben und gedeihen. Der menschliche Körper besteht zu fünfzehn bis zwanzig Prozent aus Protein. Davon entfällt etwa ein Drittel auf die Muskulatur und ein Fünftel auf Knorpel an den Gelenkflächen. Protein findet sich in jeder Zelle des Organismus. Es ist einer der Bestandteile von Enzymen, Hormonen und Körperflüssigkeiten. Der rote Blutfarbstoff, Hämoglobin, der den in der Lunge aufgenommenen Sauerstoff mit dem Blut durch den ganzen Körper transportiert, ist ein Protein. Auch die Antikörper, die eindringende Bakterien unschädlich machen, sind Proteine. Wolkenkratzer bestehen aus Stahlbeton, Autos aus Stahlblech, Menschen aus Protein.

Eine naheliegende Annahme ist, daß ein Mann oder eine Frau, die einfach keine Muskeln aufbauen können, an einem Aminosäuremangel leiden müssen. Das trifft aber oft nicht zu. Vor allem in den USA sind die Ernährungsexperten besorgt, weil die Bevölkerung eher zuviel als zuwenig tierisches Protein bekommt. Die Statistiken des Landwirtschaftsministeriums weisen aus, daß die Amerikaner doppelt soviel Protein futtern, wie sie für eine vernünftige Ernährung brauchen. Bereits 1974 verzehrte der Durchschnittsamerikaner 116 Pfund Rindfleisch im Jahr, das stellte gegenüber dem Verbrauch zwanzig Jahre zuvor eine Zunahme um siebenundachtzig Prozent dar. Viele Amerikaner essen täglich drei- bis viermal soviel Protein, wie der Körper verwerten kann. Auch in deutschsprachigen Ländern wird der Bedarf an tierischem Protein deutlich überschritten.

Den meisten Menschen ist nicht bewußt, daß Protein, wie Kohlenhydrate und Fette, ein Kalorienträger ist. Jedes Gramm Fett und ebenso jedes Gramm Protein liefert vier Kilokalorien Energie. Mehr noch, Protein ist ein sehr anpassungsfähiger Energielieferant. Ein Proteinüberangebot kann als Energiespender genutzt werden. Wird es nicht sofort benötigt, kann es auch als Glykogen oder als Fett gespeichert werden, und das heißt natürlich, daß zuviel Protein zur

Fettsucht beitragen kann. Die typische Ernährung eines Amerikaners enthält heute 58 Prozent mehr tierisches Eiweiß, als er für den Aufbau des Gewebes benötigt.

Es ist somit unwahrscheinlich, daß Männer wie Barry R., Ken S. und George K. an einem ernährungsbedingten Aminosäuremangel litten. Genauso wie man aus dem feinen Sand an einem Strand ohne Kalk und Zement kein Gramm Beton herstellen kann, sind freilich auch die Aminosäuren für den Aufbau von Muskelgewebe ohne Wert, sofern bestimmte zusätzliche Substanzen fehlen. Zu diesen sogenannten Kofaktoren zählen die Hormone. Auch der Organismus eines Ungeborenen wird zu einem großen Teil aus Aminosäuren aufgebaut, und auch dazu werden Hormone benötigt. Es sind dies sogenannte anabole Hormone, sie erst machen es möglich, daß die lebenden Zellen die Aminosäuren in menschliches Gewebe konvertieren. (Es gibt übrigens auch katabole Hormone, die lebendes Gewebe in seine Bestandteile zu zerlegen vermögen.) Im Fötus stimuliert ein Plazentahormon, beim Knaben gemeinsam mit dem Testosteron, das Wachstum durch Aufbau von Protein. In der Jugend gibt das Wachstumshormon der Hypophyse (STH, somatotropes Hormon) den Hauptanstoß für den Aufbau von Muskeln und Knochen. Ohne Schilddrüsenhormon, das für die Verstoffwechselung von STH und Aminosäuren in Zellgewebe zuständig ist, kann STH nicht wirkungsvoll funktionieren. Menschen, die an einer mangelhaften Funktion der Schilddrüse leiden, werden häufig fett, aber nicht muskulös.

Wie ich bereits im fünften Kapitel ausgeführt habe, ist das von der Bauchspeicheldrüse produzierte, stark anabol wirkende Hormon Insulin auch am Wachstum im Kindesalter beteiligt. Ohne Insulin kann das STH nicht funktionieren. Insulin wirkt aber nicht nur auf die Muskelzellen, sondern auch auf die Fettzellen anabolisch. Das erklärt, warum der Körper eines Kindes meist weiche, unscharfe Konturen hat, sind doch seine Muskelfasern reichlich mit Fettzellen durchsetzt.

Auch Androgene spielen beim kindlichen Wachstum eine gewisse Rolle. Bis zur Pubertät sezernieren die Nebennieren bei Knaben wie bei Mädchen schwache Androgene, die Vorstufen der 17-Ketosteroide (auch sie wurden bereits erwähnt). Um Muskelgewebe aufbauen zu können, sind Frauen zeit ihres Lebens darauf angewiesen, daß winzige Mengen dieser Substanzen und geringe Mengen von Androgenen aus ihren Ovarien sowie die schwach anabol wirkenden Östrogene sezerniert werden.

Frauen mit gesteigerter Androgensekretion der Nebennieren und/oder Eierstöcke oder Frauen, die in Wirklichkeit Pseudohermaphroditen mit verborgenen, Testosteron sezernierenden Hoden sind, können übrigens viel mehr Muskelmasse aufbauen als typische Frauen. Sie erbringen leicht sportliche Höchstleistungen. Dies hat in den vergangenen Jahren öfter zu Beschwerden wegen unlauteren Wettbewerbs seitens Rivalinnen geführt, die argumentieren, daß die Athletinnen mit einem höheren Testosteronspiegel ab einem bestimmten Wert nicht mehr vollständig weiblich, sondern vielleicht mehr männlich als weiblich seien – trotz weiblicher äußerer Genitalien. Das Olympische Komitee hat dieser Beschwerde stattgegeben und verlangt nun, daß die Sportlerinnen sich einem Test unterziehen, zum Nachweis, daß sie genetisch Frauen sind.

Der Test zur Bestimmung des Kerngeschlechts wurde bereits Ende der fünfziger Jahre entwickelt. Chromosomen sind bekanntlich die Gebilde, in denen sich die Gene, die Träger der Erbinformationen, aneinandergereiht finden. Sie wissen auch, daß Frauen normalerweise zwei X-Geschlechtschromosomen besitzen, Männer hingegen ein X- und ein Y-Chromosom haben. Wird eines der Geschlechtschromosomen entweder verdoppelt oder zerstört, dann kann sich aus der befruchteten und sich teilenden Eizelle kein echtes männliches oder weibliches Lebewesen entwickeln.

Die erste Leichtathletin, die auf Grund eines Chromosomentests von einem sportlichen Wettkampf ausgeschlossen wurde, war die einundzwanzigjährige polnische Sprinterin EWA KLOBUKOWSKA. Sie wurde 1967, als sie an Leichtathletikwettkämpfen in Rußland teilnehmen wollte, disqualifiziert, nachdem der Test ergeben hatte, daß sie einen für eine normale Frau erhöhten Testosteronspiegel hatte, weil sie entweder genetisch männlich war und verborgene Hoden hatte oder weil sie aus anderen Gründen (Doping?) zuviel männliches Hormon hatte.

Während Frauen hauptsächlich auf die schwach wirkenden Vorstufen der 17-Ketosteroide angewiesen bleiben, beginnen Jungen in

der Pubertät, Testosteron zu bilden. Die meisten anabol aktiven, ge-
webeaufbauenden Hormone wirken, indem sie die Anzahl der Zellen vermehren, doch Testosteron wirkt anders. Es vergrößert die bereits vorhandenen Zellen, und zwar tut es dies mit Hilfe von Protein, indem es dieses vornehmlich in Muskelgewebe und Gewebe
der männlichen Zeugungsorgane umwandelt. Wenn Testosteron
Aminosäuren bindet, sind diese nicht mehr als Energie, als Energie-
speicher oder für andere Zwecke verfügbar. Für diese Zwecke muß
der Körper dann auf Kohlenhydrate und Fette zurückgreifen. Das
bedeutet, daß ein normaler Jugendlicher, der nicht zuviel ißt, während der Adoleszenz seinen Babyspeck verbrennt und schlank und
muskulös ins Erwachsenenalter gelangt.

Leider klappt das nicht immer. Barry R. zum Beispiel war als Er-
wachsener genauso pummelig wie als Kind. Ein ganz einfacher,
preiswerter Test half, den Grund dafür herauszufinden.

Protein hat einen Stickstoffanteil von etwa 16 Prozent. Wenn
man sich eine Tabelle besorgt, in der der Eiweißgehalt von Lebensmitteln angegeben ist, kann man leicht den Stickstoffanteil der zugeführten Nahrung berechnen. Verwertet der Körper das Protein, um
Gewebe aufzubauen, dann wird er natürlich mit dem Urin wenig
Stickstoff ausscheiden. Nutzt er aber das Nahrungsprotein nicht aus,
wird der Stickstoffgehalt des Urins zweifellos viel größer sein. Die
Stickstoffbestimmung ist heute ein verläßliches Verfahren, ihre Auswertung raffiniert. Wenn der Arzt von einer positiven Stickstoffbilanz spricht, meint er, daß mehr Stickstoff mit der Nahrung zugeführt als ausgeschieden wird – und das ist gut. Der Körper baut
dann nämlich ständig Gewebe auf. Sind Aufnahme und Ausscheidung gleich, ist das nicht gut. Und wird mehr Stickstoff ausgeschieden als aufgenommen, dann nimmt das Muskelgewebe sogar ab.
Dies kann geschehen, wenn der Körper hungert und dringend eine
Energiequelle benötigt. Kohlenhydrate und Fette wären ihm zwar
am liebsten, doch wenn sie nicht verfügbar sind, wird der Körper
gesundes Muskelgewebe abbauen, um das Muskelprotein in Energie
umzuwandeln, und den Stickstoff als Stoffwechselprodukt ausscheiden.

Der Abbauprozeß – man spricht auch von Katabolismus – wird
wie der Aufbau (Anabolismus) hormonell gesteuert. Das bei weitem

wirksamste katabole Hormon ist das in den Nebennieren gebildete Kortisol. Ein Zuviel an Schilddrüsenhormon wirkt ebenfalls katabol. Eine gründliche Untersuchung ergab relativ günstige Aussichten für Barry. Anders als manche Männer mit der gleichen Symptomatik hatte er weder überaktive Nebennieren noch eine Schilddrüsenfunktionsstörung, er war eigentlich gesund. Nur seine Hoden waren nicht genügend funktionstüchtig – sie bildeten zu wenig Testosteron. Der Arzt spritzte Barry 250 mg Testosteron und gab ihm einen Termin in zwei Wochen für eine weitere Injektion.

Und nun stellen Sie sich Barrys Erleichterung vor – ein Mann an der Schwelle zum mittleren Alter, der immer nur verspottet worden war, sich selbst verachtet hatte, voller Scham und Schuldgefühle wegen seines unförmigen Körpers, den er nicht verändern konnte, und dem die Waage tagtäglich anzeigte, daß ihn sein Spiegelbild nicht trog. Nach der Waage nahm er innerhalb sechs Wochen 23 Pfund ab. Er hatte aber weitaus mehr Fett abgenommen, denn er hatte bereits begonnen, Muskelgewebe anzusetzen, und das wiegt dreimal soviel wie Fett.

In den folgenden sechs Monaten lebte Barry nach einer speziellen Diät, die viel Natrium, Kalium, Kalzium, Phosphor und Chlorid enthielt, lauter Mineralstoffe, die mit Protein zum Aufbau von Gewebe benötigt werden. Barry trainierte außerdem dreimal in der Woche mit Gewichten, um den Aufbau zusätzlicher Muskelmasse anzuregen. Nach einem knappen Jahr hatte er zum erstenmal in seinem Leben eine wohlgeformte, muskulöse, sportliche Figur.

Ken S. bestätigte sein Arzt, was er immer befürchtet hatte: Seine Hoden waren kleiner und weicher als normal und nahezu funktionsunfähig. Beim Gespräch mit dem Arzt fiel ihm ein, daß er als Kind mit Mumps (Ziegenpeter) angesteckt worden war und mehrere Tage Hodenschmerzen gehabt hatte. Der Arzt erklärte ihm, das sei eine Mumpsorchitis gewesen.

Im Grunde hatten Barry und Ken das gleiche Problem – zu wenig Testosteron. Und doch war der eine extrem übergewichtig, der andere extrem dürr. Die Erklärung ist so kompliziert wie die individuellen Funktionen und die unzähligen Interaktionen sämtlicher anabol und katabol wirkenden Hormone. Um auf den Punkt zu kommen: Jeder Mensch ist einmalig (und unverwechselbar). Der eine reagiert heftiger auf einen Testosteronmangel als der andere. Bei dem einen (Ken) wird durch die überaktive Schilddrüse oder Nebenniere soviel Fett verbrannt, daß der Betroffene nur noch aus Haut und Knochen zu bestehen scheint, während beim anderen (Barry) die trägen endokrinen Drüsen eine Anhäufung von Fettgewebe ermöglichen. Nur durch exakte Untersuchungen lassen sich die Folgen eines Testosteronmangels in ihrer ganzen Variationsbreite abklären.

Bei Ken bewirkte die Androgensubstitution eine rasche Gewichtszunahme. Übrigens hatte er vor der Behandlung praktisch den gesamten Stickstoff aus dem zugeführten Nahrungsprotein ausgeschieden, danach wurde die Stickstoffbilanz positiv.

Da Ken sichergehen wollte, daß das Protein für den Aufbau von Muskeln statt als Energie oder Energiereserve genutzt wurde, begann er, wie Barry, mit Gewichten zu trainieren. Dabei erlebte er eine weitere Überraschung. Vor der Testosterontherapie war er nach der geringsten Anstrengung erschöpft gewesen. Jetzt stellte er fest, daß seine Ausdauer deutlich zunahm. Er wurde viel kräftiger. Je mehr seine Muskelkraft zunahm, desto größere Gewichte konnte er stemmen. Besonders der Umfang des Brustkorbs, der Oberarm- und der Oberschenkelmuskulatur nahm zu.

Ärzte wären sich wohl einig, daß Barry und Ken an »echten« körperlichen Beschwerden litten, aber selbst in unserer Zeit des medizinischen Fortschritts würden manche behaupten, die Symptome eines Mannes wie George seien die unvermeidliche Folge des Alterns. Es ist ganz natürlich, würden sie sagen, daß ein Mann im Laufe des allgemeinen Abbaus, den wir als Alter bezeichnen, schwächer wird und daß seine Muskelkraft abnimmt.

In einer Weise haben sie recht. So können wir zum Beispiel bei Dr. NATHAN STOCK, einem hervorragenden Gerontologen, lesen:

»Die meisten Schwächen des Alters beruhen anscheinend auf einem Verlust an Gewebe, besonders auf dem Tod und Abbau von Gewebezellen. Die bei älteren Menschen so auffallende faltige und schlaffe Haut ist ein stummes Zeugnis dieses Verlusts. Das Körpergewicht nimmt ab, vor allem nach dem mittleren Alter. Das Durchschnittsgewicht eines repräsentativen Querschnitts der männlichen Bevölkerung Kanadas sank von 167 Pfund zwischen fünfunddreißig und vierundvierzig Jahren auf 155 Pfund bei den Fünfundsechzigjährigen und noch älteren Männern. In den USA ergab eine Stichprobe bei 175 cm großen Männern im Alter von fünfundsechzig bis neunundsechzig Jahren ein Durchschnittsgewicht von 168 Pfund, während Neunzig- bis Vierundneunzigjährige nur 148 Pfund auf die Waage brachten. Frauen mit einer Körpergröße von 162 cm wogen im Alter von fünfundsechzig bis neunundsechzig Jahren im Durchschnitt 148 Pfund, die Neunzig- bis Vierundneunzigjährigen hingegen nur 129 Pfund...

Die mikroskopische Untersuchung zeigt, daß der Gewichtsverlust von einer Abnahme der Zellzahl in vielen Geweben begleitet ist. In manchen Fällen werden die verlorenen Zellen durch Bindegewebe ersetzt, so daß der Zellverlust in Wirklichkeit größer ist, als die Waage anzeigt. Bei senilen Ratten ließen die Muskelfasern degenerative Veränderungen mit Einlagerung von Bindegewebe und vergrößerten Zwischenräumen zwischen den einzelnen Fasern erkennen. Zweifellos ist dieser Verlust an Muskelfasern in hohem Maße für das Nachlassen der Muskelkraft auch beim alten Menschen verantwortlich.«

Normalerweise haben wir in der Kindheit eine anabole, muskelaufbauende, im Alter hingegen eine katabole Stoffwechsellage. Allein diese Tatsache erklärt viele Alterserscheinungen. Ein Mann, dessen Muskelgewebe abgenommen hat, ist körperlich weniger leistungsfähig als zuvor. Er verbraucht weniger Sauerstoff, um die verbliebenen Muskelzellen zu ernähren. Auch sein Herz, ein muskulöses Hohlorgan, wird weniger leistungsfähig sein; die Durchblutung des Organismus insgesamt wird daher geringer, und das kann weitreichende Folgen haben.

Die verringerte Durchblutung kann beispielsweise Mitursache der zunehmenden Funktionseinbuße der Nieren im Alter sein. Nervenbahnen, Geschmacksknospen, Gehirnzellen, endokrine Drüsen, Lungengewebe und die vielen anderen Gewebe und Organe sind auf eine reiche Sauerstoffzufuhr angewiesen. Doch wenn der Herzmuskel schwächer wird, nimmt auch seine Fähigkeit ab, sauerstoffreiches Blut durch den Körper zu pumpen. Theoretisch trägt der chro-

nische Sauerstoffmangel dazu bei, die lebenswichtigen Organe des
Körpers zu schwächen. Dadurch kann ein klassischer Teufelskreis entstehen. Die Durchblutung der Hoden nimmt ab. Dies mindert bekanntlich die Bildung
von Testosteron. Was wiederum die Muskeln, auch den Herzmuskel, schwächt.

Die altersbedingte Abnahme der Testosteronbildung kann noch
auf andere Weise zu einer mangelhaften Sauerstoffversorgung des
Organismus führen. Testosteron spielt auch bei der Bildung von
Erythrozyten eine Rolle, das sind die roten Blutkörperchen, die in
den Lungen Sauerstoff aufnehmen und diesen in alle Teile des Körpers transportieren. Sind zu wenig rote Blutkörperchen vorhanden,
wie im Fall eines schweren Testosteronmangels, dann ist ein Sauerstoffmangel praktisch unvermeidbar. Vor zwanzig, dreißig Jahren
noch wußten viele Mediziner den therapeutischen Wert des Testosterons bei der Angina pectoris zu schätzen, jenen fürchterlichen
Herzschmerzen mit Erstickungsgefühl und Todesangst, die in der
Regel durch einen Sauerstoffmangel im Herzmuskel ausgelöst sind.
Bei vielen männlichen Patienten ließ sich durch Testosterongaben
eine symptomatische Besserung mit einer im Elektrokardiogramm
nachweisbaren verbesserten Herzfunktion erreichen.

Ein erfreuliches Ergebnis der Behandlung mit Testosteron berichtete der bereits im neunten Kapitel erwähnte Dr. REITER, nämlich
die verbesserte Blasenfunktion und Blasenkontrolle. Bei allen Behandelten besserte sich unter Testosteron nach wenigen Wochen die
zuvor beklagte Inkontinenz, manchmal dramatisch. Reiter führte die
verbesserte Blasenkontrolle auf eine Kräftigung des Blasenschließ-
muskels zurück.

Die gleiche Überlegung könnte die verbesserte Sexualfunktion älterer Männer unter Testosterongaben erklären. Die Muskeln des
Perineums, des Damms zwischen After und Peniswurzel, spielen
eine Rolle beim Erektionsmechanismus. Je schwächer diese Muskeln sind, desto schlaffer bleibt der Penis. Wird der natürliche katabole Vorgang des Muskelabbaus durch Testosteron rückgängig gemacht, können sich kräftigere Erektionen einstellen.

Selbstverständlich kann eine Behandlung allein mit Testosteron
niemals direkt Muskeln aufbauen oder wiederaufbauen. Um die

Proteinmoleküle aufzubrechen (und verwertbar zu machen), müssen bestimmte Enzyme vorhanden sein. Das Protein muß mit den bereits erwähnten Spurenelementen verfügbar sein. Wir werden später noch sehen, daß diese Substanzen in einer normalen, ausgewogenen Kost mehr oder weniger reichlich vorhanden sein können. Wegen ihres geringeren Fettgehaltes sollten eher Fisch und Geflügel als Rind- und Schweinefleisch verzehrt werden.

Wesentlich für einen ordentlichen Muskelaufbau ist auch, unabhängig vom Alter, ein konsequentes Muskeltraining. Wenn Sie Ihre Muskeln bis an die Leistungsgrenze belasten, signalisiert das Ihrem Körper, daß Sie mehr Muskelmasse benötigen. Werden die Muskeln nicht gefordert, speichert oder eliminiert der Körper ein Überangebot an Protein.

Der Aufbau von Muskeln beim jungen Menschen oder der Kampf gegen den Abbau beim alten Menschen ist also nicht allein von Testosteron abhängig. Allerdings ist das Hormon ein wesentlicher Aspekt des Problems, und gerade im Hinblick auf ältere Männer ist das therapeutische Potential noch keineswegs ausgeschöpft. Ich zitiere Dr. Reiter:

»Wir sind inzwischen soweit, daß wir mit Hilfe von Testosteron-Implantaten das gesamte Wirkungsspektrum des Testosterons nutzen können. Dies hat erhebliche praktische Bedeutung, besonders auf dem Gebiet der Geriatrie. Kein Mensch käme heute auf die Idee, einen Diabetes mellitus nicht mit Insulin zu behandeln. In naher Zukunft dürften wir die Einsicht gewinnen, daß geriatrische Probleme beim Mann selbstverständlich mit Testosteron behandelt werden, solange es noch keine andere wirksame klinische Behandlung dieser Symptomatik gibt.«

11

Die äußere Erscheinung

Die Anzeichen des Alterns erkennen wir bei uns und unseren Mitmenschen weniger an Prozessen, die sich in unserem Organismus abspielen, als an äußeren Veränderungen – die Haut spiegelt unsere Biographie. Wenn wir von einem Mann sagen, er sehe für sein Alter jung aus, meinen wir damit, daß seine Haut straff und elastisch ist; heißt es aber von jemandem, er wirke alt für seine Jahre, dann bezieht sich dies meist auf seine schlaffe, faltige Haut.

Männer und Frauen bemühen sich gleichermaßen, die Alterung der Haut aufzuhalten oder sogar rückgängig zu machen, wobei die verwendeten Mittel zuweilen haarsträubend, bizarr, fragwürdig und natürlich kostspielig sind. Zu den gepriesenen Wundermitteln zählen beispielsweise Mayonnaise, Olivenöl, Tapioka, Pfirsiche und Sahne, Saft von Melonen, Limonen, Gurken, Erdbeeren und sogar von grünen Bohnen; Eier, Honig, Milch, Sahne und Buttermilch; Haferschrot, Mandelmehl, Kleie und Gerstenschrot; Kokosöl, Zinköl, Süßmandelöl; tierische Fette, Weizenmehl und Kräuter.

Viele berühmte Filmstars schworen auf ihre speziellen Rezepte. MARLENE DIETRICH etwa pflegte Gesicht, Hals und Hände mit reinem Lanolin. JOAN CRAWFORD erfrischte ihre Augen durch Auflegen feuchter Teebeutel. Die Opernsängerin und Schauspielerin GRACE MOORE bevorzugte Zinköl. GLORIA SWANSON behandelt ihren Teint mit rohen Früchten und Gemüsen.

Leider ist die Hoffnung nicht berechtigt, daß auch nur eines dieser Rezepte eine Wirkung hätte – auch nicht bei den faszinierenden Schönheiten der Vergangenheit.

Die Schönheitschirurgie – also Facelifting zum Beispiel – ist natürlich eine erfolgreiche Methode, Falten zu entfernen, doch ist sie wegen der Kosten nicht für jedermann (und jedefrau) erschwinglich. Außerdem hält ein Facelifting nicht ewig. Da die Haut wie zuvor altert und erschlafft, sind weitere Operationen erforderlich, um die Haut straff zu erhalten. Problematischer ist allerdings, daß es auf diesem Gebiet – wie auf jedem anderen – Könner und Stümper gibt. Gar manche(r), die(der) das Gesicht einem unfähigen Chirurgen anvertraut hat, trägt heute noch die sichtbaren Beweise mit sich herum.

Seit vielen Jahren erforschen die spezialisierten Dermatologen Möglichkeiten, den Alterungsprozeß der Haut zu stoppen oder vielleicht sogar rückgängig zu machen. CHRISTOPHER PAPA und ALBERT KLIGMAN, beide Ärzte an der Medizinischen Fakultät der Universität von Pennsylvania in Philadelphia, setzten sich dieses Ziel bereits vor über zwanzig Jahren, und zwar experimentierten sie an der Achselhöhle! Sie wollten ihre Hypothese überprüfen, daß äußerliche Anwendung des männlichen Hormons Testosteron in ausreichender Dosierung und über einen genügend langen Zeitraum die alternde Haut revitalisieren könne.

Hinter dieser Studie steckt mehr, als man bei oberflächlicher Betrachtung annehmen mag. Niemand wird leugnen, daß das Bild, das ein Mensch von sich hat, seine Psyche stark beeinflußt. Wenn einem Mann jeden Morgen ein müdes altes Gesicht aus dem Spiegel entgegenstarrt, wird er sich hoffnungslos und niedergeschlagen fühlen, bevor er sein Tagwerk beginnt. Ob ein Mann befördert werden möchte, sich um eine neue Stelle bewirbt oder eine neue Liebe für sich gewinnen will oder ob er nur die Bestätigung braucht, daß er irgendwo dazugehört und anerkannt wird – in jedem Fall kann ein alterndes Gesicht ein schweres Hindernis darstellen.

Noch wesentlicher ist aber, daß alte Haut den allgemeinen Gesundheitszustand des Körpers beeinträchtigen kann. Entgegen einem verbreiteten Mißverständnis ist die Haut nicht bloß eine Hülle, in die der Körper hineingewachsen ist. Tatsächlich ist sie ein Organ wie das Herz und die Lunge. Sie ist sogar das größte Organ des Körpers, wiegt doppelt soviel wie die Leber und hat beim Durchschnittserwachsenen eine Fläche von gut 1,85 qm. Die Haut ist wichtigstes Temperaturregulationsorgan, das für eine konstante Körperwärme von 37 Grad Celsius sorgt, ob wir uns nun in winterlicher Kälte mit Minusgraden aufhalten oder bei 95 Grad in der Sauna schwitzen.

Trotz des Immunsystems, trotz seiner Antikörper ist zunächst die Haut – als Eintrittspforte – dafür verantwortlich, infektiöse Keime abzuwehren. Sie entfernt Verunreinigungen von unserem Körper, hält Umweltgifte in Schach, errichtet eine undurchdringliche Wand gegen Hunderte von Chemikalien, mit denen wir tagtäglich in Berührung kommen und die, würden sie ins Blut gelangen, uns mit Sicherheit töten würden. Gequetscht und zerkratzt, verbrannt und zerstochen, ist die Haut ein robustes und doch nachgiebiges, seidenweiches Gewebe, dessen Qualitäten die Textilindustrie vor Neid erblassen lassen könnten.

Auf jedem Quadratzentimeter dieser Hülle, die unseren Körper zusammenhält, finden sich durchschnittlich

12 Nerven,
100 Schweißdrüsen,
3 bis 4 Blutgefäße,
12 Wärmerezeptoren,
2 Kälterezeptoren,
200 Schmerzrezeptoren,
2 923 Sinneszellen am Ende von Nervenfasern,
25 Druckrezeptoren für Berührungsreize,
15 Talgdrüsen,
Haare und Muskelfasern und
3 Milliarden Epithelzellen.

Die eigentliche Haut ist aus drei Schichten aufgebaut. Die äußerste Schicht, die Oberhaut oder sogenannte Epidermis, besteht aus einer oberflächlichen Hornschicht mit toten Zellen, die in schuppenartigen flachen, trockenen Plättchen abgeschilfert werden, und einer tiefen, unverhornten Keimschicht. Die Epidermis stellt gewissermaßen unseren Panzer dar, und wenn dieser auch nicht mit der Verpackung einer Schildkröte oder eines Rhinozeros konkurrieren kann, funktioniert er doch prächtig. Die Oberhaut verhindert beispielsweise, daß aus einer Prellung (einem Bluterguß unter der Haut) eine offene Wunde wird. Da die Oberhaut keine Nerven enthält, erspart sie uns bei der Interaktion zwischen unserem Körper und der Umwelt unerträgliche Schmerzen. Schwielen und Blasen entstehen in der Oberhaut, beide dienen dem Schutz der darunter liegenden Hautschicht, die aus Corium oder Lederhaut und Subkutis oder Unterhaut (dem aktiven Unterhautzellgewebe) besteht. Das Hautorgan ist aber mehr als ein schützender Panzer, gehören zu ihm doch auch Schweiß- und Talgdrüsen und sogenannte Anhangsgebilde wie Haare und Nägel. Die Aktivität oder Inaktivität der Talgdrüsen spielt eine Rolle bei der Alterung der Haut, denn sie produzieren Talg, Sebum, ein natürliches Hautpflegemittel. Sebum enthält Wachse und Fettsäuren, die das Keimwachstum auf der Haut unterbinden oder hemmen. Talgdrüsen verteilen sich über die gesamte Körperoberfläche, mit Ausnahme der Handflächen, Fußsohlen und Nägel, besonders dicht hingegen im Gesicht. In der jungen, gesunden Haut finden sich deutlich mehr aktive Talgdrüsen als in der älteren. Das hat beim pubertierenden Jungen im Extremfall die Folge, daß er zeitweise an einer Akne leidet. In diesem Fall sind die Talgdrüsen so dicht gesät und so funktionstüchtig, daß sie Schmutzpartikel und Bakterien aufnehmen. Wird das Gesicht nicht oft genug und nicht richtig gereinigt, dann werden aus den Abfallprodukten in der Haut sehr rasch Mitesser, Pickel und Pusteln.

Teilweise hängt die Gesundheit und Vitalität der Haut davon ab, daß ihre Talgdrüsen und anderen Zellen gesund sind. Die Keimschicht ist existentiell auf die darunter liegende Schicht, das Corium, angewiesen. Diese gallertähnliche Substanz ist reichlich mit Nervenfasern, Blutgefäßen, Schweiß- und Talgdrüsen und wenigen unregelmäßigen Bindegewebsfasern durchsetzt. Die Coriumschicht oder Lederhaut stellt die lebende Haut dar. In ihr entstehen die Hautdrüsen, und aus ihr werden die Zellen der Oberhaut ernährt. Auch die Hautanhangsgebilde, wie Finger- und Zehennägel, Kopf- und Körperhaare, stammen aus den Coriumzellen.

Alle Gewebe des Körpers haben das gleiche Grundbedürfnis: Sie müssen angemessen ernährt werden. Die Coriumzellen bilden hier keine Ausnahme. Tatsächlich reagieren sie so empfindlich auf Defizite bei der Ernährung, daß die Ärzte, vor allem, wenn – wie früher allgemein – kein ausgefeilter diagnostischer Apparat verfügbar ist, sehr genau den Zustand der Haare und der Haut in Augenschein nehmen, um den Ernährungs- und Gesundheitszustand eines Patienten beurteilen zu können. Zu den Mängeln, die schon nach kurzer Zeit Haut und Haare beeinträchtigen, zählt eine Unterversorgung zum Beispiel mit Eiweiß, B-Vitaminen und verschiedenen Spurenelementen.

Die beiden Mediziner PAPA und KLIGMAN fragten sich, ob für eine gesunde Haut nicht ein weiterer Nährstoff essentiell sei, eine körpereigene Substanz – nämlich Testosteron. Dieser Gedanke war keinesfalls abwegig. Man hatte ja bereits in umfassenden Studien nachgewiesen, daß weibliche Hormone, die Östrogene, an der Erhaltung einer straffen und gesunden Haut bei Frauen nicht ganz unschuldig waren. Doch in der Zeit vor den sechziger Jahren waren die Männer noch darauf dressiert, sich von allem zu distanzieren, was bei der Pflege ihrer äußeren Erscheinung über das Allernötigste hinausging. Die korrekte Garderobe eines Mannes war in fadem Grau, Dunkelblau, Schwarz und Braun gehalten, modisch bunt durften nur die Krawatten sein, und darüber hinaus galten alle Extravaganzen und »albernen« Versuche, sich farbig und jugendlich zu tragen oder auf das Äußere besonderen Wert zu legen, als total lächerlich und weibisch.

Im Gefolge der sogenannten Jugendrevolte der sechziger Jahre entdeckten die Männer, daß auch sie durchaus attraktiv sein konnten. Vor allem den jungen Männern im Kielwasser der Frauenbewegung machte es großen Spaß, sich nach dem letzten Schrei zu kleiden, leuchtende Farben und raffinierte Schnitte zu tragen. Die älteren Männer gestanden sich vorsichtig ein, daß sie nicht mehr älter aussehen wollten und daß es durchaus nicht albern oder weibisch war, das Mögliche zu tun, um ein paar Jährchen aus dem Gesicht wegzuzaubern.

In diesem geistigen Klima führten Papa und Kligman ihre Studien durch. Wenn Östrogen den Frauen half, könnte das gleiche bei Männern mit Testosteron gelingen. So kam es zu dem Versuch mit den Achselhöhlen bei vierzehn älteren Männern.

Die Voruntersuchungen erbrachten charakteristische Befunde. Die Haut der Achselhöhle war trockener, duftete weniger und war deutlich geringer behaart als bei jüngeren Männern. Die Forscher: »Die vorhandenen Haare sind dünn, spärlich und depigmentiert. Die qualitative Untersuchung zeigt eine deutlich verminderte Schweißproduktion, die zumindest teilweise auf eine geringere Zahl funktionierender Drüsen zurückzuführen ist.« Die meisten Schweißdrüsen trocknen einfach aus wie eine alte verhutzelte Frucht.

Alle Versuchspersonen erhielten nun eine testosteronhaltige Salbe und wurden instruiert, ein Jahr lang täglich etwas Salbe in die Achselhöhle einzumassieren. Zum Vergleich stellten die Forscher drei weitere Gruppen von Männern zusammen, an denen drei andere Salben getestet wurden. Eine Gruppe verwendete Progesteron-, eine andere Östrogen- (beides weibliche Hormone) und die dritte Pregnenolon-Salbe, eine Vorstufe sowohl für männliche wie auch für weibliche Hormone.

Papa und Kligman zufolge weist die Haut der Achselhöhle bei älteren Männern weniger Schichten auf als bei jüngeren. Die Epithelzellen sind flacher, Größe und Kontur der Zellen unregelmäßig. Statt eines Verbunds von wohlgeformten, gesund aussehenden Zellen, wie sie bei jungen Männern nachzuweisen sind, scheinen die der älteren sich voneinander loszulösen und zu zerfallen.

Die elastischen Bindegewebsfasern, die die straffe, elastische jugendliche Haut bedingen, werden mit den Jahren derb und rigide.

Papa und Kligman wörtlich:»Der starke Flüssigkeitsverlust der Zellen ist ein ganz typisches Merkmal hohen Alters. Die Lederhaut erscheint leblos ... die alte Haut wirkte insgesamt in hohem Maße wie ein vernachlässigter Garten. Die Scholle war trocken und sandig, die Pflanzen verdorrt und kümmerlich. Wir waren äußerst skeptisch, ob solche Haut überhaupt noch, sei es günstig oder nachteilig, beeinflußt werden könnte.«

Die Forscher waren daher überrascht, als sie entdeckten, daß die Haut und ihre Bausteine, die Zellen, sich unter Testosteron verjüngten. Die Zellen wurden prall, ihre Größe und Form regelmäßiger, und bei der Prüfung ihrer enzymatischen Reaktion stellte sich heraus, daß sie im Gegensatz zu früher wie jugendliche Zellen zu reagieren begannen. Die Haut unter den Armen sonderte mehr Schweiß ab und entwickelte einen intensiveren Geruch. Nun mag man zwar eine schwitzende und geruchsintensive Achselhöhle nicht ohne weiteres als große Leistung werten, doch war sie zumindest in diesem Fall ein Beweis, daß Zellen, die altersbedingt geschrumpft und funktionsuntüchtig geworden waren, verjüngt und reaktiviert wurden.

Die Östrogensalbe zeitigte keine Wirkung. Aus dem Protokoll der Wissenschaftler: »Eine Wirksamkeit der Steroide im Sinne einer partiellen Umkehr der altersbedingten Veränderungen zeigte sich in absteigender Reihenfolge bei Testosteron, Progesteron und Pregnenolon. Testosteron ist mit Abstand am wirksamsten. Überdies ist seine Wirkung am zuverlässigsten.«

Schon Ende der vierziger Jahre schrieb der Mediziner HENRY TURNER in seinem Buch *»Die klinische Anwendung von Testosteron«*:

»Bei älteren Patienten mit Androgenmangelzustand, die unter Pruritus (Hautjucken) und Atrophie (Rückbildungserscheinungen) leiden, verbessert Testosteron die Ernährung der Haut; und in manchen Fällen hat es einen günstigen Einfluß auf das Altersekzem. Man kann dies als Androgenmangelzustand, eine Komplikation des Hypogonadismus beim Erwachsenen oder des männlichen Klimakteriums werten. Grundsätzlicher betrachtet, beeinflussen Androgene in jedem Lebensalter die Pigmentierung, den Gefäßreichtum und das Haarwachstum in der Haut. Die Androgenwirkung besteht in einer verbesserten Sauerstoffversorgung, sehr wahrscheinlich ist auch ein Gefäßeffekt . . .«

Turners Ausführungen sind bis heute noch durch keine Untersuchung widerlegt worden. Die Tatsache, daß Testosteron wesentlich an der Bildung der Sauerstoff transportierenden roten Blutkörperchen beteiligt ist, weist darauf hin, daß das Hormon tatsächlich die Sauerstoffversorgung der Hautzellen verbessern könnte. Neuere Untersuchungen ergaben jedoch, daß Androgene noch weitere Wirkungen in der Haut entfalten.

Eine dieser Wirkungen betrifft die bereits erwähnten Talgdrüsen. Testosteron ist an der Aktivität der Talgdrüsen nicht bloß beteiligt, sondern dafür hauptverantwortlich. Unter anderem wurde dies anhand einer Kontrolle der Talgproduktion älterer, aus medizinischen Gründen kastrierter Männer bewiesen. In allen Fällen setzte etwa zwei Monate nach der Operation eine deutliche Abnahme der Talgproduktion ein.

Anscheinend sind sogar bei den Frauen Androgene, vor allem das von den Ovarien sezernierte Testosteron, primär für die Stimulierung der Talgdrüsen verantwortlich.

Gewiß, die Talgdrüsen sind unabdingbar für eine gesunde Haut, aber damit allein lassen sich nicht alle Beobachtungen von Papa und Kligman erklären. Auch nicht mit Turners Theorie der verbesserten Sauerstoffzufuhr. Weder das eine noch das andere würde bewirken, daß die Zellen ihre ursprüngliche Größe und Form zurückgewinnen. Das wird erst durch ein weiteres Phänomen bewerkstelligt. Tierversuche ergaben, daß Testosteron den Hyaluronatgehalt der Haut erhöht. Hyaluronat steigert die Permeabilität der Haut. Es läßt Wassermoleküle in die Zellen eindringen und gibt ihnen dadurch ihre jugendliche Spannkraft und Größe zurück.

Im sechsten Band der von Montagna herausgegebenen Zeitschrift *»Advances in Biology of Skin Aging«* (Fortschritte in der Biologie der Hautalterung) schreibt der Dermatologe Dr. E. A. DAVIDSON: »Die deutlich vermehrte Einlagerung von Hyaluronat in die Haut führt zu einer Zunahme des Wassergehaltes der Haut und einer erkennbaren Umkehr der altersbedingt veränderten Zusammensetzung der Polysaccharide der Haut. Das physiologische Hautbild eines mit Testosteron behandelten Versuchstiers entspricht dem eines chronologisch jüngeren Tieres.«

Papas und Kligmans Studie an den Achselhöhlen ergab zweifelsfrei, daß die topische, das heißt oberflächliche Anwendung von Testosteron die Hautalterung zum Stillstand bringen oder teilweise rückgängig machen kann. Die Wissenschaftler machten aber noch eine weitere Entdeckung: Testosteron beeinflußt auch das Wachstum der Körperhaare. Zu Beginn der Studie wiesen die älteren Versuchspersonen einen spärlichen Haarwuchs in den Achselhöhlen auf. Die wenigen vorhandenen Haare waren dünn, brüchig und depigmentiert (das heißt farblos). Unter einer täglichen lokalen Testosteronbehandlung zeigten dreizehn der vierzehn Versuchspersonen nach drei bis vier Monaten, wie die Forscher berichteten, »eine beachtliche Zunahme des Haarwachstums«. Und zwar befanden sich nicht nur mehr Haare als zuvor jeweils in der gleichen Wachstumsphase, sondern die einzelnen Haare waren dicker und sahen jünger aus.

Tatsächlich ist die Wirkung des Testosterons wie auch aller anderen Androgene auf das Wachstum der Körperhaare seit Jahren bekannt. In den USA kommt es vor, daß Ärzte ihren Patienten zur Förderung des Haarwuchses auf Wunsch Androgene verschreiben. Der renommierte New Yorker Dermatologe NORMAN ORENT-REICH wurde von dem Bandleader einer Chicagoer Rockgruppe konsultiert. Der Vierundzwanzigjährige klagte über ein recht häufiges Problem, das ihn immerhin so sehr störte, daß er die Reise zu einem der führenden Spezialisten des Landes auf sich nahm. »Schauen Sie, Doktor, ich bin ein Sexsymbol«, erklärte er. »Ich muß scharf aussehen, damit dem Publikum das Wasser im Mund zusammenläuft. So ist das nun mal im Showgeschäft. Sie wissen schon: knallenge Hosen, das Geschlecht muß sich abzeichnen, und das Hemd bis zum Nabel offen.« Angewidert verzog er das Gesicht. »Tatsache ist, meine Brust sieht so sexy aus wie ein Marmorklotz. Da wächst nix, kein einziges Härchen.«

An mehreren Stellen spritzte Orentreich dem Patienten winzige Dosen Testosteron unter die Haut der Brust. Außerdem gab er ihm eine testosteronhaltige Lotion und wies ihn an, einmal täglich die Brust damit zu massieren.

Zwei Monate später suchte der junge Sänger Dr. Orentreich auf, um sich nochmals Injektionen geben zu lassen und weil die Lotion verbraucht war. Es zogen nochmals zwei Monate ins Land, bis der Sänger dem Arzt einen dritten und letzten Besuch abstattete. Bei diesem Termin trug er ein maßgeschneidertes, bis zur Taille aufgeknöpftes neues Hemd. Er spreizte sich wie ein Pfau und präsentierte stolz und vergnügt seine nun großzügig behaarte Brust.

Dieser Fall ist nicht im mindesten außergewöhnlich. Alljährlich suchen Tausende junger Männer einen Dermatologen mit der Bitte auf, er möge ihnen etwas geben, das ihren spärlichen Haarwuchs anregen könnte. Im allgemeinen fehlt ihnen überhaupt nichts, außer Geduld. Ihre Hoden funktionieren völlig normal und würden schließlich auch genügend Androgene produzieren, damit die heißersehnten Haare sprießen. Doch die Natur wirkt mit ihrem eigenen Tempo, und darauf wollen Rocksänger oder andere Männer oft nicht warten.

Es mag merkwürdig klingen, aber entwicklungsgeschichtlich sind die Haare mit den Finger- und Zehennägeln eng verwandt. Sie alle entwickeln sich aus den gleichen spezialisierten Zellen des Unterhautgewebes. Das Haar wächst aus einer Einstülpung in der Haut, dem sogenannten Haarfollikel. Wie Dr. REGINALD T. BRAIM in seinem »*Lehrbuch der Hautkrankheiten*« erklärt, entsteht die Haarwurzel . . .

»... aus Anhäufungen spezialisierter subkutaner Zellen, die kegelförmig angeordnet sind, und diese Zellen bilden genauso wie die anderen Hautzellen Hornsubstanz. Das Haar wird aus runden, flachen Hornzellen gebildet, die dachziegelartig um eine weniger geformte Substanz, das Haarmark, angeordnet sind. Das in diese Haare eingelagerte Pigment entscheidet je nach der Menge des im Haar vorhandenen dunklen Pigments darüber, ob ein Mensch blond oder mehr oder weniger dunkelhaarig ist. Während sich der zylindrische Haarschaft bildet, wird er zwischen Zellfächern, die teils aus der Haarwurzel und teils aus den Wänden der Haarzwiebel (des Haarfollikels) bestehen und dem Haar bei seiner Wanderung von der Wurzel bis an die Hautoberfläche Halt geben, nach außen geschoben.«

Das fertige Haar schließlich ist einfach ein Spieß aus verhornten toten Hautzellen. Der erfahrene Arzt freilich kann, wenn er eine Haarsträhne eines Patienten analysiert, eine Menge über dessen Gesundheitszustand erfahren.

Gesunde Haare enthalten reichlich Nährstoffe, die für den gesamten Organismus benötigt werden. Jedes einzelne Haar besteht aus ungefähr 97 Prozent Proteinen und drei Prozent essentiellen Mineralstoffen und Asche. Über ein engmaschiges Netz winziger Blutgefäße, die den Haarfollikel umgeben, werden Nährstoffe und Sauerstoff an das Haar herangetragen. Mit Hilfe einer Haaranalyse kann der Arzt sehr genau den Grad eines Mineralstoffmangels oder -ungleichgewichts bestimmen und dadurch oft verhindern, daß ein Patient ernstlich erkrankt.

Es liegt auf der Hand, daß ein entsprechender Haarbefund weitreichende Konsequenzen hat. Zum einen kann bei mangelhafter Zufuhr essentieller Nährstoffe mit der Nahrung die Körperbehaarung spärlich und schütter sein oder sogar praktisch ganz fehlen.

Unter solchen Umständen wird Testosteron gewiß ebenso wenig zu Haarwuchs beitragen wie Nägel zum Bau eines Hauses. Ein derart extremer Nährstoffmangel dürfte aber selten vorkommen. Häufiger ist, vor allem bei älteren Männern, eine allmählich zunehmende Kreislaufinsuffizienz verantwortlich. Wenn weniger Nährstoffe und weniger Sauerstoff zu den Haarfollikeln gelangen, weil Kapillaren verstopft sind, die Herzschlagfolge verlangsamt oder der Blutdruck zu niedrig ist, muß das Wachstum der Haare darunter leiden. Gutes Haarwachstum setzt also eine entsprechende Nährstoffzufuhr und körperliche Verfassung voraus.

Natürlich gibt es sehr unterschiedliche Haarqualitäten, sogar an ein und demselben Menschen. Ein einziger Mensch kann dichtes, wallendes Haupthaar haben, kurze glatte Haare in den Achseln, krause harte Schamhaare und feine weiche Haare an den Armen. Und die Augenbrauen können wieder völlig anders sein. Diese Unterschiede sind teilweise dadurch bedingt, daß die Struktur und die biochemischen Bedürfnisse der Follikel variieren. Das augenfälligste Beispiel ist, daß die Haarfollikel sowohl beim Mann als auch bei der Frau Androgene benötigen, um Haarzellen bilden zu können. Die meisten Fachleute sind sich allerdings einig, daß Testosteron die Follikel in der Kopfhaut tatsächlich *hindert*, Haare zu bilden. Frauen, die wegen verschiedener Indikationen, zum Beispiel wegen Brustkrebs, mit Testosteron behandelt werden, entwickeln eine Glatze nach männlichem Muster. Dagegen werden Eunuchen und andere Männer mit sehr niedrigem Testosteronspiegel niemals kahl. Je stärker ein Mann androgenisiert ist, desto wahrscheinlicher wird er eines Tages eine Glatze bekommen.

Natürlich ist auch das endokrine System nicht unwandelbar festgelegt; die Beziehung zwischen Androgenen und Glatzenbildung macht da keine Ausnahme. Bei einigen Studien kam das irritierende Ergebnis heraus, daß eine Behandlung der Kopfhaut mit Testosteron bei 75 Prozent zuvor inaktiver Follikel erneutes Haarwachstum anregte. Allerdings stehen diese Befunde im Widerspruch nicht nur zu der einfachen Beobachtung, daß äußerst maskuline Männer oft im mittleren Alter kahl werden, sondern auch zu den Laborbefunden zahlreicher Studien.

Außerdem scheint beim Wachstum der Körperhaare noch ein bislang nicht identifiziertes Sekret aus der Hirnanhangsdrüse eine Rolle zu spielen. Dies trifft auch für die 17-Ketosteroide aus den Nebennieren zu, die ebenfalls ein Haarwachstum auf der Kopfhaut fördern können. Testosteron jedoch stimuliert in erster Linie ein Wachstum der Körperhaare und bewirkt beim Kopfhaar das Gegenteil.

Danach sollte man eigentlich erwarten, daß Männer ihren Kahlkopf als stolzes Symbol von Männlichkeit tragen. Das wäre mindestens so gerechtfertigt wie der Stolz auf schwellende Brust- und Bizepsmuskeln, steht aber kaum zu erwarten. Das zeigen schon die vielen Annoncen für Haarwuchsmittel oder Haarimplantation, aber auch die große Verbreitung von Haarstudios, die der Zierde des Mannes mit Toupets nachhelfen. Man wird auch künftig einige Mühe aufwenden, uns ein jugendliches Image zu verkaufen. Den Männern wird auch künftig weisgemacht werden, daß eine Glatze nicht nur irgendwie peinlich ist, sondern auch einen Verlust sexueller Potenz signalisiert. Im Interesse des Absatzes unbegrenzter Mengen von Haarspray, Lotionen, Shampoos, Toupets und dergleichen wird der lockenköpfige lateinamerikanische Lover das Ideal bleiben und der glatzköpfige Mann folglich als unattraktiv gelten.

Da sich die Dinge in nächster Zukunft wohl kaum ändern dürften, bleiben dem kahlköpfigen Mann zwei Möglichkeiten: Er kann bleiben, wie er ist, oder er kann sich fehlende Haare kaufen – in Form von Implantaten oder als Toupet. Bei diesem endokrinologisch bedingten Zustand können Hormone jedenfalls nicht helfen.

12

Zu klein oder zu groß? – Fakten und Fantasien

Eine Sexualneurose, an der Heerscharen von Männern leiden, beruht auf der Einbildung, sie hätten einen zu kleinen Penis. Dazu der Mediziner JAMES S. GLENN von der Medizinischen Fakultät der Duke University: »Es kann als sicher gelten, daß nahezu die gesamte erwachsene männliche Bevölkerung in bezug auf die Größe des Penis große Ängste nährt. Oft wird der Hausarzt oder der Urologe diesbezüglich befragt, und die Patienten äußern häufig Befürchtungen, daß ihre Genitalien nicht die angemessene Größe hätten bzw. kleiner als normal seien.« Diese Einstellung, von Dr. Glenn als *Mikropenieneurose* bezeichnet, ist bei Männern fast so verbreitet wie die Liebe zum Fußball oder zum Hamburger.

Dies bedeutet nicht, daß die Mikropenieneurose ausschließlich ein Phänomen unseres Kulturkreises oder unserer Zeit wäre. Tatsächlich liegen zahlreiche Belege vor, daß auch in sehr alten Kulturen, etwa in Indien oder Pompeji, der Größe des Penis große Bedeutung beigemessen wurde – in einem Maße, daß die Künstler und Bildhauer die männlichen Genitalien oft übertrieben groß darstellten.

Von damals bis heute wurden unzählige Rezepte zur Penisvergrößerung vorgeschlagen und von denen, die sich von der Natur benachteiligt dünkten, gewissenhaft befolgt. SCHEIK NEFZAWI, dem die kollektive Zwangsvorstellung von der Penisgröße auch im 16. Jahrhundert zweifellos geläufig war, beschreibt in seinem »*Garten der Düfte*« Maßnahmen, um den Penis zu vergrößern. Ich zitiere einen Ausschnitt aus seinen interessanten Ausführungen:

»Deswegen soll ein Mann, der ein kleines Glied besitzt und

dasselbe für das Beilager größer und stärker zu machen be-
gehrt, dieses vor der Kopulation mit lauwarmem Wasser rei-
ben, bis das infolge der Wärme einströmende Blut es rötet
und dehnt. Sodann soll er es mit einem Gemisch aus Honig
und Ingwer bestreichen und es emsig einreiben. Danach soll
er der Frau beiliegen, und er wird ihr so große Lust bereiten,
daß sie ihn nicht mehr freigeben will.
Es gibt ein weiteres Heilmittel, für das eine geringe Menge
Pfeffer mit Lavendelblüten, Ingwer und Moschus zusammengefügt und fein zerrieben, durch ein Sieb gestrichen und mit
Honig und eingelegtem Ingwer vermischt wird. Das Glied
wird zuvörderst mit warmem Wasser gewaschen und sodann
kräftig mit der Mixtur eingerieben. Dann wird es groß und
kräftig und der Frau köstlichste Lustgefühle bereiten.
Dies ist das dritte Heilmittel: Wasche das Glied in warmem
Wasser, bis es rot wird und sich aufzurichten beginnt. Dann
nimm ein Stück weiches Leder, bestreiche es mit heißem
Harz und wickle es um dein Glied. Sehr bald wird es, vor
Leidenschaft vibrierend, sich zu voller Größe erheben.
Als viertes Heilmittel bedient man sich der Egel, indes nur
der in Gewässern lebenden Arten. Fülle ein Gefäß bis zum
Rande mit Egeln und übergieße sie mit Öl. Stelle das Gefäß
an die Sonne, bis sich der Inhalt durch die Hitze zu einem
Brei zersetzt hat. Mit diesem Brei reibe das Glied an mehre-
ren Tagen hintereinander ein, und es wird dank dieser Be-
handlung eine ansehnliche Länge und Dicke bekommen.
Ein weiteres Verfahren will ich hier kundtun: Erwirb das
Glied eines Esels, koch es mit Zwiebeln und viel Getreide.
Gib dieses Futter Hühnern zur Nahrung. Die sollst du dann
gesotten verspeisen.
Noch ein Mittel erhältst du, wenn du aus Egeln und Öl eine
Salbe bereitest und diese in dein Glied reibst. Auch magst du
Egel in ein Gefäß tun und in einen warmen Dunghaufen setzen, bis sie sich zersetzen und ein Liniment bilden, mit dem
du immer wieder dein Glied einreibst. Es ist gewiß, daß dies
dem Glied bekömmlich sei.«

Nefzawi versichert seinen Lesern:»Die Wirksamkeit all dieser Arz-
neien ist wohlbekannt, und ich habe sie selbst ausprobiert.« Um alle
Zweifel, die der Leser noch hegen mag, auszuräumen, berichtet er

über Abbés, den Mann mit dem winzigen Glied. Abbés schien unter einem sehr ungünstigen Stern geboren zu sein, wurde doch sein Problem durch eine korpulente Gattin verschlimmert. Sein Mangel und ihr Überfluß machten eine sexuelle Vereinigung unmöglich. Mehr noch, Abbés' Lebensunterhalt hing von ihr ab, denn sie war wohlhabend und er mittellos. Als jedoch das Begehren der Gattin immer mehr zunahm und Monat um Monat nicht befriedigt wurde, drehte sie den Geldhahn zu und erzählte all ihren Freundinnen, was für ein Schlappschwanz er sei.

Schließlich suchte Abbés einen Weisen auf und gestand ihm seine Not. Der Weise rief aus: »Hättest du ein prächtiges Glied, so wäre ihr Reichtum der deine. Weißt du nicht, daß die Vulva das höchste Gut der Weiber ist? Doch ich will dir eine Arznei geben, die dich von deiner Not befreien wird.«

Wir erfahren nicht, aus was genau die Arznei bestand. Zweifellos war es eine Rezeptur, die Nefzawi selbst empfahl. Und natürlich hatte sie die ersehnte Wirkung, Abbés' Glied lang und dick zu machen. Als seine Gattin es sah, war sie sprachlos vor Entzücken. »Vollends überwältigt aber war sie, als er ihr nun Freuden spendete, die sie zuvor noch nie gekostet«, berichtet Nefzawi. »Kraftvoll und unermüdlich bewegte er seinen Stab in ihr, während sie in einem fort zitterte und seufzte und wimmerte und schrie.« Wie zu erwarten war, überließ sie Abbés frohen Herzens ihr gesamtes Vermögen und war ihm hinfort in Glück ergeben.

Nefzawis Künste mögen wohl merkwürdig anmuten, aber sie sind nicht ausgefallener als manche, die heute noch von selbsternannten Therapeuten praktiziert werden. Eine derartige obskure Methode, die ROBERT PETERSON an der New Life Clinic in Fort Myers, Florida, praktizierte, machte vor geraumer Zeit Schlagzeilen. Bevor Peterson in zwanzig Fällen angeklagt und ihm das Handwerk gelegt wurde, hatte er sich gebrüstet, daß es ihm häufig gelinge, durch folgendes Vorgehen Länge und Umfang eines Penis zu verbessern:

Ein ausgewachsener Schafbock wird an den Hinterläufen aufgehängt, und ein Assistent eröffnet mit einem glatten Schnitt die Halsvene des Tieres, das man ausbluten läßt.

Durch ein Schiebefenster wird die Tierleiche in einen anderen Raum verbracht, wo Peterson die Hoden entfernt und Assistenten in einem dritten Raum überläßt. Diese zerstampfen die Organe und verrühren sie mit den zerkleinerten Keimdrüsen von Schafsföten. Das auf diese Weise gewonnene Produkt wird Männern injiziert, die sich einen größeren Penis wünschen.

Eine seit einigen Jahren im Versandhandel und in Sexshops angebotene neuere Vorrichtung zur Penisvergrößerung ist die Vakuumpumpe aus Kunststoff. Der Penis wird in das Gerät eingeführt und die Luft aus dem Behälter gepumpt. Dadurch entsteht ein Vakuum, in dem sich der Penis ausdehnen soll. Die Blutzufuhr zum Penis nimmt zu, die Schwellkörper füllen sich, so daß sich der Benutzer für eine kurze Zeitspanne – wenige Stunden – seinen Wunsch nach einem deutlich größeren Penis erfüllen kann. Das luststeigernde Spielzeug soll keine nachteiligen Wirkungen haben. Selbstverständlich bewirkt es aber keine dauerhaft vergrößerten Geschlechtsorgane.

Die Ubiquität der Mikropenieneurose erscheint um so merkwürdiger, wenn man erfährt, daß es mehr oder minder eine durchschnittliche Penisgröße gibt. Natürlich kennen wir Extreme. Manche Knaben kommen ohne äußere Genitalien zur Welt. Und wenn auch wilde Gerüchte von Riesenpenissen im Umlauf sind – bis zu 55 cm werden kolportiert –, treffen sich die Maße verläßlicherer Untersuchungen bei etwa 34 cm (in erigiertem Zustand). Nach MASTERS und JOHNSON beträgt die Länge des erigierten Penis elf bis 20 cm und liegt bei der Mehrzahl der Männer zwischen 13 und 15 cm. Nur etwa bei einem von hundert Männern weicht die Penislänge nach oben oder unten von diesem Durchschnitt ab. Es gilt zu berücksichtigen, daß der Penis nie zu klein ist, es sei denn, er wäre außerstande zur Penetration, wie in dem Fall von Abbés, den Nefzawi berichtet. Tatsächlich ist oft das Gegenteil der Fall – je größer der Penis, desto funktionsschwächer kann er sein. Zum Beispiel klagen Frauen beim Sexualtherapeuten und beim Gynäkologen viel häufiger über Schmerzen, die ihnen ein großes männliches Glied bereitet, als daß sie ihr Mißfallen über eine mangelhafte Penetration äußern.

Häufig ist ausgiebige orale Stimulation (Fellatio) für eine Frau unmöglich, wenn ihr Partner einen überdurchschnittlich großen Penis hat. Die sexuellen Aktivitäten werden sich deswegen auf die üblicheren rein genitalen Techniken und Masturbation beschränken müssen. Und eine verbreitete Meinung besagt, daß besonders große Penisse bei der Erektion nicht so steif werden wie kleinere, wenngleich offenbar keine Untersuchung bekannt ist, die dies beweisen könnte. Alles in allem dürfte der Mann mit der normalen Penisgröße glücklicher sein als einer mit einer eher extravaganten Anatomie.

Bei Männern, deren Penis objektiv kleiner als die Norm ist, kann Testosteron *manchmal* hilfreich sein. Dr. VIRGINIA HUFFER wurde in den sechziger Jahren von einem achtunddreißigjährigen Patienten konsultiert, der an körperlicher Schwäche litt. Er war 1,86 m groß und brachte 90 kg auf die Waage, und er *wirkte* keineswegs schwach, sondern bloß sehr knabenhaft. Sein Gesicht war bartlos, aufgeschwemmt und blaß, seine Stimme piepsig-hell. Erst glaubte die Ärztin, einen Teenager vor sich zu haben.

Der Patient hatte bereits vor zweiundzwanzig Jahren einen Arzt aufgesucht, weil er sich sexuell nicht so entwickelte wie andere sechzehnjährige Jungen. Der Arzt hatte ihm versichert, daß man da nichts machen könne, und auf diesen professionellen Rat hin hatte der Mann die ganzen Jahre seine körperliche Schwäche ertragen, unter großen Hemmungen wegen seines unreifen Äußeren gelitten und sexuell völlig enthaltsam gelebt.

Verschiedene Tests ergaben, daß die Hypophyse des Mannes kein Thyreotropin und keine gonadotropen Hormone sezernierte. Vier Monate lang behandelte Dr. Huffer den Patienten ausschließlich mit Schilddrüsenhormon, um seine körperliche Belastbarkeit zu verbessern. Dann gab sie ihm auf seinen Wunsch Testosteron-Spritzen, und diese führten zu einer sehr auffallenden Veränderung, mit den Worten von Dr. Huffer:»Niedrige Dosen eines Testosteronpräparates im folgenden Jahr bewirkten eine deutliche Vergrößerung seines Penis . . .«

Er wurde ein sexuell bestimmter Mensch. Während der Behandlung beobachtete er drei bis vier nächtliche Erektionen. Er begann, mehrmals wöchentlich zu masturbieren. In Gedanken beschäftigte er sich mit erotischen Fantasien über junge Frauen, die er kannte. Hier vermochte Testosteron sogar einem Achtunddreißigjährigen zu helfen, ein normaler Mann zu werden.

Zu dieser Krankengeschichte sei noch eine interessante Nachbemerkung erlaubt: Auf seine erwachenden erotischen Impulse reagierte der Patient mit Angst und Depressionen. Er fand sich »zu alt«, jetzt erst sich mit Sex zu beschäftigen, und er brachte nicht den Mut auf, sich einem Mädchen zu nähern, ein Rendezvous zu verabreden, sexuell aktiv zu werden und so fort. Unvermittelt brach er die Behandlung ab, suchte aber schließlich Dr. Huffer erneut auf, um sich Schilddrüsenhormone verschreiben zu lassen, wobei er ausdrücklich erklärte, kein Testosteron mehr zu wollen.

Damit derartige emotionale Probleme von vornherein vermieden werden, empfiehlt Dr. HERBERT KUPPERMAN, die Beurteilung der genitalen Entwicklung müsse routinemäßig die körperliche Untersuchung bei Heranwachsenden ergänzen. »Falls eine Therapie mit Sexualhormonen erforderlich ist, sollte sie frühzeitig einsetzen – möglichst um die Zeit, zu der die körpereigene Hormonproduktion erfolgen würde«, findet er. »Die Alternative – nämlich bei einem dreißig- bis vierzigjährigen Mann die Pubertät nachzuholen – erzeugt ein seelisches Trauma, das der Patient unter Umständen nicht verkraftet.«

Es gibt noch einen guten Grund, eher Heranwachsende als Erwachsene zu behandeln: Oft kann im Erwachsenenalter ein kleiner Penis nicht mehr zum Wachstum stimuliert werden. Die Untersuchung ergibt häufig, daß ein junger Mann endokrinologisch normal ist, das heißt, er bildet genügend Testosteron für seine physiologischen Bedürfnisse. Sein Penis ist zwar deutlich kleiner als beim Durchschnitt seiner Altersgenossen, entspricht aber größenmäßig dem seiner männlichen Anverwandten, und das bedeutet, daß in seiner Familie kleine Geschlechtsorgane genetisch angelegt sind.

Heute vertreten viele Ärzte die Auffassung, daß man solchen Patienten nicht helfen kann. Wenn ein junger Mann bereits sein genetisches Potential ausgeschöpft hat, kann ihm keine noch so hohe Dosis Testosteron helfen, mehr zu erreichen.

Manche Endokrinologen, die sich gerade auf diese Problematik spezialisiert haben, sind jedoch der Auffassung, daß man diesen jungen Männern durchaus helfen kann. Sie argumentieren, daß der Durchschnittsmensch nur selten, wenn überhaupt, seine maximale genetische Kapazität erreicht. Wie bereits erwähnt, können wir erreichen, daß wir dichtere Knochen, kräftigere Muskeln, ein gesünderes Herz-Kreislauf-System bekommen, indem wir Umwelt- und Ernährungsfaktoren verändern. Diese körperlichen Veränderungen wären unmöglich, wenn wir sie von unserem maximal erreichbaren genetischen Potential aus bewerkstelligen wollten. Natürlich gilt das auch für die Größe des Penis. Ob ein Penis 5 cm oder 25 cm mißt, ist zweifellos Folge der *normalen* genetischen Expression seines Besitzers, entspricht aber nicht dem möglichen Maximum. Wenn diesen Geschlechtsdrüsen während der Wachstumsphase zusätzliches Testosteron angeboten wird, läßt sich oft eine weitere Größenzunahme erreichen.

Dr. J. H. VOGELMAN von der Orentreich-Stiftung für den Fortschritt der Naturwissenschaften stellt fest: »Die Norm der sexuellen Entwicklung liegt offensichtlich unterhalb der maximal möglichen genetischen Expression. Deswegen vermute ich, daß bei einem großen Teil der männlichen Bevölkerung eine gewisse Zunahme der Penisgröße möglich wäre.«

Dr. KUPPERMAN hat Hunderte von ansonsten normalen jungen Männern wegen *Mikropenie* behandelt. »Wenn wir diese jungen Männer während der Adoleszenz behandeln können, ist ein hundertprozentiger Erfolg zu erwarten«, befindet er. »Erst wenn sie erwachsen geworden sind und das Knochenwachstum abgeschlossen ist, wird die Behandlung schwierig. Nicht nur müssen sie die normale Umstellung vom Jugendlichen zum Erwachsenen in einem Alter durchmachen, in dem es schwer ist, diese Probleme zu verarbeiten, sondern es kann passieren, daß ihr Organismus nicht wie erwartet auf die Hormone reagiert. Schwerwiegender ist indessen, daß sie als Erwachsene aufgrund ihrer körperlichen Unzulänglichkeit oft bereits psychische Probleme entwickelt haben.«

Hier sei die Fallgeschichte eines jungen Mannes wiedergegeben, der erfolgreich mit Testosteron behandelt wurde. Als Junge schämte er sich so sehr wegen seiner kleinen Genitalien, daß er es immer vermied, sich beim Sportunterricht im Umkleideraum blicken zu lassen, aus Angst, seine normal entwickelten Klassenkameraden würden ihn verspotten. Mit fünfzehn hatte er eine mehr oder weniger weibliche Identifikation und eine passive Persönlichkeit entwickelt. Zu seinen Lieblingsbeschäftigungen gehörte es, für seine Mutter Torten zu backen.

Diese freute sich zwar, so verwöhnt zu werden, war aber zutiefst beunruhigt, daß ihr Sohn so unmännlich war. Sie schleppte ihn zu Dr. Kupperman, der sofort mit einer Testosterontherapie begann. Innerhalb von drei Monaten machte der Junge eine körperliche und seelische Verwandlung durch. Sein Penis wurde größer, die Stimme tiefer, und er bekam eine männliche Körperbehaarung. Über eine Veränderung amüsierte sich seine Mutter: Er weigerte sich nun, Torten zu backen. Das könne künftig sie tun, erklärte er, und für das Essen wolle er dann schon sorgen.

Dr. KUPPERMAN schätzt, daß vielleicht zehn Prozent der präpubertären Knaben einen kleinen Penis haben. Das ist kein Grund zur Sorge. Etwa drei Viertel dieser Jungen werden sich völlig normal entwickeln. Bei den anderen muß der Arzt die bereits erwähnten Standardtests durchführen, um den Testosteron- und Hypophysengonadotropin-Spiegel zu bestimmen.

Er mag dabei feststellen, daß alle Organe ordentlich funktionieren, und sich für eine Testosterontherapie entscheiden, um bei dem jungen Mann die Entwicklung zum möglichen Maximum der genetisch angelegten Größe anzustoßen. Oder der Arzt findet es günstiger, ein keimdrüsenstimulierendes Hypophysenhormon zu verordnen, das die Hoden anregt, stärker zu arbeiten und zusätzliches Testosteron zu bilden.

Ist der Patient noch keine zwanzig Jahre alt, dann wird der Arzt zunächst wissen wollen, ob das Wachstum noch nicht abgeschlossen ist. Ist das Wachstum beendet, dann ist bei einem sonst normalen jungen Mann eine Hormonbehandlung nicht sinnvoll. Mit Hilfe einer Röntgenaufnahme läßt sich feststellen, ob an die Stelle der knorpeligen Epiphysenfugen, von denen das Wachstum der langen Röhrenknochen ausgeht, Knochensubstanz getreten ist. In diesem Fall ist das Wachstum des Menschen abgeschlossen, und Testosteron wird wenig ausrichten.

Bei manchen Männern aber tritt dieser Epiphysenschluß nie ein, weil sie – im Gegensatz zu gesunden Heranwachsenden mit kleinem Penis – an einem Hypogonadismus leiden, das heißt, sie bilden kein Testosteron. Dieses Hormon aber bewirkt, daß sich die Epiphysen schließen. Solange die Knochen unreif bleiben, hält das Wachstum an (die betroffenen Männer sind oft schlaksig und hochaufgeschossen). Bei einem hypogonadalen Mann kann, unabhängig vom Alter, ein Peniswachstum stimuliert werden.

Um aber noch einmal auf den Punkt zu kommen: Der anormal kleine Penis ist eine Rarität. Nur die *Sorge* diesbezüglich ist allgemein verbreitet. Nötig und hilfreich ist es, sich zu vergewissern, und bei neunundneunzig von hundert Männern wird das Nachmessen mit einem Zollstock die Sorge entkräften. Gemessen wird das erigierte Glied an der Oberseite vom Schambein bis zur Eichel. Wenn Sie mindestens elf Zentimeter messen, seien Sie froh und entspannen Sie sich. Andernfalls konsultieren Sie einen Endokrinologen.

13

Hormonstörungen: Ursachen und Folgen

Etwa 240 Kilometer westlich von Santo Domingo, in der Dominikanischen Republik, liegt einsam das Städtchen Salinas. Eigentlich ist der 4 000-Seelen-Ort mit seiner Bevölkerung typisch südamerikanisch. Bis auf eine Besonderheit. Bei einem geringen Prozentsatz der Knaben befinden sich die Hoden bei der Geburt noch in der Bauchhöhle, und der Hodensack schmiegt sich flach an den Leib, so daß er eher weiblichen Schamlippen als einem männlichen Genitale gleicht. Der Penis ist so klein, daß man ihn leicht mit einer Klitoris verwechselt. Man kann den Eltern nicht verübeln, wenn sie diese Babys für Mädchen halten und als Mädchen erziehen. Auch für die Kinder schien dies vollkommen in Ordnung zu sein.

In der Pubertät aber geschieht dann eine Art Wunder. Die »Mädchen« kommen in den Stimmbruch. Ihr Körper wird kräftig und muskulös. Sie bekommen keine Brüste, und ihre »Klitoris« wächst sich zu einem Mehrfachen der ursprünglichen Größe aus. Diese Entwicklung ist so auffällig, daß die Einwohner von Salinas diese Kinder *Guevedocos* nennen, das bedeutet »denen mit zwölf Jahren ein Penis wächst«.

Es finden noch weitere Veränderungen statt. Die Hoden wandern aus der Bauchhöhle in den Hodensack, der sich vergrößert. Die inneren männlichen Geschlechtsdrüsen, Samenbläschen und Prostata, entwickeln sich und beginnen, Sekret zu bilden. Aus den Kindern sind nun Knaben geworden, und interessanterweise entwickeln sie jetzt eine gründliche männliche Orientierung.

Die Geschichte von den *Guevedocos* war Endokrinologen von der Medizinischen Fakultät der Cornell University zu Ohren gekommen und hatte ihre Neugier geweckt. Das Rätsel wurde noch spannender durch Berichte aus anderer Quelle, daß die Testosteronspiegel der Kinder mit denen der anderen Jungen genau übereinstimmten. Die Forscher beschlossen, das Phänomen selbst zu untersuchen, aber noch bevor sie in das Flugzeug nach Santo Domingo stiegen, hatten sie schon eine Theorie entwickelt. Sie drehte sich um die Tatsache, daß manche Zellen des Organismus nur auf reines Testosteron ansprechen, andere hingegen das Hormon nicht in dieser von den Hoden sezernierten Form verwerten können. Deshalb muß für sie das Hormon zu *Dihydrotestosteron* (DHT) umgewandelt werden. Normalerweise geschieht dies auf ganz natürliche Weise bei der Testosteronverwertung. Die Forscher hielten es für ziemlich schlüssig, daß die verzögerte sexuelle Entwicklung der *Guevedocos* durch eine Störung des Umbaus von Testosteron in Dihydrotestosteron bedingt war.

Als erstes fanden die Mediziner in Salinas heraus, daß die Testosteron-Spiegel der Kinder tatsächlich im Normbereich lagen. Die weitere Untersuchung ergab jedoch, daß die Dihydrotestosteron-Konzentrationen erwartungsgemäß niedrig waren, bei einigen *Guevedocos* erreichten sie nur ein Sechstel des normalen Wertes.

Die Fahndung nach der Ursache eines medizinischen Problems kann so schwierig sein wie die Suche nach Draculas Schloß in Transsylvanien: Man geht endlos neue Wege und landet immer wieder in Sackgassen. Mindestens eine Tatsache war den Forschern jedoch klar: Wenn die Umwandlung von Testosteron in Dihydrotestosteron gestört war, lag dies ziemlich sicher daran, daß ein maßgebliches Enzym fehlte, das diesen Vorgang auslöste. Das betreffende Enzym hat den zungenbrecherischen Namen delta-4-Steroid-5-alpha-Reduktase bzw. -5-beta-Reduktase und bewirkt den Umbau des Hormons in der Leber und in Zellen von Zielorganen, also in Zellen, die Dihydrotestosteron benötigen.

Die *Guevedocos* veranschaulichen sehr gut, was passieren kann, wenn zu wenig Testosteron (in der jeweils benötigten Form) zu den Zellen bestimmter männlicher Geschlechtsdrüsen gelangt. Der Körper der Betroffenen wird nicht normal virilisiert und kann sich daher nicht vollständig von seiner naturgegebenen angeborenen Weiblichkeit lösen. Noch ein weiterer Punkt wird an den *Guevedocos*

klar: Oft steckt hinter einem scheinbar einfachen Testosteronmangel eine viel kompliziertere Störung, an der mitunter Enzyme,
andere Hormone, hormonbindende Globuline, reaktionsträge Zielorgane u. a. beteiligt sein können. Eine höchst komplizierte Angelegenheit, wie gesagt, und es ist nicht angebracht, auf ein so exotisches
Problem wie die *Guevedocos* von Salinas im Detail einzugehen.
Weitaus wichtiger sind für uns die *häufigen* Ursachen einer Feminisierung beim Mann.

Klinefelter-Syndrom

Das Klinefelter-Syndrom dürfte wohl die häufigste Erkrankung
sein, die eine Feminisierung mit sich bringt. Betroffen ist einer unter
vierhundert Männern. Jugendliche Patienten mit Klinefelter-Syndrom werden oft als fettsüchtige Kinder eingestuft, die ihre Eßgewohnheiten nicht kontrollieren können. In Wirklichkeit war ein
solcher Patient wahrscheinlich nie ein übermäßiger Esser. Dennoch
ist ein extremer Fettansatz, besonders um Brüste und Oberschenkel,
nicht zu übersehen. Anders als der typische Spitzbauch des mittleren
Alters kann sich eine ringförmige Speckrolle um die Hüften und um
den Magen bilden. Auch wenn der Patient stark untergewichtig ist,
kann er die Gynäkomastie, also das Wachstum der Brüste, und die
Fettansammlung um die Hüften nicht verbergen. Der Penis kann
normal groß sein, aber die Hoden sind auffällig klein, weniger als
halb so groß wie normal.

Die Analyse der Blut- und Urinproben, die der untersuchende
Arzt an ein Labor schickt, wird ergeben, daß die Hypophyse des Patienten hohe Konzentrationen Gonadotropine an die Hoden aus-
schüttet. Doch die Hoden sprechen nicht an. In der Ejakulatprobe
wird kein einziges Spermium nachgewiesen. Um die Diagnose Klinefelter-Syndrom zu sichern, muß noch eine Hodenbiopsie, das ist
eine mikroskopische Untersuchung des Hodengewebes, durchgeführt werden. Im Mikroskop erkennt der Arzt, daß die Leydig-
Zellen und die Hodenkanälchen stark vermindert bzw. deformiert
sind.

Der Hodenschaden ist ein Witz: Er entsteht durch einen Mangel an Testosteron, das die Hoden selbst bilden. Die Zellen, aus denen die Hodenkanälchen bestehen, sind »androgenunempfindlich«. Infolge eines genetischen Fehlers können sie das Testosteron, das sie genauso wie die anderen Geschlechtsorgane benötigen, nicht absorbieren. Die unentwickelten Kanälchen können kein Hormon produzieren, und dadurch wird das Problem verschlimmert.

Da diese Krankheit genetisch bedingt ist, kann sie nicht geheilt werden, doch kann sie mit Hilfe einer Testosteron-Substitution behandelt werden. Es spielt keine Rolle, in welchem Alter die Testosteron-Therapie beginnt, der Patient wird in jedem Fall eine männlichere Erscheinung bekommen, und seine sexuelle Potenz wird zunehmen.

Eunuchoidismus

Auch der Eunuchoidismus beruht auf einem Mangel an Testosteron. Der Körper des Patienten wirkt insgesamt weiblicher als bei Klinefelter-Patienten. Er hat schmale Schultern, breite Hüften und lange Arme. Wie beim Klinefelter sind die Brüste ähnlich wie die einer Frau entwickelt. Der Penis ist sehr klein, bis hin zur Mikropenie (fast nicht vorhanden), und die Prostata ist kaum oder gar nicht entwickelt.

Die Laboruntersuchungen zeigen eventuell ähnliche Befunde wie beim Klinefelter-Syndrom, nur wird die Hodenbiopsie nicht nur deformierte, sondern völlig zerstörte Leydig-Zellen ergeben. Da der eunuchoide Patient nicht an einer Androgen-Unempfindlichkeit der Zellen seiner Sexualorgane leidet, sondern eindeutig an einem Testosteron-Mangel, kann die Behandlung mit Testosteron beachtliche Erfolge zeitigen.

Gelegentlich sind nicht die Hoden von der Mangelfunktion betroffen, sondern die Hirnanhangsdrüse. Wenn die Hypophyse keine keimdrüsenstimulierenden Hormone sezerniert, bilden die Hoden kein Testosteron. Dies läßt sich im Labortest rasch nachweisen, indem man die Hypophysengonadotropine im Blut und im Urin bestimmt. Ist der Befund positiv, wird die bevorzugte Behandlung, besonders bei Heranwachsenden, in der Gabe von menschlichem

Choriongonadotropin (HCG) bestehen, einem aus dem Urin Schwangerer gewonnenen Hormon. HCG stimuliert die normale Hodenfunktion, indem es für die Hypophysengonadotropine einspringt.

Kryptorchismus

Eine weitere Testosteronmangel-Krankheit ist der Kryptorchismus. Bei drei Prozent aller reifen männlichen Neugeborenen und 21 Prozent der Frühgeborenen sind ein oder beide Hoden in der Bauchhöhle steckengeblieben. In ungefähr 80 Prozent dieser Fälle wandern die Hoden während des ersten Lebensjahrs normal in den Hodensack hinab. Geschieht das nicht, muß mit einem kleinen ärztlichen Eingriff nachgeholfen werden.

Manchmal gelingt es dem Arzt, die Keimdrüsen an ihren richtigen Platz zu schieben. Wenn der Hodenhebermuskel (M. cremaster) kontrahiert ist und dadurch den Hoden im Bauch festhält, kann der Arzt den Muskel oft durch sanfte Massage lockern, und der Hoden kann dann in den Hodensack rutschen. Ein erfahrener Arzt fordert das Kind vielleicht nur auf, in die Hocke zu gehen, und dabei kann der Hoden gelegentlich von selbst an seinen Platz schlüpfen. Auch das oben erwähnte Hypophysenhormon HCG kann den sogenannten Hodendeszensus (das Hinabsteigen der Hoden in das Skrotum) stimulieren.

Bringt die manuelle Nachhilfe nicht den gewünschten Erfolg, dann muß operiert werden, denn ein in der Bauchhöhle zurückgehaltener Hoden stellt ein potentielles Risiko dar. Da die Hoden bei der normalen Körpertemperatur nicht ordentlich funktionieren können, hat die Natur ihnen das Skrotum als Behausung geschaffen. Wenn der Körper stark erwärmt ist (Fieber, Sauna), dehnt sich die Haut des Hodensackes, so daß die Hoden sich einige Zentimeter vom Bauch entfernen und abkühlen können. Umgekehrt zieht sich der Hodensack in kalter Umgebung (Luft, Wasser) zusammen und dadurch die Hoden dichter an den warmen Körper heran, aber nur so, daß eine Überwärmung vermieden wird.

Dieser Prozeß der Temperaturregulation der Hoden läuft nach

einem hochempfindlichen Mechanismus ab. Und er ist in der Tat äußerst wichtig, denn zuviel Kälte oder Hitze – und die Körpertemperatur *ist* zu warm – tötet die Spermien sofort ab und unterbindet die Funktion der Hodenkanälchen. Chronische Einwirkung von extremen Temperaturen zerstört in der Tat die Kanälchen. Die Leydig-Zellen vermögen noch Testosteron zu bilden, aber sie altern viel früher als normal und stellen schließlich die Hormonproduktion ein. Die Körperwärme kann Hoden, die bis zum vierten oder fünften Lebensjahr nicht deszendiert sind, bereits irreparabel schädigen.

Ein noch größeres Problem ist, daß retinierte Hoden nach dem zwanzigsten Lebensjahr dazu neigen, krebsig zu entarten. Wiederum ist menschliches Choriongonadotropin (HCG) die bevorzugte Therapie. Man erhofft sich davon, daß es das Ende der Hodenentwicklung herbeiführt, so daß diese die Bauchhöhle verlassen, was eigentlich bei der Geburt hätte geschehen sein müssen. Wenn das nicht klappt, sollte eine sogenannte Orchidopexie vorgenommen werden. Bei diesem chirurgischen Eingriff werden die Hoden in das Skrotum verlagert und fixiert, so daß sie nicht mehr in die Bauchhöhle zurückschlüpfen können.

Die Operation garantiert natürlich nicht, daß sich kein Krebs entwickeln kann. Jeder junge Mann, der beim Erreichen der Adoleszenz noch einen retinierten Hoden hat, sollte sich mindestens zweimal jährlich körperlich untersuchen lassen, denn zu diesem Zeitpunkt ist die Schädigung, die zu Hodenkrebs führen könnte, bereits eingetreten.

Anorchie

Eine Anorchie, das völlige Fehlen von Hoden, kann fälschlich für Kryptorchismus gehalten werden, kommt aber viel seltener vor. Das Skrotum ist dann natürlich leer. Körperlich gleichen die Betroffenen, wie gesagt, Männern mit nicht deszendierten Hoden. Falls Gaben von menschlichem Choriongonadotropin keinen Anstieg der Östrogene und der Testosteronkonzentration im Urin und keine Vermännlichung des Habitus bewirken, ist die Diagnose einer Anorchie wahrscheinlich. Da keine Hoden vorhanden sind, können sie auch nicht durch HCG stimuliert werden. Die einzige therapeutische Möglichkeit besteht in einem lebenslangen Androgenersatz.

Infertilität

Ein weiteres Problem, das manchmal mit einem Testosteronmangel zusammenhängt, ist die Infertilität. Das normale Ejakulat eines gesunden Mannes enthält durchschnittlich 400 Millionen lebende Spermien. Werden in der Samenflüssigkeit eines Mannes weniger als 20 Millionen Spermien gezählt, dann ist er wahrscheinlich unfruchtbar. Jährlich konsultieren Tausende von Männern wegen Fertilitätsproblemen einen Arzt, doch läßt die Therapie noch sehr zu wünschen übrig, wie Dr. HUGH LAMENSDORF kritisch in der Zeitschrift »*Fertility and Sterility*« ausführt:

»Nach komplizierten und kostspieligen endokrinologischen hodenbioptischen Untersuchungen stellt sich bei den meisten Patienten heraus, daß sie keine behandlungsbedürftige Krankheit haben. Wegen dieser enttäuschenden Ergebnisse haben die meisten Ärzte die komplizierten Untersuchungen aufgegeben und die einfache Gepflogenheit übernommen, empirisch mit Schilddrüsenextrakten sowie hochdosierten Vitaminen und Mineralstoffen oder auch mit niedrigen Dosen Testosteron zu behandeln, wobei ihnen ständig bewußt ist, daß sie die Fertilität des Patienten dadurch nicht verbessern.«

Die womöglich vielversprechendste Behandlung der Infertilität, über die wir heute verfügen, wurde vor mehr als dreißig Jahren von Dr. C. G. HELLER, damals am Institut für Reproduktionsmedizin der Pacific Northwest Research Foundation in Seattle, entdeckt. Manchem Arzt sind auch heute noch Hellers Forschungsarbeiten geläufig. Die meisten werden über die erste Hälfte von Hellers Befunden nicht hinausgelesen haben, nämlich die offenbar negative Tatsache, daß Testosteron in hohen Dosen bewirkt, daß die Hodenkanälchen, in denen die Spermien entstehen, degenerieren. (Im gleichen Sinn wirken Testosteron-Gaben auf die Testosteron produzierenden Leydig-Zellen.) Das Hormon scheint, indem es das Spermien bildende Gewebe zerstört, die Infertilität nicht zu heilen, sondern gerade zu verursachen. Dies ist den meisten Ärzten bekannt. Mit dem wichtigeren Aspekt von Hellers Forschungsergebnissen sind sie indessen nicht vertraut. Vor der Amerikanischen Gesellschaft zum Studium der Sterilität berichtete Heller bereits 1950 außerdem, daß die ursprünglichen Hodenkanälchen nach dem Abbruch der Hormontherapie durch neue, gesunde ersetzt werden.

Unmittelbar nach Hellers Bericht bestätigten forschende Kollegen seine Ergebnisse, und eine Zeitlang begeisterten sich die Fertilitätsspezialisten für die Therapie mit Testosteron. Dann ließ die Begeisterung plötzlich nach. Ein Grund war die Entdeckung, daß nur zwanzig von hundert Männern nach der neuen Therapie ein Kind zeugten. (Dabei übersah man, daß *keiner* dieser Männer auf andere Therapieversuche angesprochen hatte und daß sehr wahrscheinlich *keiner* dieser Männer ohne Hellers Therapie Vater geworden wäre.)

Der zweite Einwand gegen die Therapie wog schwerer. Es kam gelegentlich vor, daß das Keimepithel sich nicht regenerierte und noch weniger Spermien bildete als zuvor.

Dennoch verordneten manche Ärzte weiterhin Testosteron bei Infertilität, weil sie annahmen, das Risiko bestünde bloß darin, daß der Status quo erhalten bliebe, und die mögliche Besserung sei dies bei weitem wert. Zu diesen Ärzten gehörte auch Dr. Lamensdorf. Er blickt auf eine mehr als zwanzigjährige Testosteron-Verordnungspraxis zurück, die er als »einigermaßen erfolgreich« beurteilt. Von 145 behandelten Männern gelang es immerhin 39 (das entspricht 27 Prozent), schließlich ein Kind zu zeugen. Von ihnen hatten einige vor der Testosteron-Therapie praktisch keine Spermien produziert. Bei anderen enthielt das Ejakulat ungesunde und wenig bewegliche Spermien.

Bei drei Patienten (2 Prozent) wiesen die Hodenkanälchen irreversible Schäden auf.

Schon 1972 berichtete Heller mit MAVIS J. ROWLEY im Fachblatt *»Fertility and Sterility«* über insgesamt 157 Fälle männlicher Infertilität, die sie in den vergangenen achtzehn Jahren behandelt hatten. Alle Patienten hatten zwei bis sechzehn Jahre lang erfolglos versucht, Nachwuchs zu bekommen.

Jeder der Patienten wurde im Rahmen eines zwei volle Jahre dauernden Programms mit ausreichenden Mengen Testosteron sowie weiblichen Hormonen behandelt, so daß die Spermienproduktion vollständig erlosch. Dann wurde die Behandlung abgesetzt, und innerhalb von sechs Monaten bis zu zwei Jahren ergab sich bei 110 der Patienten eine statistisch signifikante Zunahme der Spermienzahl im Ejakulat. Bei den restlichen Patienten zeigte sich in 13 Fällen eine Abnahme, bei 24 trat keine deutliche Veränderung ein, und die übrigen konnten nicht nachuntersucht werden.

Mehr als 40 Prozent der Männer hatten das Glück, in der Folge der Behandlung Nachwuchs zu zeugen. Von den erfolglosen Fällen hatten sich drei Patienten scheiden lassen, bevor ein Erfolg der Therapie hatte nachgewiesen werden können. Ein Patient starb. Bei der Frau eines anderen Patienten mußte die Gebärmutter entfernt werden. Und 83 Patienten fielen aus dem Programm, bevor die Beobachtungsperiode abgeschlossen war. Das ist wichtig, denn die meisten Schwangerschaften traten erst im zweiten Jahr nach dem Ende der Behandlung ein, und von diesen mehr als die Hälfte in den letzten sechs Monaten des zweiten Jahres. Es ist daher naheliegend, daß viele der aus dem Versuch herausgefallenen Männer noch Väter geworden sind.

Mehr als die Hälfte der Männer, die bis zu sechzehn Jahre lang vergeblich versucht hatten, Nachwuchs zu zeugen, hatten innerhalb von vier Jahren nach der Behandlung zwei oder mehr Kinder.

Das interessanteste Ergebnis der Studie fand sich bei den dreizehn Männern, deren Spermienzahl nach der Behandlung niedriger war als zuvor. Sie betrug im Durchschnitt nur 60 Prozent der vor der Therapie bestimmten Werte. Zehn von diesen dreizehn Patienten wiesen jedoch deutlich weniger abnorme Spermien auf als vorher, und trotz der niedrigeren Spermienzahl trat bei fünf Paaren eine Schwangerschaft ein.

Gynäkomastie

So bezeichnet man die recht häufige abnorme Brustentwicklung bei Männern. Eine mäßige Gynäkomastie beobachtet man bei annähernd 95 Prozent der Knaben am Beginn der Pubertät. Meist ist das harmlos, aber eine psychische Belastung, häufig jedoch ein unerklärliches Phänomen. Sicherlich besteht in manchen Fällen ein Testosteronmangel eine Rolle – oft ist die Gynäkomastie Folge einer zu geringen Testosteronbildung. Doch die Brüste können auch bei normalem Testosteronspiegel größer werden, wenn der Körper zuviel Östrogen bildet. Und sogar wenn beide Werte normal sind, können Hypophysenhormone eine Gynäkomastie auslösen.

Dr. J. W. JULL wies, nachdem er fünfzehn Fälle von Gynäkomastie wissenschaftlich ausgewertet hatte, auf die Vielfältigkeit der Ursachen hin: »Drei der fünfzehn Fälle lassen sich auf der Grundlage einer abnorm niedrigen Östrogenbildung erklären, zwei Fälle waren wahrscheinlich durch eine pubertären Anstieg der Hypophysenaktivität und fünf durch eine gesteigerte Östrogensekretion bedingt. In den übrigen fünf Fällen müßten andere Ursachen des gesteigerten Brustwachstums nachgewiesen werden.«

Eine übermäßige Brustentwicklung bei einem Mann sollte stets diagnostisch geklärt werden, selbst wenn ihm seine äußere Erscheinung ziemlich gleichgültig ist. Eine Gynäkomastie könnte auch auf einen Tumor im endokrinen System hinweisen, und dann kann die frühzeitige Diagnose und Therapie lebensrettend sein.

Zuviel Östrogen

Oft entsteht ein relativer Testosteronmangel, weil zuviel Östrogen gebildet wird, das ja, wie bereits erwähnt wurde, das hormonelle Gegenstück im ewigen Kampf der Geschlechter darstellt. Die Testosteronausschüttung kann völlig im Bereich der Norm liegen, die Östrogenbildung hingegen das Doppelte oder Dreifache des erwarteten Wertes erreichen.

Dieser Östrogenüberschuß wirkt sich vielfältig auf den männlichen Organismus aus. Ein Effekt betrifft das Sexhormon bindende Globulin (SHBG), ein Transportprotein (siehe Kapitel 8), das in der Leber gebildet wird und Geschlechtshormone im Blut bindet. Bekanntlich kann der Körper die Hormone, die an SHBG gebunden sind, nicht verwerten. Unabhängig davon, ob die Hoden genügend

Testosteron bilden, bewirkt daher ein SHBG-Überschuß einen funktionellen Testosteronmangel. Sowohl Androgene als auch Östrogene fördern die SHBG-Bildung. Das ist die eine Weise des Körpers, einen optimalen Hormonspiegel im Blut aufrechtzuerhalten. Wird zuviel Östrogen gebildet, dann wird mehr SHBG benötigt. Dies wäre unproblematisch, wenn das SHBG in erster Linie Östrogene binden würde, was aber nicht der Fall ist. Das Gegenteil trifft zu – SHBG bindet bevorzugt Testosteron, und daher ist freies Östrogen verfügbar und verweiblicht den männlichen Körper.

Tatsächlich drosselt Testosteron beim gesunden Mann die Bildung von SHBG, während sie bei der gesunden Frau durch Östrogen stimuliert wird. So trägt das Sexhormon bindende Globulin (SHBG) dazu bei, daß unsere sexuelle Identität erhalten bleibt. Bei der Frau reguliert es den Testosteronspiegel auf niedrigem Niveau, und beim Mann hält Testosteron den SHBG-Spiegel niedrig und gewährleistet so seine Männlichkeit. Männer bilden daher etwa halb soviel SHBG wie Frauen.

Der ursprüngliche Schaden, der einen Östrogenüberschuß zur Folge hat, ereignet sich wahrscheinlich in den interstitiellen Zellen des Hodengewebes (den Leydig-Zellen), wo etwa zwei Drittel der männlichen Östrogenbildung stattfinden. Aus noch nicht geklärten Gründen sezernieren manche Männer besonders viel Östrogen. Der gesunde Mann produziert etwa 75mal soviel *freies* Testosteron wie eine Frau, wenn aber der Quotient Testosteron zu Östrogen kleiner wird, werden auch die männlichen Merkmale schwächer ausgeprägt.

Doch der Organismus ist kein schludrig am Fließband zusammengestückelter Brocken Schrott. In Millionen Jahren hat er sich angepaßt und vervollkommnet, und eines der großen Wunder dieser Entwicklung sind seine Kontroll- und Regelmechanismen. Bildlich gesprochen: Die Natur ist eifrig bedacht, daß Männer und Frauen biologisch verschieden bleiben. Falls also ein Hodenpaar zuviel Östrogen produziert – und angesichts der prekären männlichen Embryonalentwicklung haben wir allen Grund, dies für möglich zu halten –, hat die Natur dafür eine todsichere Methode entwickelt, die Männlichkeit zu bewahren: Die Leber hat unter anderem die Aufgabe, überschüssiges Östrogen abzubauen.

Der angesehene Endokrinologe MORTIMER LIPSETT geht davon aus, daß jede Erkrankung oder Funktionsstörung der Leber das hormonelle Gleichgewicht des Körpers beeinträchtigen kann. Dies könnte vielleicht auch die Beobachtung erklären, daß Alkoholiker generell eine deutlich geringere Libido haben als der Durchschnitt der männlichen Bevölkerung. Chronischer Alkoholmißbrauch führt, lange bevor sich eine Leberzirrhose entwickelt, zu abnormen Veränderungen der Leberzellen.

Eine Erkrankung der Leber hat auch höhere SHBG-Spiegel zur Folge, wie mehrere Studien belegen. Beispielsweise konnte Dr. DAVID ANDERSON von der Internistischen Abteilung des St. Bartholomew's Hospital in London an 25 Patienten mit chronischen Lebererkrankungen, unter ihnen acht mit Alkoholzirrhose, deutlich über die Norm erhöhte SHBG-Spiegel nachweisen. Nach Andersons Auffassung entwickeln sich der Hypogonadismus und die Gynäkomastie, die gerade bei Alkoholzirrhosen auffallen, aus zwei Gründen: Das erhöhte SHBG bindet im Übermaß Testosteron, und die geschädigte Leber kann nicht genügend Östrogen abbauen.

Dies sind nur die häufigsten von zahlreichen Gründen, die eine maximale Entwicklung des männlichen Potentials beim Mann verhindern können. Eine männliche Entwicklung kann auch gehemmt werden, wenn die Nebennieren inadäquate Mengen an Vorstufen der 17-Ketosteroide bilden. Oder auch eine Erkrankung der Hypophyse oder des Hypothalamus. Alle Erkrankungen, die mit Störungen der Kreislauffunktion einhergehen, können die Funktion der Achse Hypothalamus-Hypophyse-Gonaden beeinträchtigen.

Auch diese Probleme stellen aber nur die Spitze eines Eisberges dar, das Wenige, das wir inzwischen wissen. Was die Neugier des Endokrinologen noch immer herausfordert, sind die verwirrenden und vielleicht grundlegenden Geheimnisse der Interaktionen der Hormone, der Feinregulation ihrer Wirkungen untereinander. Ständig werden neue Substanzen mit Hormonwirkung entdeckt, und noch häufiger sind wichtige neue Erkenntnisse über die Funktion von Hormonen.

Einzig und allein eine fortgesetzte Forschungsarbeit auf dem Gebiet der Endokrinologie wird uns schließlich die speziellen Ursachen der sexuellen Unterentwicklung erkennen lassen. Erst dann werden sich uns auch Wege eröffnen, von der Vereinigung der Samenzelle mit der Eizelle bis zum Erwachsenenalter therapeutisch einzugreifen und Männern eine normale männliche Entwicklung zu gewährleisten. Bis dahin werden wir die Symptome kurieren müssen, Öl in Feuer gießen, das so nicht recht brennen will.

14

Sex unter Männern

Nicht lange nachdem in den dreißiger Jahren Testosteron isoliert und synthetisiert worden war, stellten einige Forscher die Hypothese auf, daß ein Mangel des Hormons bei manchen Männern die Hauptursache von Homosexualität, Transvestismus (Neigung, die Rolle des entgegengesetzten Geschlechts zu spielen und sich entsprechend zu kleiden) und Transsexualismus (echte psychische Identifikation mit dem anderen Geschlecht und dringender Wunsch, diesem anzugehören) sei. Die nötige Forschungsarbeit erschien einfach, nachdem man gelernt hatte, den Testosteronspiegel im Urin zu bestimmen. Mehrere Untersucher machten sich daran, hormonelle Unterschiede zwischen Homosexuellen und Heterosexuellen nachzuweisen.

Leider hatten die Forscher das Pech, daß bei den verschiedenen Studien ebenso verschiedene Ergebnisse herauskamen. Zu einem Teil lag das sicher daran, daß die einzige, damals verfügbare Methode zum quantitativen Testosteronnachweis ein umständlicher, zeitaufwendiger und oft ungenauer biologischer Test war. Viel später erst wurden die weitaus eleganteren und genaueren Verfahren zur Bestimmung des Testosteron-Plasmaspiegels entwickelt, was neue Studien anregte, mit denen das Bindeglied zwischen Hormon und Homosexualität aufgespürt werden sollte.

Großes Interesse fand unter vielen anderen eine Untersuchung, die Dr. ROBERT C. KOLODNY und seine Mitarbeiter an dem berühmten Institut für Fortpflanzungsbiologie an der Medizinischen Fakultät der Universität in St. Louis durchführten. Für die Studie stellten sich dreißig homosexuelle Collegestudenten zur Verfügung. Von Anfang an war sich Kolodny jedoch klar, daß er bei den

Homosexuellen einige wichtige Unterscheidungen vornehmen mußte. Ein glücklich verheirateter heterosexueller Mann beispielsweise, der gelegentlich Sex mit einem männlichen Freund hat, ist nicht im gleichen Sinn homosexuell wie ein Mann, der vier oder fünf Lover in einer Woche hat und an heterosexuellen Kontakten überhaupt nicht interessiert ist. Es käme nichts Gescheites heraus, würde man beide Gruppen in eine Studie über Homosexualität aufnehmen. So beschloß Kolodny, sich auf eine Standardbewertungsskala der Hetero-/Homosexualität zu beziehen, die der Pionier der Sexualforschung, Dr. ALFRED KINSEY, vor Jahren entwickelt hatte.

Kinsey klassifizierte Männer nach sechs Kategorien. Männer der Kategorie 1 sind ausschließlich heterosexuell, Männer der Kategorie 6 sind ausschließlich homosexuell. Nach der Kinsey-Skala wären die Männer der Kategorie 3 echte Bisexuelle – das heißt, diese sind mehr oder weniger mit Männern wie mit Frauen sexuell aktiv und genießen beide Formen der Sexualität, ohne eine besonders zu bevorzugen. Kolodnys homosexuelle Probanden gehörten nach der Kinsey-Skala ausschließlich den Kategorien 5 und 6 an.

Bei der Untersuchung einer Kontrollgruppe rein heterosexueller Studenten fand Kolodny Testosteron-Blutspiegel von 689 Millionstel Gramm pro 100 Kubikzentimeter Blut. Vergleichsweise wiesen die rein Homosexuellen einen um 60 Prozent niedrigeren Testosteronspiegel auf. Bei den überwiegend homosexuellen Männern, die gelegentlich heterosexuelle Kontakte hatten, lagen die Hormonspiegel etwa bei 54 Prozent der heterosexuellen Durchschnittswerte.

Kolodny fertigte auch Spermiogramme seiner Probanden an. Die Studenten bekamen die Anweisung, 72 Stunden sexuell enthaltsam zu sein und dann zu masturbieren. Die Analyse der Spermaproben ergab bei neun von 15 Männern der Kinsey-Kategorien 5 und 6 Spermienzahlen unterhalb der Norm. Bei vier Probanden enthielt der Samen keine beweglichen Spermien, und bei der Hälfte der übrigen war die Motilität der Spermien eingeschränkt.

Eine in der amerikanischen Zeitschrift für Sexualforschung »*Journal of Sex Research*« publizierte Studie wurde an Männern mit sexuell abweichendem Verhalten durchgeführt. (Anders als der negativ besetzte Begriff »Perversität« ist »sexuelle Deviation« für sexuell von der Norm abweichendes Verhalten eher neutral.) Neben 79 »normalen« Männer untersuchten L. STARKÁ und seine Mitarbeiter 17 männliche Transsexuelle, 3 Transvestiten, 18 homosexuelle Männer mit weiblicher und 3 mit männlicher Disposition. Die Autoren: »Vergleicht man die unterhalb des Normalbereichs angesiedelten Werte bei den Gruppen der sexuell devianten Männer und den normalen Männern, dann findet sich bei ersteren eine signifikante Verringerung des im Blut zirkulierenden Testosterons.«

Kolodny und Starká hatten kaum ihre Ergebnisse veröffentlicht, als auch schon die Schwachpunkte ihrer Arbeiten unter Beschuß gerieten. Bei einem von Kolodnys Probanden, einem echten Bisexuellen der Kategorie 3, war der Testosteronspiegel höher als bei sämtlichen heterosexuellen Kontrollen. Ist das die Ausnahme von der Regel? Starkás weiblich orientierte Homosexuelle haben höhere Testosteronspiegel als die männlich orientierten! Seine Transsexuellen, die sich ja psychosexuell als Frau empfinden, haben höhere Testosteronspiegel als die Transvestiten (die ja häufig in ihrer Partnerwahl *nicht* homosexuell bestimmt sind, sondern ein zufriedenes, gut angepaßtes Sexualleben haben und bloß gerne Frauenkleider anziehen). Die Transsexuellen hatten sogar höhere Testosteronspiegel als die maskulinen Homosexuellen. Mehr noch, Starká berichtet, daß unter den 18 weiblich betonten Homosexuellen zwei Hormonwerte im oberen und acht im mittleren Bereich der Norm aufwiesen. Bei keinem dieser 18 Männer wurden extrem niedrige Testosteronwerte gemessen.

Logischerweise wurden neue Untersuchungen durchgeführt, um die Wahrheit herauszufinden. Zunächst bestimmten Dr. PETER DOERR und Mitarbeiter vom Max-Planck-Institut für Psychiatrie in München die Testosteronspiegel von 32 Homosexuellen. Dr. Doerr: »Offensichtlich unterschied sich die Homosexuellengruppe nicht von der Kontrollgruppe, und es gibt keine Korrelation zwischen Plasma-Testosteronspiegel und Kinsey-Kategorien (Homo-/Heterosexuelle).«

Anders als Kolodny fand Doerr keine signifikanten Unterschiede in der Spermienzahl oder der Fertilität. Er bestimmte auch die Konzentration eines bestimmten Östrogens – des Östradiols – und stellte fest, daß die Konzentration dieses Hormons »bei der Homosexuellengruppe um 27 Prozent höher (war) als bei der Kontrollgruppe«.

Die Studie, die GARY A. PARKS mit Kollegen von den Städtischen Kliniken und dem Cornell Medical Center von New York veröffentlichte, brachte dann ganz neue Ergebnisse ins Spiel, nämlich – wie bereits im 8. Kapitel erläutert – daß es nach Stunden, Tagen und Wochen meßbare extreme zyklische Schwankungen der Testosteronproduktion gibt. Darüber hinaus gibt es interindividuell große Unterschiede der produzierten und verwerteten Hormonmengen. Parks betonte, daß diese Faktoren in früheren Untersuchungen nicht berücksichtigt worden waren.

Die Parks-Studie umfaßte zwölf Jungen zwischen 15 und 19 Jahren, sechs homo- und sechs heterosexuelle. 28 Tage lang wurden ihnen täglich Blutproben entnommen, deren Analyse zwar starke Hormonschwankungen von einem Tag zum anderen, aber bei der statistischen Auswertung keine signifikanten Unterschiede zwischen beiden Gruppen ergab.

Es dauerte nicht lange, bis eine neue Studie – im »*American Journal of Psychiatry*« – publiziert wurde, durch deren Ergebnisse sich der Kreis schloß. Die Autoren – H. KEITH BRODIE und Mitarbeiter – hatten eine so raffinierte Methode angewandt wie Parks. Ihre 19 untersuchten Homosexuellen gehörten alle zur Kinsey-Kategorie 6. Die Kontrollpersonen waren sämtlich heterosexuell, ohne jegliche homosexuelle Ambition.

Eine Woche lang wurden jeden zweiten Tag morgens um acht Uhr Blutproben entnommen und sorgfältig analysiert. Brodie und seine Mitarbeiter kamen zu dem Ergebnis, daß die Plasma-Testosteronspiegel der *heterosexuellen* Probanden »deutlich niedriger (waren) als die durchschnittlichen Werte der homosexuellen Männer«.

Auf einmal hatten die Homosexuellen mehr Testosteron als Heteros! Die Extreme bei den Meßbereichen waren annähernd gleich – die niedrigsten und die höchsten Werte fanden sich bei den Heterosexuellen.

Jeder konnte somit die Frage nach dem Zusammenhang zwischen Homosexualität und Hormonspiegel beantworten, wie er mochte, und würde seine Auffassung jeweils wissenschaftlich belegen können. Den Wissenschaftlern, die über die Ätiologie der Homosexualität forschten, war die Verwirrung nicht neu. Bevor die biochemische Begründung populär wurde, hatten sie sich mit allerlei Theo-

rien aus der Psychiatrie, Psychotherapie und Psychoanalyse herum-
geschlagen. Die dominante Mutter und der abwesende Vater waren
ausgiebig als Ursache von Homosexualität diskutiert worden. Man
hatte der überprotektiven und besitzergreifenden Mutter die Schuld
zugewiesen. Ein Psychologe meinte, die Knaben, die mit einer älteren *Schwester* aufwuchsen, entwickelten einen sexuellen Widerwillen
und vermieden heterosexuelle Beziehungen. Zur gleichen Zeit
schrieb ein Dr. JOHN MONEY von der Johns Hopkins Universität
im »*Psychological Bulletin*«, er habe herausgefunden, daß homosexuelle Männer anscheinend mehr Brüder hätten als der Durchschnitt
und daß in ihren Familien *weniger* Schwestern vorhanden seien.

Eine neuere Arbeit bestreitet alle diese milieubedingten Ursachen
der Homosexualität. Im »*American Journal of Psychiatry*« berichtete
Dr. BERNARD ZUGER, ein klinischer Psychiater der Universität New
York, über eine Studie an 25 hoffnungslos weibischen jungen Männern. Zuger zufolge unterschied sich die Sozialanamnese der Familien dieser Jungen in keiner Weise vom Durchschnitt. In keinem
Fall waren die Mütter besonders dominant oder behütend. Die Väter waren unbestritten Haushaltsvorstände und zeigten gegenüber
ihren Söhnen das normale Maß an Zuwendung und Interesse. Zu-
gers Fazit: Das weibische Verhalten »ist den Jungen inhärent«.

Problematisch bei all diesen Untersuchungen ist jedoch, daß die
Autoren beharrlich bemüht sind, auf die Frage, warum ein Mann
schwul wird, eine einzige Antwort zu finden. Bei anderen Verhal-
tensweisen kämen wir nicht einmal im Traum auf diese Idee. Wir
könnten beispielsweise behaupten, ein Mann habe großen Ehrgeiz,
geschäftlich erfolgreich zu sein, weil sein tüchtiger Vater ihm Vor-
bild sei. Ebensogut könnte sein Vater ein ausgemachter Faulenzer
gewesen sein und die Familie in bedrückender Armut gelebt haben,
und dann hätte das ihn angespornt, es zu etwas zu bringen. Vielleicht aber sind einfach seine Nebennieren überaktiv, und die Hormone, die sie sezernieren, treiben ihn an, Tag und Nacht zu arbeiten. Oder er leidet an einem Hypophysentumor, und die Drüse
schüttet übermäßig viele Hormone aus, die ihn – zunächst – zum
Erfolg treiben.

Kein Therapeut würde heute ernsthaft behaupten, daß eine Depression durch einen einzigen Faktor verursacht ist. Wir wissen

längst, daß bei dieser Erkrankung Minderwertigkeitsgefühle, Selbstzweifel, Verluste, Organkrankheiten, Nährstoffmangel und Störungen des Gehirnstoffwechsels zusammenspielen. Doch bei der Homosexualität wird häufig immer noch nach einer einzigen Ursache gefahndet. Solange aus dieser Perspektive geforscht wird, werden die Ergebnisse anfechtbar und widerspruchsvoll bleiben.

Ein Ergebnis, das wohl nach den bisherigen Forschungen als gesichert gelten dürfte, ist, daß einige Homosexuelle – wohlgemerkt nur einige – bereits vor der Geburt biologisch und genetisch in diese Richtung programmiert sind. Ausführliche Interviews mit Homosexuellen zeigen, daß manche dieser Männer sich bereits in sehr jungen Jahren sexuell sehr stark zu anderen Jungen und auch zu erwachsenen Männern hingezogen fühlten. Wohl empfanden auch Männer, die später heterosexuell wurden, oft in der Kindheit und Jugend erotische Neigungen zu Knaben und Männern, aber doch deutlich seltener. Beide Gruppen kamen jedoch aus dem gleichen sozialen Umfeld, was den Gedanken nahelegt, daß die frühe geschlechtliche Orientierung bereits irgendwie in den Kindern angelegt war.

Aus Tierversuchslaboratorien wurden schlüssigere wissenschaftliche Ergebnisse berichtet. Forscher an der Universität von Kansas wiesen nach, daß Ratten, deren Gehirn nicht zu einem bestimmten frühen Zeitpunkt ihrer Entwicklung Testosteron zur Verfügung stand, die psychosexuellen Merkmale von Weibchen entwikkeln, unabhängig davon, ob der Körper weiblich oder männlich ist. Wurde hingegen zu einem bestimmten Zeitpunkt das Gehirn mit Testosteron überflutet, so wurden die Nager, ungeachtet ihres äußerlich erkennbaren Geschlechts, psychosexuell männlich.

Ratten kommen gewissermaßen als physiologische Frühgeburten zur Welt, und die ersten vier Tage nach der Geburt sind die kritische Phase der sexuellen Differenzierung des Gehirns. Bei Meerschweinchen und Affen wurde im wesentlichen derselbe Effekt nachgewiesen, mit dem Unterschied, daß die sexuelle Orientierung des Gehirns bei Tieren mit längerer Embryonalentwicklung bereits vor der Geburt erfolgt. Beim Menschen, dessen intrauterine Entwicklung noch länger dauert, findet die psychosexuelle Orientierung vermutlich während der frühen Fötalphase statt.

Dr. MONEY hat den mutmaßlichen Prozeß der sexuellen Differenzierung des Rattenhirns im *»Psychological Bulletin«* beschrieben:

> »Verabreicht man dem Rattenfötus indirekt über die Mutter
> oder direkt dem unreif geborenen radioaktiv markiertes
> männliches Hormon, so läßt sich die Aufnahme in die ver-
> schiedenen Organe einschließlich der Zellen des Hypothala-
> mus verfolgen. Wird das Hormon einem genetisch weibli-
> chen Fötus in der kritischen Phase gegeben, dann werden die
> Hypothalamuskerne vermännlicht. Diese Zellen werden ihre
> neurohumoralen Signale niemals in der für Weibchen cha-
> rakteristischen zyklischen Weise an die Hypophyse senden
> können ... Da andere Hypothalamuskerne, die das Sexual-
> verhalten regulieren, durch das männliche Hormon beein-
> flußt worden sein werden, wird das Verhalten des Tieres nicht
> dem eines normalen Weibchens entsprechen. Typischerweise
> wird das Tier in seiner sexuellen Reaktion desorientiert und
> fehlprogrammiert sein oder das Männchen zurückstoßen.«

Das Tier wird wie ein normales Weibchen aussehen, aber nicht an
heterosexueller Aktivität interessiert sein. Was aber ist nun mit einer
Ratte, die einen biologisch männlichen Körper hat? Bekanntlich ist
die ursprüngliche Entwicklung des Fötus, auch bei Ratten, weiblich.
Nur Testosteron kann bewirken, daß der Fötus sich zu einem
Männchen entwickelt oder mutiert. Dieser Prozeß beinhaltet zunächst die Vermännlichung des Körpers. Kastriert man das Tier, bevor das Testosteron den Hypothalamus beeinflussen kann, dann findet eine bedeutsame Veränderung statt. Obwohl das Tier einen
männlichen Körper hat, verhält es sich sexuell nicht wie ein Männchen. Der Hypothalamus, der die endokrinen Funktionen als ober-
ste Instanz steuert, bleibt weiblich.

Um dies zu beweisen, entfernten Forscher einer gesunden weiblichen Ratte einen Eierstock und implantierten ihn einem bei der Geburt kastrierten männlichen Tier. Sie stellten fest, daß der Eierstock
weiterhin in normalen weiblichen Zyklen funktionierte. Dies war
nur möglich, weil wie bei der Spenderin die Hypophyse der kastrierten männlichen Ratte die nötigen Gonadotropine nicht kontinuierlich wie bei Männchen, sondern zyklisch wie bei Weibchen se-

zernierte. Und das Verhalten der Hypophyse war eine direkte Reaktion auf Signale des Hypothalamus, der unbeeinflußt durch Testosteron nach normalem weiblichem Muster funktionierte. Anscheinend verhindert Testosteron, daß sich der »weibliche« Anteil des Hypothalamus entwickelt. Daraus ergeben sich einige naheliegende Folgerungen:

O Ein psychobiologisch Homosexueller kann weder in der Kindheit noch in der Adoleszenz oder im Erwachsenenalter durch Testosterongaben geändert werden, wahrscheinlich auch nicht nach den ersten zwei Monaten der fötalen Entwicklung. Gleichwohl beeinflußt Testosteron auch den homosexuellen Mann. Es kann, besonders im Sexualzentrum des nicht vermännlichten Hypothalamus, aphrodisierend wirken. Aber es ändert nicht die sexuelle Orientierung. (Siehe hierzu auch die Ausführungen über das »Schwulen-Gen« am Ende dieses Kapitels.)

O Homosexualität läßt sich nicht durch einen chirurgischen Eingriff in bestimmten Gehirnregionen beseitigen. Unter den vielen Fällen, die das belegen, sind sieben Patienten des Göttinger Neurochirurgen Prof. HANS ORTHNER. Es handelte sich um Männer, die zwanghaft Knaben sexuell belästigten. Sie hatten sämtlich extreme soziale Probleme und Konflikte mit dem Gesetz. Der erste Mann beispielsweise, der operiert werden sollte, hatte bereits dreimal im Gefängnis gesessen und war vom Gericht als Gefahr für die öffentliche Sicherheit erklärt worden. Der Gutachter hatte ihn als psychopathischen Homosexuellen mit egozentrischem Verhalten und autistisch-schizophrenen Zügen beurteilt. Das EEG des Mannes zeigte abnorme Kurvenverläufe.

Bei der stereotaktischen Operation wurde der Anteil des Hypothalamus, in dem der Geschlechtstrieb angenommen wird, durch elektrische Ströme zerstört. Das Ergebnis dieses Eingriffs bezeichnen Orthner und seine Mitarbeiter als »Resozialisierung«. Der Patient hat keine Probleme mehr und wandert nicht mehr ins Gefängnis. Er ist nicht von seiner Homosexualität als solcher kuriert, denn nach wie vor interessiert er sich nicht für das andere Geschlecht. Er hat einfach den Sexualtrieb verloren. Die

Operation hat oft Impotenz zur Folge. Die Männer, die sich dem Eingriff unterziehen, werden apathisch und leiden manchmal unter bleibenden Nebenwirkungen, wie zum Beispiel Störungen des visuellen Gedächtnisses. Antiandrogene hätten praktisch den gleichen Effekt, wären aber nicht mit dem hohen Risiko einer so gefährlichen Operation belastet.

O Wie die körperliche, so erfolgt auch die psychosexuelle Entwicklung nicht nach einem Entweder-Oder, sondern nach einer breiten Skala, die keine festen Markierungen hat, mit deren Hilfe man Normales von Abnormalem unterscheiden könnte. Niemand, der auch nur den geringsten Einblick in die Schwulenszene hat, würde jemals der häufig geäußerten Behauptung zustimmen, daß homosexuelles Verhalten bloß Geschmackssache sei. So wie der heterosexuelle Mann einen oft unkontrollierbaren Drang verspürt, mit einer Frau zu schlafen, so wird der biologisch Homosexuelle zu sexuellen Beziehungen mit Männern *getrieben*. Er gehört zu einer Minderheit. Er ist für die Erhaltung der Art verloren. Mitunter verhält er sich und wirkt er alles andere als männlich. Dennoch gehört er ganz klar in den Bereich der Skala männlicher Mensch, und es ist gar nicht anders denkbar, als daß es unter normalen Umständen immer eine ansehnliche Zahl von Homosexuellen gibt.

Kurz nachdem Dr. Kolodny seine Studie über die niedrigen Testosteron-Werte bei männlichen Homosexuellen veröffentlicht hatte, gab er mit dem berühmten Sexualforscher Dr. WILLIAM MASTERS eine Pressekonferenz. Beide Experten waren sich bei dieser Gelegenheit einig, daß niedrige Testosteron-Spiegel keineswegs zur Homosexualität disponieren, sondern daß womöglich das Gegenteil zutraf: Die homosexuelle Lebensweise könnte vielleicht den Testosteron-Spiegel niedrig halten. Wie wir sahen, haben spätere Studien gezeigt, daß es wahrscheinlich keinen Zusammenhang zwischen der sexuellen Präferenz und dem Testosteron-Spiegel gibt, doch ein bekannter Homosexueller hielt es für möglich, daß ein Leben als Homosexueller die Testosteron-Spiegel auf niedrigem Niveau halten könnte. Der Astronom FRANKLIN E. KAMENY, Präsident der Mattachine Gesellschaft in Washington, D. C., sagte:

»Geht man davon aus, daß Homosexuelle wahrscheinlich sexuell aktiver sind als Heterosexuelle, dann frage ich mich, ob nicht eine unterschwellig nagende, geringe Frustration beim Heterosexuellen vielleicht zu dem Unterschied in den Plasma-Testosteronspiegeln beitragen könnte. Ich erinnere an die Studien, die zeigen, daß bei Seeleuten, wenn sie lange Zeit von zu Hause fort waren, der Bart schneller wächst, sobald sie sich dem Heimathafen nähern. Bestimmte Bedingungen, die beim Heterosexuellen den Testosteronspiegel erhöhen, könnten ihn beim Homosexuellen senken.«

Die Behauptung, daß Homosexuelle sexuell viel aktiver sind als ihre heterosexuellen Geschlechtsgenossen, ist ziemlich allgemein akzeptiert. Darüber hat sich bereits SORANUS im antiken Griechenland geäußert:

»Obwohl die Praktiken dieser Personen für Menschen widernatürlich sind, siegt die Lust über die Zucht und läßt sie schamlosen Gebrauch von Körperteilen machen, die für andere Aufgaben vorgesehen sind. Dieses heißt, bei gewissen Individuen gibt es keine Grenze für ihre Begierde und keine Hoffnung, sie je zu befriedigen; und sie finden auch keine Befriedigung mit einer Gefährtin, die ihnen die göttliche Vorsehung bestimmt hat, indem sie die Teile des Körpers zueinander passend schuf.«

Der New Yorker Psychiater und Buchautor Dr. I. BIEBER stellt fest, selbst in der Kindheit hätten sich »Homosexuelle viel öfter intensiv mit Sexualität beschäftigt ...« In der amerikanischen *»Zeitschrift für Sexualforschung«* berichtete Dr. MARTIN MANOSEVITZ, die von ihm befragten Homosexuellen hätten mit 11½ Jahren angefangen zu masturbieren, die Heterosexuellen hingegen fast ein volles Jahr später. Die Homosexuellen ejakulierten früher, hatten früher und häufiger sexuelle Fantasien und nahmen erste sexuelle Beziehungen früher auf als Heteros.

Dr. MARCEL T. SAGHIR von der Psychiatrischen Abteilung der Universitätsklinik in St. Louis wies in einer Studie nach, daß heterosexuelle in keinem Alter sexuell so aktiv sind wie homosexuelle Männer. Auch masturbierten die homosexuellen Männer doppelt so häufig wie die Heterosexuellen.

Vielleicht spricht der biologisch Homosexuelle, ähnlich wie die Frau, erotisch extrem auf Testosteron an, das seine eigenen Hoden bilden. Der sexuelle Drang ist jedoch nicht nur eine Folge dieser hypothalamischen Orientierung, sondern der Drang verstärkt auch die Homosexualität, da homosexuelle Partner meist schneller zu finden sind und die Gefühlsbeteiligung weniger kompliziert ist.

Sollte die Gesellschaft aus irgendwelchen Gründen jemals beschließen, daß es geboten sei, die Homosexualität auszurotten, dann wird sie ungeachtet der heiligen Dogmen der Psychotherapie zu bedenken haben, daß Homosexuelle wahrscheinlich ebensowenig wie Heterosexuelle von ihren Vorlieben und Freuden umzupolen sind. Die Orientierung müßte verhindert – nicht umgekehrt – werden, und das bedeutet, daß die fötale Hormonproduktion und ihre gezielte Beeinflussung mit größerem Aufwand intensiv erforscht werden müßten. Es spricht viel dafür, daß sich die sexuelle Orientierung beim Fötus programmieren läßt. Zumindest ist dies bereits im Tierversuch gelungen.

Hier steht jedoch eine viel wichtigere Frage zur Debatte – nicht, ob wir das tun *können*, sondern ob wir das tun *dürfen*. Dazu FRANKLIN KAMENY: »Wir haben ein moralisches Recht zu werden, zu sein und zu bleiben, wie wir sind. Wie wir so geworden sind, spielt überhaupt keine Rolle.« Homosexualität mag zwar eine *gesellschaftliche* Anomalie sein, aber biologisch ist sie eine natürliche Entwicklung im Bereich der breiten Skala zwischen Weiblichkeit und Männlichkeit. Der Homosexuelle ist genauso ein normales Produkt der Natur wie der krasse Hyperheterosexuelle oder der nahezu asexuelle, da karrieresüchtige Mann. Alle genannten Formen stellen Abweichungen vom Üblichen dar, aber biologisch ist gerade dies üblich.

Aktuelle Untersuchungsergebnisse

Es gibt inzwischen weitere Studien, die für die Annahme sprechen, daß die sexuelle Orientierung zu Personen des eigenen Geschlechts bei einem bestimmten Prozentsatz der Bevölkerung normal ist. Eine dieser Studien wurde von SIMON LEVAY, einem Neurophysiologen am Salk Institut, durchgeführt und im August 1991 in der Zeitschrift

»*Science*« veröffentlicht. Danach enthält der Hypothalamus, der das sexuelle Verhalten beeinflußt und vielleicht auch reguliert, bestimmte Zellen, die bei homosexuellen Männern nur so groß sind wie bei Frauen, das heißt, nur halb so groß wie bei heterosexuellen Männern.

Im Dezember 1991 berichteten MICHAEL BAILEY und RICHARD PILLARD in der Fachzeitschrift »*Archives of General Psychiatry*«, daß in 52 Prozent der von ihnen untersuchten eineiigen Zwillinge – sie haben jeweils dieselbe genetische Ausstattung – beide homosexuell waren, von den zweieiigen Zwillingen aber nur 22 Prozent und von nicht verwandten Männern, die als Brüder aufgewachsen waren, nur 11 Prozent.

Einige Sprecher organisierter Schwulengruppen haben darauf hingewiesen, daß – so die Präsidentin der National Lesbian and Gay Health Foundation, JOYCE HUNTER – »bei jedem Forschungsvorhaben die Ethik und die indirekten Folgen zu prüfen seien.« Damit leugnet man, was wissenschaftlich einfach eine Tatsache ist – daß nämlich Homosexualität zumindest in manchen Fällen genetisch bedingt ist –, weil wir nicht akzeptieren wollen, wohin die Wahrheit führen könnte. Aber ein intelligenter Mensch darf sich an solcher Heuchelei nicht beteiligen.

Man befürchtet, daß eines Tages, wäre Homosexualität genetisch bedingt, versucht werden könnte, diese »Krankheit« im Fötalstadium zu »bessern«. In einer Zeit, da viele Staaten Gesetze zum Schutz von Minderheiten – auch von Homosexuellen – erlassen, da sich Politiker eifrig um Wählerstimmen der schätzungsweise zehn Prozent sexuell gleichgeschlechtlich orientierten Bevölkerung bemühen und die staatliche Macht gegen Intoleranz (»Schwulenjagd«) einschreitet, riecht das nach Hysterie. Doch ganz abgesehen davon sollten es Homosexuelle unter ihrer Würde finden, weil sie die Wahrheit fürchten, sich der Lüge zu bedienen.

Die Funktionäre von Schwulenorganisationen behaupten, das Objekt der Begierde sei »eine Wahl«, aber wer je Begierde gespürt hat, weiß es besser. Es ist ein oft überwältigender *Zwang*, ob hetero- oder homosexuell. Wir haben keine Wahl; wir reagieren, wie es natürlich und uns vorgegeben ist – vorgegeben in unseren Genen. Und wir sollten stolz sein auf diese unsere Reaktion, sei sie homosexuell oder heterosexuell, weil das eine oder andere für uns normal ist. Wir haben das lächerliche Argument nicht nötig, daß unsere sexuelle Leidenschaft bloß eine Wahl sei.

Sie ist, im Gegenteil, der Kern unserer Persönlichkeit.

15

Testosteron und die Prostata

Ob Testosteron Prostatakrebs verursachen kann oder nicht, schreit förmlich nach einer Antwort; denn viele Ärzte zögern – auch wenn es angebracht wäre –, einem Mann über 55 Jahre das Hormon zu verschreiben, eben weil sie einen Zusammenhang befürchten. Diese Zurückhaltung ist verständlich, denn ein Prostatakarzinom ist eine sehr ernste Erkrankung. Mehr als jedes andere Organ im männlichen Körper, die Lungen eingeschlossen, hat die Prostata eine besondere Neigung, bösartig zu werden. Wird eine bösartige Veränderung der Prostata frühzeitig entdeckt und behandelt, sind die Heilungsaussichten sehr gut. Aber im Frühstadium haben die Patienten meist keinerlei Beschwerden. Die Erkrankung läßt sich nur durch eine rektale Untersuchung nachweisen. Dabei tastet der Arzt eine Verhärtung oder einen Knoten an der Oberfläche der Prostata. Die Chancen stehen bei fünfzig Prozent, daß sich der Knoten als bösartig erweisen wird.

Es ist selbstverständlich, daß ein Arzt dieses Risiko nicht noch erhöhen will, indem er ein Medikament verordnet, von dem er – aus welchen Gründen auch immer – glaubt, daß es womöglich diese schwere Krankheit verschlimmern könnte.

Oberflächlich betrachtet, erscheint die Vermutung, daß Testosteron ein Prostatakarzinom fördern könnte, ziemlich naheliegend. Das männliche Hormon ist, wie bereits erläutert, für das Wachstum *sämtlicher* männlichen Geschlechtsorgane, also auch der Prostata, verantwortlich. Ein Heranwachsender, der aus irgendwelchen Gründen kein Testosteron zu bilden vermag, wird ein Leben lang eine kleine, unausgewachsene Prostata haben. Wird das fehlende Testosteron substituiert, entwickelt sich die Prostata zu normaler Größe.

Es steht also außer Frage, daß Testosteron für das Wachstum der Drüse unentbehrlich ist. Da ja Testosteron für das normale Wachstum der Prostata erforderlich ist, kommt man verständlicherweise leicht auf die Idee, daß zuviel von dem Hormon ein wildes, unkontrolliertes Wachstum auslösen könnte – eben Krebs.

Die beiden Forscher C. HOGGINS und C. V. HODGES präsentierten schon 1941 im Fachblatt »*Cancer Research*« Beweise, die diese These stützen. Hoggins und Hodges berichteten über drei Patienten, bei denen ein Prostatakarzinom unter Testosteron-Therapie größer wurde. Um diese Zeit wurde eine Reihe ähnlicher Erfahrungen in der medizinischen Presse veröffentlicht.

Es handelte sich indes stets um Fälle, in denen das Hormon das Wachstum eines bereits bestehenden Tumors förderte, nicht aber den Krebs überhaupt erst auslöste. Heute würde kaum jemand ernsthaft behaupten, daß Testosteron tatsächlich eine Krebsentwicklung verursache, gibt es doch keinerlei Beweise, die darauf hinweisen. Zahlreiche Experten erinnern jedoch an die genannten Studien zum Beweis, daß Testosteron bereits bestehende Karzinome verschlimmern könnte. Eine häufige konservative Therapie des fortgeschrittenen Prostatakarzinoms besteht deshalb in der Kastration. Sie wird heute öfter chemisch als chirurgisch bewerkstelligt: Der Patient erhält ein Medikament – ein sogenanntes Antiandrogen –, das eine Absorption des gebildeten Testosterons in die Gewebezellen verhindert. Oft gibt man auch Östrogen, das ja bekanntlich mit Testosteron konkurriert, indem es den SHBG-Spiegel erhöht, so daß mehr männliches Hormon gebunden wird. Die gleichzeitige Behandlung mit Östrogen und SHBG macht das Testosteron im Körper praktisch unwirksam.

Dieser Behandlung liegt die Theorie zugrunde, daß somit die Drüse schrumpft und verkümmert. Dies ist eine natürliche absehbare Reaktion auf den Entzug eines unentbehrlichen hormonalen Nährstoffs, da alle Organe unseres Körpers alte Zellen abstoßen und sie durch neue ersetzen. Das Organ wird unweigerlich schrumpfen, wenn keine Baustoffe für neue Zellen verfügbar sind.

Es unterliegt keinem Zweifel, daß die Kastration, sei sie chirurgisch oder chemisch, das Befinden eines Patienten mit Prostatakrebs zumindest vorübergehend bessert. Das ganze Organ mitsamt dem

Tumor bildet sich zurück, manchmal spektakulär. Wenn der Krebs, was häufig vorkommt, sich bis in die Knochen ausgebreitet hat, lindert diese Therapie das Leiden. Der Patient fühlt sich wieder wohler, bekommt Appetit und nimmt zu.

Aber, so urteilt Dr. JOHN T. GRAYHACK, »die Hormontherapie gilt als palliative (lindernde) Maßnahme, die bei manchen Patienten auf längere Sicht Neoplasmen (Krebsneubildungen) verhindert, bei anderen hingegen wenig bewirkt.« Weder die Kastration noch die Östrogentherapie kann eine Heilung herbeiführen, und in 20 bis 30 Prozent der Fälle wird das Tumorwachstum überhaupt nicht beeinflußt.

In einem Lehrbuch über die akzessorischen männlichen Geschlechtsorgane geht Grayhack auf einen weiteren wichtigen Punkt ein: »Bisher wurde kein Beweis erbracht, daß die Orchidektomie (Kastration) oder die Gabe von Östrogenen als Initialtherapie anderen Maßnahmen überlegen wäre. Es gibt auch keine schlüssigen Beweise, daß eine Hormonbehandlung bei Patienten mit Prostatakarzinom die Überlebensdauer verlängern und die Lebensqualität verbessern würde.«

Stimmt, die Drüse schrumpfte. Stimmt auch, der Schmerz und andere Symptome der Erkrankung wurden vorübergehend gelindert. Aber daß die behandelten Patienten länger und besser überlebt hätten, läßt sich nicht schlüssig beweisen.

Nach Einschätzung von PATRICK MCGRADY, einem früheren Herausgeber der Verbandszeitschrift der Amerikanischen Krebsgesellschaft, hält die durch eine Hormontherapie erzielte Besserung nur kurze Zeit an – im Durchschnitt weniger als ein Jahr, gelegentlich drei bis vier Jahre und in einigen wenigen Fällen länger als zehn Jahre.

Einige Onkologen nahmen an, der Krebs würde weiter wuchern, weil andere endokrine Drüsen die Testosteronbildung steigerten, um den Bedarf an dem Hormon zu decken. Ihre radikale therapeutische Lösung bestand darin, auch die Nebennieren und die Hypophyse chirurgisch zu entfernen. Dieses Vorgehen hatte aber nur ein totales Chaos im endokrinen System zur Folge.

Es ist somit keineswegs bewiesen, daß Testosteron Prostatakrebs *verursacht*, es trägt wahrscheinlich auch nicht zum Tumorwachstum bei. Dennoch könnte aber ein – umgekehrter – Zusammenhang zwischen Testosteron und Prostatakrebs bestehen. Es gibt einige Gründe anzunehmen, daß die sinkende Testosteronproduktion, die das Altern des Mannes begleitet, ein abnormes Wachstum der Prostata fördert.

Nehmen wir ein Fallbeispiel: Ein Mann ist Mitte Fünfzig, und erwartungsgemäß bildet er allmählich weniger Testosteron. In seiner Prostata beginnen Zellen zu degenerieren, die Zellkerne verformen sich. Viele der winzigen Mitochondrien in den Zellen verschwinden. Die Mitochondrien sind die kleinen Kraftwerke, die Glukose und Sauerstoff verarbeiten, um Energie für den Zellstoffwechsel (und damit für den Organismus) zu gewinnen. Das Netzwerk aus Strukturelementen, das den Zellkern umgibt, verändert sich, es scheint zu altern oder zu degenerieren. Die kleinen Vakuolen (Speicherräume und Bläschen), die der Zelle als Wasser- und Ölreservoire dienen, trocknen aus und fallen in sich zusammen.

In den stärker degenerierten Zellen haben die Lysosomen, die Hausmeister der Zellen, schon angefangen, die Abfälle zu beseitigen. Diese Aufgabe müssen die Lysosomen während unseres ganzen Lebens erfüllen, um für neue, gesunde Zellen Platz zu schaffen. Hier ist allerdings zu bedenken, daß die meisten Männer in diesem Lebensabschnitt wegen der verringerten Testosteronbildung nicht mehr in der Lage sind, beliebig viele gesunde Prostatazellen neu zu bilden. Der Endokrinologe Dr. DIETER KIRCHHEIM weist darauf hin, daß Prostatazellen sowohl in ihrer Entwicklung als auch in ihrer Aktivität stark von Testosteron abhängig sind. In dem bereits zitierten Lehrbuch über die akzessorischen männlichen Geschlechtsorgane schreibt Kirchheim: »Zum Beispiel werden die Synthese von Protein und lebenswichtigen Nukleinsäuren und die Enzymkonzentrationen in der Prostata von Androgenen (hauptsächlich Testosteron) gesteuert, die gleichfalls unentbehrlich sind für die Entwicklung und Erhaltung des Apparates für die Proteinsynthese, das heißt für die Ribosomen und das grobe endoplasmatische Retikulum ...« Während die Testosteronspiegel etwa nach dem 55. Lebensjahr kontinuierlich sinken, erfährt die Durchschnittsprostata schlicht eine senile Atrophie – den gewöhnlichen altersbedingten Abbau von Zellen.

Dann geschieht etwas eigentlich Unerklärliches. Plötzlich erscheinen neue, große, jugendliche Zellen. Es sind aber keine normalen Prostatazellen, sie können nicht sämtliche Funktionen der älteren Zellen wahrnehmen. Und sie sind nicht nur jugendlich, sondern offensichtlich auch unreif. Ihre Mitochondrien funktionieren nicht richtig. Auch die Enzyme, die sezerniert werden, stimmen nicht ganz. Derartige Probleme waren vorprogrammiert, denn diese neuen Zellen sind aus den deformierten Kernen der älteren hervorgegangen. Zweifellos haben sich infolge einer Degeneration in die Instruktionen auf den Chromosomen Fehler eingeschlichen.

Es ist ungeklärt, warum diese alten Prostatazellen zu neuem Leben anspringen – *und diese Frage ist entscheidend.* Vermutlich machen diese alternden Zellen, die sich wie jeder lebende Organismus ihrer Umgebung anpassen, um überleben zu können, eine Mutation durch. Schließlich benötigen sie und die aus ihnen hervorgegangenen Zellen kein Testosteron mehr, um zu wachsen. Insbesondere die neuen Zellen sind wunderbar gesund und leiden keinen Mangel an einem essentiellen Hormon.

Nach unserer Hypothese würden wir erwarten, daß sich ein Krebs zuerst in dem Teil der Prostata entwickelt, der am frühesten einen Testosteronmangel erleidet, denn wenn die schrumpfenden Zellen ohne Testosteron nicht zu Krebszellen mutieren, sterben sie ab. Und in der Tat treten 80 Prozent der Prostatakrebse in jenem Teil der Drüse auf, der am ehesten von einer Altersatrophie erfaßt wird. Laut Dr. Kirchheim ist nachgewiesen, daß »Krebszellen aus Prostatazellen entstehen (können), die zuvor einer Altersatrophie erlagen, und daß diese Krebszellen nicht zur Reife gelangen, die ja bei gesunden Zellen durch Androgen-Stimulation erreicht wird«.

Diese Feststellung kann äußerst bedeutsam sein, denn Kirchheim nimmt anscheinend an, daß diese unreifen Krebszellen, wäre zum entscheidenden Zeitpunkt genügend Testosteron verfügbar, sich zu reifen, gesunden und normalen Prostatazellen anstatt zu tödlichem Krebs entwickeln würden.

Wenn ein Mangel an Testosteron dazu führt, daß Prostatazellen zu Krebszellen entarten, dann wäre auch zu erwarten, daß etwaiges sezerniertes Testosteron in den normal alternden restlichen Prostatazellen verwertet wird. Wird eine wichtige Testosteronquelle ausgeschaltet, sei es durch chemische oder chirurgische Kastration oder durch eine Therapie mit Östrogen, dann atrophieren die normalen Prostatazellen unweigerlich und verursachen eine meßbare Schrumpfung der Drüse einschließlich des Tumors. Doch im Gegensatz zu den normalen Zellen können sich die bösartigen Zellen der Testosteronverarmung anpassen. Zwar kann es Monate oder Jahre dauern, bis sie bei völliger Abwesenheit von Testosteron zu wuchern beginnen, aber sie werden es schließlich tun.

Die Annahme, daß Prostatazellen mutieren, um ohne Testosteron überleben zu können, wird durch einen weiteren Beweis gestützt: Prostatakrebs wird durch chemische Kastration und durch Östrogentherapie nicht geheilt. Diese therapeutischen Maßnahmen verzögern nur sein Wachstum (vermutlich bis die mutierenden Zellen zu wuchern beginnen).

Die Hypothese wird um so spannender, als sie davon ausgeht, daß in jüngeren Jahren (etwa ab Mitte Vierzig) therapeutisch verabreichtes Testosteron tatsächlich die Altersatrophie der Prostata und damit bösartige Veränderungen der Drüse verhindern könnte. Anscheinend ist diese Möglichkeit noch nicht geprüft worden, aber einige Forscher sind einen Schritt weiter gegangen und haben versucht, die Experimente von Hoggins und Hodges zu wiederholen. Entgegen den ursprünglichen entmutigenden Ergebnissen eines beschleunigten Krebswachstums nach Testosteron-Substitution fanden die jüngeren Untersucher widersprüchliche Ergebnisse.

Zwei dieser Forscher, nämlich Dr. GEORGE R. PROUT JR. von der Medizinischen Hochschule von Virginia und Dr. WALTER R. BREWER von der Medizinischen Fakultät der Universität Miami, behandelten 26 Patienten in weit fortgeschrittenen Stadien eines Prostatakarzinoms mit Testosteron. Die Therapie dauerte nur drei bis dreiunddreißig Tage, und bei keinem der Patienten wurde eine meßbare Besserung beobachtet. Der Vergleich dieser Patienten mit einer Kontrollgruppe, die Östrogen erhielt, ergab insgesamt grobe Entsprechungen. Die einzige Ausnahme bildete ein Mann, der Testosteron erhielt.

C. J. S., ein sechsundsiebzigjähriger Patient, litt an einem Prostatakrebs im Endstadium. Mit schweren Rückenschmerzen, schlechtem Allgemeinzustand und völliger Appetitlosigkeit wurde er in die

Klinik eingewiesen. Er wog nur noch 89 Pfund. Seine Prostata hatte sich sehr schnell vergrößert, und wegen seiner Schmerzen konnte er nicht ohne Hilfe aufrecht sitzen.

Zu dieser Zeit lag die Diagnose des Prostatakrebses fünf Jahre zurück. Der Patient hatte sich einer transurethralen Resektion unterzogen (Abtragung des Prostatatumors von der Harnröhre aus), um die Harnröhre vom Druck des Tumors zu entlasten, er war außerdem kastriert worden und erhielt Östrogen.

Die Tatsache, daß der Patient fünf Jahre überlebt hatte, besagt, daß das Tumorwachstum zeitweise zum Stillstand gekommen war. Dann flackerte es plötzlich wieder auf, und die Krebszellen verbreiteten sich in den Schädel, die Wirbelsäule und andere Knochen. An der Prostata selbst wurden bei der rektalen Untersuchung große Knoten getastet.

Einen Monat lang erhielt der Patient dreimal wöchentlich Testosteron. In diesem kurzen Zeitraum wichen die Schmerzen, der Patient konnte ohne Hilfe umhergehen, und sein Gewicht nahm auf 112 Pfund zu. Die Besserung war so eindrucksvoll, daß der Patient entlassen wurde und sechs Monate lang zur ambulanten Behandlung kam. Dann hatte der Tumor wieder die Harnröhre umwuchert, so daß eine weitere transurethrale Resektion erforderlich wurde. Danach nahm der Patient weitere 30 Pfund zu, ein deutlicher Hinweis, daß es ihm besserging und sein Zustand sich besserte. Der Krebs bereitete ihm praktisch keine Beschwerden. Die Knoten in der Prostata waren nicht mehr tastbar.

Allerdings zeigten die Röntgenaufnahmen nach wie vor Metastasen in den Knochen, und etwa ein Jahr nach Beginn der Testosterontherapie mußte der Mann wegen schwerer Rücken- und Hüftschmerzen wieder in die Klinik. Dann wurde der Prostatatumor wieder größer, und nicht lange danach starb der Patient.

Bedenkt man, daß die Ärzte bereits ein Jahr zuvor mit seinem Tod gerechnet hatten, war doch eine bemerkenswerte Besserung eingetreten. Dennoch darf man diesen einen Fall nicht überbewerten, da der Patient ohnehin die ersten fünf Jahre nach der Diagnose des Karzinoms überlebt hatte. Wichtiger ist, daß das Testosteron ihm durch seine bekannten Eigenschaften, nämlich Anregung des Knochenwachstums, der Eiweißverwertung und Zunahme der Mus-

kelmasse (Gewichtszunahme) ein Gefühl des Wohlbefindens und
sogar eine optimistischere Lebenseinstellung vermittelt haben mag.
Andere Forscher haben über eindeutige Besserungen durch die
Testosterontherapie berichtet, und wieder andere haben nachgewiesen, daß Testosteron zumindest nicht das Tumorwachstum förderte.
Dr. Herbert Kupperman ist einer der Ärzte, die große Erfahrung mit der Verordnung von Testosteron bei älteren Männern haben. In einem Interview, das er der Zeitschrift »*Medical World
News*« gab, antwortete Dr. Kupperman auf die Frage »Welchen Zusammenhang sehen Sie zwischen Hormontherapie und Prostatakarzinom?« unter anderem:

> »Bei den 150 Männern, die ich bisher behandelte, bekam
> kein einziger ein Prostatakarzinom ... Hätte ich irgendwas
> getan, das die Wachstumsrate eines Karzinoms förderte, dann
> würde ich erwarten, daß sich das gezeigt hätte ...
> Ein weiterer Punkt ist, daß der Prostatakrebs eine Krankheit
> zu sein scheint, die ältere Individuen heimsucht, und zwar
> überwiegend Männer, die das Klimakterium längst hinter sich
> haben. Warum sollte der Prostatakrebs, falls er durch einen
> androgenen Reiz ausgelöst wird, nicht auf dem Maximum zu-
> schlagen, sondern warten, bis der Androgenspiegel auf dem
> niedrigsten Niveau ist? Bei einem Karzinom, das wahrschein-
> lich auf Keimdrüsenhormone anspricht, fragt man sich
> manchmal wirklich, ob die Hormone krankheitsverursa-
> chend oder therapeutisch wirken. Wie beim Brustkrebs der
> Frauen könnte die Krebshäufigkeit bei Männern (die mit
> Hormonen behandelt werden) geringer sein, als beim Durch-
> schnitt der männlichen Gesamtbevölkerung zu erwarten
> wäre.«

Beim Durchschnittsmann treten nach dem 55. Lebensjahr mindestens vier Veränderungen ein:

○ Die Testosteronkonzentration in Blut und Urin sinkt, weil in
den Hoden weniger Leydig-Zellen aktiv sind.
○ Der SHBG-Spiegel steigt, so daß mehr Testosteron gebunden
wird und der Mangel an freiem Testosteron, das dem Körper
sonst verfügbar wäre, sich noch verschlimmert.

○ Die Östrogenkonzentrationen, die bis zum fünften Lebensjahrzehnt stabil sind, nehmen danach schnell und beständig zu.

○ Die Prostata beginnt sich zu verändern. Es wird Fasergewebe eingelagert, die Bildung von Enzymen nimmt ab, und die Zellen atrophieren allmählich.

Verbirgt sich hinter diesen Fakten der Schlüssel zum Prostatakarzinom? Oder könnte es sein, wie manche Forscher glauben, daß bestimmte, nachweislich krebsauslösende Umweltgifte, die chemisch eine gewisse Ähnlichkeit mit dem Testosteron aufweisen, von den alternden und defekten Prostatazellen benutzt werden, um erneutes unkontrolliertes Wachstum zu fördern? Derartige Fragen können sehr wohl beantwortet werden, aber weil man sich noch nicht einigen kann, sterben Jahr für Jahr einige tausend Männer an Prostatakrebs. Betroffen sind überwiegend alte Männer, und da alte Männer ohnehin bald sterben, macht man sich vielleicht weniger Gedanken und ist weniger daran interessiert, Gelder für die Forschung lockerzumachen und dem Prostatakarzinom dasselbe wissenschaftliche Gewicht zu geben wie der Kinderlähmung, den Pocken und anderen einstmals gefürchteten Krankheiten.

Bis dahin wird der vernünftige Mann kein Risiko eingehen. Ab dem vierzigsten Lebensjahr wird er regelmäßig seine Prostata untersuchen lassen – zweimal jährlich ist nicht zu oft. Ein erfahrener Arzt kann Veränderungen der Prostata sehr sicher bei der rektalen Untersuchung ertasten und deuten. Wird ein Prostatakarzinom im Frühstadium diagnostiziert und behandelt, sind die Überlebenschancen sehr gut. Von den Patienten, bei denen der Krebs erst in einem fortgeschrittenen Stadium entdeckt wird – und das geschieht meistens! –, überleben nur fünf bis sechs Prozent.

Was die Testosterontherapie betrifft, gibt es keinen medizinischen Grund, sie einem Mann vorzuenthalten, unabhängig von seinem Alter. Zusammenfassend ist festzustellen, daß das männliche Hormon keinen Krebs verursacht und daß in Wirklichkeit seine *Abnahme* vom mittleren Alter an ein Faktor bei der Entstehung bösartiger Prostatageschwülste sein könnte. Zwar kann die totale Ausschaltung von Androgenwirkungen zu einer vorübergehenden Rückbildung eines bereits bestehenden Karzinoms führen, aber der Patient wird nicht geheilt. Bei Fällen von bereits bestehendem Karzinom sind die Ergebnisse der bisherigen Studien völlig widersprüchlich. Bei manchen resultiert, daß Testosterongaben das Krebswachstum stimulieren, bei anderen kam das glatte Gegenteil heraus – die Malignität nahm ab. Zum jetzigen Zeitpunkt ist die Forschung noch nicht so weit gediehen, daß eine endgültige Beurteilung möglich wäre.

16

Zuviel des Guten

Vor einigen Jahren berichteten amerikanische Zeitungen über einen neunjährigen Jungen aus Brooklyn, New York, der unter vergrößerten Gaumenmandeln, Allergien und chronischen Erkältungen gelitten hatte. Aus unerfindlichen Gründen beschloß der wagemutige Hausarzt, diese Symptome mit Testosteron zu behandeln. In der Folge führten die Eltern einen Prozeß gegen den Arzt, in dem es um Schadensersatz in Millionenhöhe ging. Sie argumentierten, daß »der Junge alle Charakteristika und Geschlechtsmerkmale eines reifen Mannes bekommen (hat) und seitdem von einem ausgeprägten Geschlechtstrieb heimgesucht (wird)«.

Diese Medienstory und das vorliegende Kapitel sollen klarmachen, daß Testosteron alles andere als ein Allheilmittel ist. Es ist ein stark wirkendes und lebenswichtiges Hormon, und selbst bei einem nur geringfügigen Mangel können mitunter die normalen Funktionen der Körpers empfindlich gestört werden. Viele dieser Funktionen unterliegen jedoch anscheinend gar nicht dem Einfluß des Testosterons. Mehr noch, ein Zuviel von diesem Hormon kann sich, zumindest in einigen Fällen, als ausgesprochener Nachteil erweisen.

Der Fall des neunjährigen Knaben ist ein Beispiel dafür. Ein Junge, der vor der Pubertät eine ausreichende Dosis Testosteron erhält, wird sofort körperlich reifen und eine heftige Libido, einen Drang zu sexueller Betätigung, entwickeln. Es widerfahren ihm alle Veränderungen, die normalerweise erst in der Pubertät stattfinden: Seine Geschlechtsorgane werden größer, die Körperbehaarung und die Muskulatur entwickeln sich, und meist bekommt er eine tiefere Stimme. Die wichtigste und auf lange Sicht wahrscheinlich bedenklichste Folge ist, daß das Längenwachstum der Knochen beendet

wird. Die betroffenen Patienten werden daher, je nachdem, welcher
Menge des Hormons sie in welchem kindlichen Alter ausgesetzt
wurden, als Erwachsene mehr oder weniger deutlich kleiner sein als
andere Männer.

Auch Frauen müssen manchmal unter nachteiligen Wirkungen
des Testosterons leiden. Mitunter wird das Hormon Frauen mit
Brustkrebs aus demselben Grund verabreicht, wie man Männer, die
an einem Prostatatumor leiden, mit Östrogen behandelt. Fast immer
kommt es bei den Frauen zu einer Virilisierung. (Die Frauen bekommen eine tiefere Stimme und ein männliches Behaarungsmu-
ster, einen Hirsutismus.) Bei Männern und bei Frauen kann ein selten auftretender Tumor der Nebennieren einen Hirsutismus auslösen. Die Frau mit Bart, die früher auf dem Jahrmarkt zur Schau gestellt wurde, war also gar nicht zum Lachen, denn falls Bart und
Körperbehaarung echt waren, hatte die Frau womöglich einen Tumor.

Zumindest vom gesellschaftlichen Standpunkt kann eine Testosteronkonzentration, die für den einen Mann offenbar normal ist,
für den anderen zuviel sein. Seit vielen Jahren behaupten die Krimi-
nologen, daß zwischen männlichen Hormonen und bestimmten
Formen kriminellen Verhaltens Zusammenhänge bestehen. Von der
Kastration zur Behandlung sexuell abweichenden Verhaltens war
schon die Rede. Statt zum Skalpell greifen die Ärzte heute lieber zu
Medikamenten, wie zum Beispiel Cyproteronacetat, einem sogenannten Androgenantagonisten. Viele Sexualdelinquenten sind in
den vergangenen Jahren auf eigenen Wunsch mit Antiandrogenen
behandelt worden. In praktisch allen Fällen hat die Behandlung die
Libido gedämpft, was aber nicht bedeutet, daß Päderasten, Sadisten,
Vergewaltiger, Exhibitionisten usw. dadurch zu Durchschnittsmen-
schen umprogrammiert worden wären. Lediglich ihr Sexualtrieb
wurde auf ein gesellschaftsverträgliches Niveau reduziert, so daß sie
inaktive Päderasten, Sadisten usw. wurden.

(Ein merkwürdiger Widerspruch: Cyproteronacetat bewirkt keine
Abnahme der Testosteronbildung. Vielmehr scheint das Medikament die Testosteronkonzentration im Blut zu steigern. Die Antiandrogene haben anscheinend die Eigenschaft, männliche Hormone
zu »neutralisieren«, so daß die Rezeptorproteine, die das Hormon

normalerweise binden und zum Zielorgan befördern, statt dessen die Antiandrogene binden. Da die Rezeptoren durch das listige Antiandrogen beschäftigt sind, haben sie keine Zeit für das echte Hormon, das daher ungenutzt und ungebunden im Blut schwimmt.) Neuere Untersuchungen deuten darauf hin, daß nicht nur Sexualstraftäter, sondern auch andere Kriminelle, zumindest solche, die überdurchschnittlich zu aggressivem und gewalttätigem Verhalten neigen, zuviel Testosteron haben könnten. Bei einundzwanzig Strafgefangenen im Alter von neunzehn bis zweiunddreißig Jahren wurde zwei Wochen lang mehrfach der Testosteronspiegel bestimmt. Diese Werte wurden mit dem kriminellen Verhalten der Delinquenten von der Kindheit bis zum 18. Lebensjahr verglichen. Von den einundzwanzig Männern hatten nur zehn aggressive Gewaltverbrechen – Mord, versuchter Mord, Überfall, bewaffneter Raubüberfall – begangen. Und genau diese zehn Männer hatten deutlich höhere Testosteronspiegel als die übrigen elf, die wegen gewöhnlicher Verbrechen wie Autodiebstahl und Einbruch verurteilt wurden.

Diese Studie ergab keine Beziehung zwischen Testosteronspiegel und psychologischen Tests, die Feindseligkeit, Aggressivität und Angst erfaßten.

Bei einer anderen Studie – sie wurde von Dr. HAROLD PERSKY und Mitarbeitern an der Abteilung für Endokrinologie und Reproduktionsmedizin im Albert Einstein Medical Center in Philadelphia durchgeführt – fanden sich hochsignifikante Korrelationen zwischen psychologischen Parametern und Testosteronspiegel insbesondere bei jüngeren Männern.

Gewiß, es gibt keinen Hinweis, daß Testosteron einen Mann *zwingt*, sich gewalttätig oder feindselig zu verhalten. Um ein sehr grobes Bild zu gebrauchen: Testosteron ist ein Werkzeug wie ein Hammer. Einer wird ihn benutzen, um ein Haus zu bauen, ein anderer wird ihn für einen Überfall, ein dritter als Mordwaffe benutzen. Der Hammer selbst ist in keinem Fall verantwortlich. Dennoch wird die Gefahr gemindert, wenn man das Werkzeug wegnimmt.

Nach Auffassung mancher Forscher wirkt Testosteron *enthemmend*. Es läßt einem Mann, der ohnehin zu Gewalt und Feindseligkeit neigt, diese Neigungen ausagieren. Vielleicht stößt es ihn sogar an, dies zu tun. Nichts weist jedoch darauf hin, daß ein Mann, der

sozial gut integriert ist, sich unter dem Einfluß von Testosteron ge-
genteilig verhalten würde.

Gegen die Behandlung krimineller Gewalttäter oder Schläger mit
Antiandrogenen wird eingewandt, daß sie die gleichen Wirkungen
hat wie eine Kastration. Schneller noch als nach dem chirurgischen
Eingriff beginnen die akzessorischen Geschlechtsdrüsen zu
schrumpfen und zu degenerieren. Der Hypothalamus, der nicht
mehr durch das Hormon angeregt wird, sendet keine Signale mehr,
die den Geschlechtstrieb und, vermutlich, die Aggressivität stimulieren. Anders als die chirurgische Kastration können jedoch die Wirkungen der medikamentösen Behandlung innerhalb weniger Wochen wieder rückgängig gemacht werden, indem man das Medikament einfach absetzt.

Zuviel Testosteron kann in manchen Fällen der Gesundheit ab-
träglich sein. Die Arzneimittelhersteller haben die gesetzliche Auf-
lage, den verschreibenden Arzt darauf hinzuweisen, daß die Verabreichung von Testosteron über einen längeren Zeitraum zu einer
Salz- und Wasserretention im Gewebe führen kann. Derartige Flüs-
sigkeitsretentionen können Herz und Nieren belasten, eine Belastung, die vorgeschädigte Organe unter Umständen nicht verkraften
können.

Folgende Nebenwirkungen von Testosteron, auf die hinzuweisen
die Hersteller gesetzlich verpflichtet sind, kommen sehr selten vor:
Überempfindlichkeitsreaktionen einschließlich Hautausschlag und
Hautentzündung; Reizung, Rötung und Schmerz an der Injektions-
stelle nach Injektion; Abnahme der Spermienzahl und der Ejakulatmenge; Gynäkomastie; heftige allergische Reaktion auf Testosteron
als körperfremde Substanz; außerdem Priapismus (schmerzhafte
Dauererektion ohne Libido).

Testosteron kann aber noch einen viel fundamentaleren schädli-
chen Einfluß auf die Gesundheit des Mannes ausüben, als allgemein
bekannt ist. Es könnte die Feder im Uhrwerk (des Lebens) sein, die
im Lauf der Geschichte immer wieder gebrochen ist und Männer
vorzeitig dahingerafft hat.

Schon immer sind Männer früher gestorben als Frauen. Dafür
gibt es einige augenfällige Erklärungen. Männer kämpften und starben in Kriegen. Männer gingen größere Risiken ein. Sogar während

seiner Lebensarbeitszeit hat der Mann ein 21 600faches Risiko, auf dem Weg zum oder vom Arbeitsplatz in einen Autounfall verwickelt zu werden.

Die vergleichsweise kürzere Lebenserwartung des männlichen Geschlechts beschränkt sich nicht auf den Menschen. Tatsächlich überleben bei den Wirbeltieren wie bei den Wirbellosen mit wenigen Ausnahmen die Weibchen die Männchen. Bei acht verschiedenen Mäusestämmen mit Lebenszyklen zwischen 11,1 und 21,7 Monaten war die Lebensdauer der Männchen um 0,1 bis 2,4 Monate kürzer. Rattenweibchen leben ungefähr 773 Tage, die Männchen dagegen nur etwa 712 Tage. Die Weibchen eines anderen Mäusestammes wurden 687, die Männchen 622 Tage alt. Aus diesen und weiteren Studien geht ganz klar ein Unterschied der Lebensdauer von zirka 10 Prozent zuungunsten der Männchen hervor, also im großen und ganzen wie beim Menschen.

Schon 1948 stellte der Endokrinologe Dr. J. B. HAMILTON in der Zeitschrift *»Recent Progress in Hormone Research«* die These zur Diskussion, daß die kürzere Lebensdauer der Männer durch den höheren Testosteronspiegel bedingt sei. Einige Jahre später überprüfte er seine Hypothese, indem er eine Reihe kastrierter Kater mit normalen Kontrollen verglich. Die Kastraten lebten durchschnittlich 8,8 Jahre, die normalen Tiere 7,7 Jahre. Allerdings war diese Studie so angelegt, daß die kastrierten Tiere gegenüber den anderen günstigere Lebensbedingungen hatten.

Eine gründlichere und raffiniertere Studie wurde an der Cornell University durchgeführt. Als Versuchstiere dienten elf Gruppen von je fünfzig Ratten – kastrierte Männchen und Weibchen, normale Männchen und Weibchen, jungfräuliche Tiere, sexuell erfahrene Tiere sowie kastrierte Tiere mit Testosteron- oder Östrogenimplantaten. Nachdem alle Tiere gestorben waren, zeigten die entsprechenden Auswertungen praktisch keine statistisch signifikanten Unterschiede hinsichtlich der Lebensdauer. Mit einer Ausnahme, wie der Forscher S. A. ASDELL vom Zoologischen Institut der Universität beschreibt: »Die Ratten, denen eigenes oder implantiertes Östrogen zur Verfügung stand, lebten im Durchschnitt länger als die mit eigenem oder implantiertem Testosteron.«

Der Nachweis, daß Testosteron und die kürzere Lebensdauer des männlichen Geschlechts zusammenhängen, ist ziemlich überzeugend, aber er wirft mehr Fragen auf, als er beantwortet. Wie kommt dieser Effekt des Testosterons zustande? Noch vor ein paar Generationen gaben sich die Menschen damit zufrieden, daß ein Mensch in den Sechzigern oder Siebzigern einfach an Altersschwäche starb. Die Vorstellung war, daß der Tod wesentlicher Teil des Lebens ist, eine Idee, der wir auch heute noch in der Religion und Philosophie begegnen. Tatsache ist, daß der Körper einen furchtbaren und unbeschreiblich heftigen Krieg gegen den Tod führt und sich dabei manchmal selbst beschädigt oder absichtlich zerstört. Die Menschen sterben, nicht weil das der Lauf des Lebens ist. Sie sterben, weil bestimmte normale und lebenswichtige Funktionen ausfallen.

Falls Testosteron die verkürzte Lebensdauer des Mannes verursacht, bewerkstelligt es dies auf todsicheren Wegen, in erster Linie durch Herz-Kreislauf-Erkrankungen (Herzinfarkt und Schlaganfall). Durch seine Wirkung auf die männliche Persönlichkeit zwingt Testosteron den Mann anscheinend, sich bestimmte Formen von Streß zuzumuten, die ihrerseits ebenfalls lebensverkürzend wirken. Manche arbeiten unter permanentem Zeitdruck. Andere leben ständig im Konflikt mit ihren Mitmenschen, schikanieren und beschimpfen sie oder werden schikaniert und beschimpft. Wieder andere haben regelmäßig Entscheidungen zu treffen, und ein Fehler könnte nicht nur ihre Firma teuer zu stehen kommen, sondern sie auch ihre Stelle kosten. Im Lauf der Geschichte waren Frauen meist nicht mit dieser Art von Streß konfrontiert. Manche Männer schütteln den Streß einfach ab. Andere bekommen Magen- und Darmgeschwüre, hohen Blutdruck oder ein Herzleiden.

In den vergangenen Jahren gab es zahlreiche Veröffentlichungen über die Persönlichkeitsmerkmale der Männer, die besonders stark durch streßbedingte Herzleiden gefährdet sind.

Offenbar gehören neunzig Prozent der Männer, die einen Herzinfarkt erlitten haben, einem ganz bestimmten Persönlichkeitstyp an. Es sind ungeduldige, geschäftige Menschen, die Besitz anhäufen, anstatt mit sich zufrieden zu sein; ständig fühlen sie sich gezwungen, sich abzuhetzen und zu schuften; sie haben nervöse Angewohnheiten: beispielsweise knirschen sie mit den Zähnen oder ballen die Fäuste; und sie haben Schuldgefühle, wenn ihnen etwas nicht ge-

lingt. Manchmal spricht man bei ihnen auch von Typ-A-Persönlich-
keiten; sie bemerken nicht, wenn sich etwas in einer Landschaft,
einem Gebäude oder einem Zimmer geändert hat. Typ A entgeht es,
wenn der Freund sich einen Bart wachsen läßt oder abrasiert. Seine
Frau kann daheim die Möbel umstellen oder neue anschaffen, es
würde ihm kaum auffallen.

Diese herzgefährdete Persönlichkeit findet sich zwar häufig unter
Angestellten, läßt aber Männer, die körperliche Arbeit leisten, keineswegs außen vor.

Die Kardiologen MAYER FRIEDMAN und RAY H. ROSENMAN
schreiben in ihrem Buch »*Type A Behavior and Your Heart*:«

»Fehlt das Typ-A-Verhaltensmuster, dann tritt die koronare
Herzkrankheit praktisch nie vor dem siebzigsten Lebensjahr
auf, gleichgültig, wie fett die Männer sich ernährten, wieviel
Zigaretten sie rauchten oder wie ausgeprägt ihr Bewegungsmangel war. Wenn aber dieses Verhaltensmuster vorhanden
ist, kann sich die Koronare Herzkrankheit (KHK) mit Leich-
tigkeit schon in den Dreißigern oder Vierzigern manifestie-
ren. Nach unserer Überzeugung erklärt die große Verbreitung des Typ-A-Verhaltens, warum immer mehr jüngere
Leute an Herzkrankheiten sterben, die bislang hauptsächlich
eine Todesursache älterer Menschen waren.«

Tatsache ist, daß die meisten Männer nicht auf dem Weg zwischen
Wohnung und Arbeitsplatz ums Leben kommen und relativ wenige
im Krieg sterben. Die durch Testosteron stimulierte männliche Persönlichkeit ist verantwortlich dafür, daß Frauen, die zwischen 1939
und 1941 geboren wurden, eine durchschnittliche Lebenserwartung
von 75 Jahren, Männer dieser Jahrgänge von nur 69 Jahren haben.

Es gibt eine Reihe von Lösungsmöglichkeiten. Die erste wäre die
Kastration; sie dürfte wenig Anhänger finden, schon gar nicht unter
den aggressiven Männern, die sich besonders viel abverlangen und
deren Lebensdauer am meisten profitieren würde. Die zweite Möglichkeit ist eine gezielte Anstrengung, die Persönlichkeitsmerkmale
zu ändern. Das ist der schwierigste Schritt, aber viele Männer müssen ihn tun, wenn ihre Gesundheit durch eine Herz-Kreislauf-
Krankheit ernsthaft bedroht ist.

Die endgültige Lösung wird vielleicht die endokrinologische Forschung bringen. Es ist möglich, daß die Forscher in absehbarer Zeit nachweisen werden, durch welchen Mechanismus Testosteron den Typ A hervorbringt, und daß sie Wege finden, die daraus resultierenden Streßfolgen im Körper zu mildern. Es spricht viel dafür, daß dann nicht die Kardiologen, sondern die Endokrinologen uns den Weg zur Prävention des Herzinfarktes zeigen werden.

17

Die Aktivierung der Hodenfunktion

Bei dem Testosteron, das der Arzt verordnet, handelt es sich um ein Arzneimittel, das in einer pharmazeutischen Fabrik aus Cholesterol hergestellt wurde. Es wird dazu verwendet, die in den vorigen Kapiteln beschriebenen Störungen, die durch den Mangel an Testosteron bedingt sind, zu bessern oder gänzlich zu beseitigen. Wie jedes Arzneimittel hat es neben dem gewünschten Effekt auch Nachteile, von denen wir einige bereits im vorigen Kapitel erläutert haben.

Chronische Zufuhr von Testosteron kann bewirken, daß die Hoden ihre Hormonproduktion verringern und vielleicht ihre Funktion schließlich ganz einstellen. Der Grund leuchtet ohne weiteres ein. Sobald dem Hypothalamus signalisiert wird, daß der Testosteronspiegel im Blut hoch ist, befiehlt er der Hypophyse, kein Gonadotropin mehr an die Hoden zu schicken. Ohne Hypophysenhormon aber funktionieren die Hoden nicht.

Es ist allgemein bekannt, daß ein Muskel schwindet, wenn er nicht benutzt wird. (Wenn zum Beispiel ein Arm oder ein Bein ein paar Wochen im Gips ist, werden die zugehörigen Muskeln atrophisch.) Er wird buchstäblich aufgezehrt. Ähnlich reagiert auch ein Hoden, der funktionell ruhiggestellt ist. Bei älteren Männern, deren Hoden schon atrophisch sind, sollte dies kein Grund zur Sorge sein. Da der Schaden bereits eingetreten ist, kann sich eine Zufuhr des Hormons nur segensreich auswirken. Dies gilt auch für jüngere Männer mit einem Hodenschaden, wenn die Chancen für eine Regeneration gleich Null sind. Mehr noch, sind die Hoden bei Beginn einer Testosterontherapie gesund, kommt es nach dem Absetzen des Hormons häufig zu einem sogenannten Rebound-Effekt, den wir

auch von der Spermiogenese kennen – zu einer stärkeren Bildung
von Testosteron als vor der Therapie. Dies geschieht häufig, aber
doch nicht in jedem Fall.

Die folgenden Kapitel halten wichtige Informationen für Männer
bereit, die aus dem einen oder anderen Grund eine Alternative zur
Therapie mit synthetischem Testosteron suchen. Es gibt mehrere
Maßnahmen, die praktisch jeder Mann ergreifen kann, um die körpereigene Testosteronbildung zu steigern und Testosteronantagonisten aus seinem nächsten Umfeld zu beseitigen oder zumindest zu
erkennen.

Manche Männer haben genau dies getan, zweifellos ohne sich
dessen bewußt zu sein. Während der Testosteronspiegel beim
Durchschnittsmann nach dem 55. Lebensjahr deutlich absinkt,
bleibt diese Abnahme bei manchen Männern entweder aus oder ist
so gering, daß sie überhaupt nicht ins Gewicht fällt. Dies kommt
weder häufig noch besonders selten vor. Aus bisher ungeklärten
Gründen bilden die Hoden dieser Männer weiterhin bis ins sechste,
siebte und sogar achte Jahrzehnt Spermien und Hormone wie bei
jungen Männern.

Merkwürdigerweise und leider gibt es bisher noch keine gründlichen Untersuchungen über dieses Phänomen, obwohl doch die Erkenntnis, warum manche Männer bis ins hohe Alter ununterbrochen Hormone zu bilden vermögen, auch für andere Männer praktisch genutzt werden sollte.

Gewiß sind die physiologischen Funktionen des Körpers zu
einem großen Teil genetisch vorgegeben. Körpergröße und Figur,
Knochenbau und Muskulatur und sogar unsere Intelligenz sind
weitgehend genetisches Erbe. Offensichtlich wird aber dieses Erbe
nicht im entferntesten für unsere Entwicklung ausgeschöpft. Olym-
piasieger stammen aus Familien, deren Stammbaum nicht im mindesten auf höhere sportliche Begabung hinweist. Das gleiche gilt allgemein auch für geniale intellektuelle oder künstlerische Begabung.
Die Begabung ist ererbt, die Umwelt kann ermöglichen, daß sie verwirklicht wird.

Manche Männer sind genetisch so veranlagt, daß ihre Drüsen bis
ins hohe Alter Sekrete ausschütten, aber es gibt zunehmend überzeugende Beweise, daß es weniger eine außerordentliche natürliche

Veranlagung als die Lebensweise ist, durch die manche Männer ihr Leben lang einen jugendlich hohen Testosteronspiegel behalten. Zu diesen Faktoren gehört die körperliche Aktivität. Darauf deutet jedenfalls eine im »*British Medical Journal*« veröffentlichte Studie von J. R. SUTTON und Mitarbeitern am Garvan Institut des St. Vincent's Hospitals in Sydney, Australien, hin. Suttons Team untersuchte zwei Gruppen von Athleten – vierzehn Ruderer einer Mannschaft und sieben Schwimmer. Es waren keine typischen Sportstudenten, sondern hochtrainierte, olympiareife junge Männer. Das Training war sehr hart, mit zwei Trainingseinheiten täglich – die eine bis an die Grenze der Belastbarkeit, die andere etwas weniger anstrengend.

Jeweils vor und nach jeder Trainingseinheit wurde bei allen Probanden der Testosteronspiegel bestimmt. Dabei zeigte sich keine Veränderung des Testosteronspiegels, wenn unterhalb des Maximums trainiert wurde. Bei maximaler Belastung jedoch stieg die Testosteronkonzentration dramatisch an.

Dr. Sutton fragte sich, ob dieses Ergebnis etwa mit der außerordentlichen Fitneß der Probanden zusammenhing und weniger mit dem Training an sich, in diesem Fall würde es sich nicht auf die Testosteronbildung untrainierter Männer übertragen lassen. Um das herauszufinden, suchte er vier weitere Versuchspersonen – gesunde Medizinstudenten, die keine aktiven Sportler waren. Diese ließ er zwanzig Minuten auf einem Fahrradergometer strampeln und nahm vor, während und nach der Belastung Blutproben. Nach zehn Minuten auf dem Fahrrad begannen die Testosteronspiegel zu steigen und erreichten ihr Maximum nach zwanzig Minuten am Ende der Belastung. (Es ist denkbar, daß die Hormonkonzentration weiter angestiegen wäre, hätten die Studenten noch länger gestrampelt.)

Natürlich gibt es gute Gründe für die Erwartung, daß der Hormonspiegel unter körperlicher Belastung ansteigt. Zum einen zeigen Untersuchungen, daß arbeitende Muskeln mehr Energie in Form von Glykogen speichern können, aber dafür benötigen sie größere Mengen Testosteron. Das Hormon kann auch den Kohlenhydratstoffwechsel in den Muskeln steigern und so dazu beitragen, daß der größere Energiebedarf gedeckt wird. In beiden Fällen würde der erhöhte Bedarf an Testosteron eine vermehrte Produktion des Hormons anregen.

Die Verbindung Testosteron/körperliche Aktivität war zu erwarten, denn andere Untersucher hatten bereits nachgewiesen, daß unter körperlichem Training der Blutspiegel von Wachstumshormon, Kortisol und anderen Hormonen ansteigen. Von den Hoden war nicht zu erwarten, daß sie anders reagieren würden als andere endokrine Drüsen. Zwei Befunde waren allerdings merkwürdig:

O Die Menge des durch das Sexhormon bindende Globulin (SHBG) gebundenen Hormons nahm nicht zu, so daß mehr freies Testosteron vorhanden war, das virilisierend wirken konnte.

O Die Hypophysengonadotropine, die die Hoden zur Testosteronbildung anregen, zeigten keinen Anstieg. Extreme körperliche Belastung ermöglichte somit in gewisser Weise, daß die Hoden von sich aus effizienter arbeiteten.

Ich möchte hier auf einen bereits erwähnten Punkt zurückkommen, daß nämlich die Testosteronausschüttung sehr stark von der guten Durchblutung des Gewebes abhängt, das die Hoden umgibt. Das haben klinische Untersuchungen längst bewiesen. Das Hormon wird durch die Drüsenwand direkt in den Kreislauf befördert. Wird es nicht von einem ausreichenden Blutstrom davongetragen, dann wirkt diese »Anhäufung« von Testosteronmolekülen auf die Drüse zurück, die ihrerseits den Leydig-Zellen signalisiert, die Produktion herunterzufahren. Ob diese Hypothese stimmt oder nicht, Tatsache ist, daß die verminderte Durchblutung die Testosteronbildung senkt. Körperliche Aktivität steigert die Durchblutung.

Körperliches Training bewirkt auch, daß die Nebennieren mehr Hormone ausschütten; einige von ihnen, besonders das Noradrenalin, stimulieren nachweislich die Synthese und Sekretion von Testosteron durch die Hoden.

Mit dem körperlichen Training ist ein weiteres Phänomen verbunden. Während anstrengender körperlicher Aktivität nimmt die Durchblutung der Leber ab. Die logische Folgerung ist, daß dann weniger Testosteron in schwächer wirkende Formen abgebaut wird.

Diese komplizierten Erläuterungen sind wohl wichtig, man kann darüber aber leicht das Offensichtliche übersehen, die Tatsache nämlich, daß konsequente mehr oder weniger anstrengende körperliche Aktivität gesundheitserhaltend wirkt. Dr. LAWRENCE RARICK von der Universität Wisconsin:»Untersuchungen an deutschen Männern, die in ihrer Jugend Sport getrieben haben, weisen darauf hin, daß die Beibehaltung einer körperlich aktiven Lebensweise, ohne dem Individuum zu schaden, viele Symptome des Alterns um zwanzig bis dreißig Jahre verzögern kann.« Manche von diesen Männern bewahrten sich ihre Jugendlichkeit bis in ihre sechziger und siebziger Jahre.»Während noch nicht ganz klar ist, wie sich körperliche Aktivität auf die Lebensdauer auswirkt«, meint Dr. Rarick,»gibt es viele Argumente für die Annahme, daß ein Mensch im Alter gesünder, glücklicher und kreativer sein wird, wenn er von vornherein ein regelmäßiges Bewegungsprogramm in seine Lebensweise integriert.«

Dies bestätigen auch Fachleute, zum Beispiel Dr. HENRY MONTOYE von der Staatsuniversität von Michigan:»Meines Erachtens ist es gar keine Frage, daß regelmäßiges wohldosiertes Training der richtigen Dauer viel dazu beitragen kann, den mit dem Alter verbundenen Abbau zu verzögern. In der Welt des Sports finden Sie alle möglichen Fälle, in denen sich erstaunliche körperliche Fähigkeiten bis weit ins Alter erhalten haben.«

Und Dr. LAWRENCE E. MOREHOUSE von der Universität von Kalifornien meint:»Ein Mensch, der sein Leben lang an ausgiebige körperliche Aktivität gewöhnt war, kann mit siebzig noch so leistungsfähig sein wie ein Vierzigjähriger, der einen Sitzberuf ausübt.«

Bei vielen Laien und manchen praktizierenden Ärzten ist die Meinung verbreitet, daß man mit zunehmendem Alter unbedingt seine Aktivitäten einschränken sollte. Diese Auffassung ist zwar falsch, aber nichtsdestoweniger verständlich, berücksichtigt man die Denkweise des Maschinenzeitalters. Selbstverständlich gehen wir mit unserem Auto, wenn es älter wird, schonend um, vor allem wenn wir uns kein neues leisten können. Wir benutzen es seltener, beschleunigen sanfter, fahren langsamer. Wir werden uns bewußt, daß die Tage dieses Fahrzeugs allmählich gezählt sind. Jeder Kolbenhub nagt ein bißchen mehr am Zylinder. Jedes Kreischen der Federung bringt sie dem Verschrotten näher. Der unaufhaltsame Verschleiß ist nicht zu reparieren.

Dieses Bild übertragen wir auf den menschlichen Körper, aber das ist offenkundig falsch. Muskeln – auch der Herzmuskel – werden durch Gebrauch nicht schwächer. Genau das Gegenteil ist richtig: Belastete Muskeln werden kräftiger, damit sie weitere Belastungen aushalten können. In bestimmten Bereichen baut der Organismus allerdings mit zunehmendem Alter ab. Erstaunlich ist freilich, daß unser Körper im Gegensatz zum Auto etwas Lebendiges ist und insofern die phänomenale Fähigkeit besitzt, sich auch im Alter noch an neue Belastungen anzupassen. Tatsächlich verzögert körperliche Aktivität nicht nur die Abnahme der Testosteronbildung, sondern auch viele andere Symptome des Alterns.

Gestützt auf Versuche mit einigen tausend Männern, hat Dr. THOMAS K. CURETON, ehemals Professor an der Universität von Illinois, behauptet, die klassischen Symptome des hohen Alters seien bloß die Folgen von Inaktivität. Er veranschaulicht dies an Beispielen:

○ Bei Betagten wird das Muskelgewebe meist durch Fett ersetzt; körperliches Training setzt das Fett in die benötigte Energie um und baut den Muskel wieder auf.

○ Der Stoffwechsel wird verlangsamt; in jedem Alter regt körperliche Aktivität den Stoffwechsel an. Und zwar nicht bloß vorübergehend, für wenige Minuten, sondern immerhin für zwölf bis 48 Stunden (danach sollte der Organismus erneut belastet werden).

○ Im Alter kommt es zu einer Abnahme der motorischen Fitneß – die Balance, Gelenkigkeit, Beweglichkeit und Reaktionsgeschwindigkeit werden geringer. Diese Fertigkeiten sind aber nicht angeboren, sondern wir haben jede einzelne erlernt. Bei einem Baby ist der Gleichgewichtssinn noch nicht entwickelt, auch nicht die rasche Beweglichkeit, und seine Koordination und Reaktionsgeschwindigkeit sind miserabel. Wenn sich die Muskeln entwickeln, werden sie nicht automatisch geschmeidig sein. Nur indem wir laufen, springen und klettern, lernen wir das Gleichgewicht zu halten. Wir beherrschen es zunehmend besser beim Radeln. Sind wir dann alt genug geworden, um den Führerschein zu machen, lassen wir das Rad stehen, und schon geht es mit unserem Gleichgewichtssinn bergab. Wer hingegen weiterhin, auch noch mit über siebzig, das Fahrrad benutzt, dessen Gleichgewichtssinn wird so gut bleiben wie eh und je. Das gleiche trifft auf die Beweglichkeit und Reaktionsgeschwindigkeit zu. Was die Geschmeidigkeit angeht, läßt sie sehr rasch nach, wenn jemand – sei er jung oder alt – seine Muskeln nicht regelmäßig dehnt und streckt. Viele Schmerzen und Beschwerden, die jemand bei sich als Rheumatismus und Arthritis diagnostiziert, verdanken sich in Wirklichkeit extrem steifen Muskeln, was durch gezielte Beuge- und Streckübungen durchaus vermeidbar wäre.

○ Alternde Männer können weniger körperliche Arbeit leisten als in ihrer Jugend, und dies wird unter anderem mit einer verminderten Sauerstoffaufnahme im Blut und schließlich in den Gewebezellen begründet. Untersuchungen von Dr. Dr. ROY J. SHEPHARD, Universität Toronto, belegen jedoch, daß dieses Phänomen überwiegend durch Inaktivität und nicht durch das Alter bedingt ist. In seinem Buch »*Endurance Fitness*« (Ausdauertraining) zeigt Shephard, daß er bei älteren Männern durch ein Ausdauertraining, wie flottes Marschieren, Rudern, Radeln und Laufen, die Sauerstoffverwertung auffallend steigern und dadurch ihre Leistungsfähigkeit auf das Niveau um Jahre jüngerer Männer verbessern konnte.

Beim Durchschnittsamerikaner oder -mitteleuropäer, der einen Sitzberuf ausübt, büßen die Blutgefäße mit zunehmendem Alter ihre Elastizität ein. Die Gefäßwand wird brüchig, im Inneren bilden sich Ablagerungen, die das Gefäßlumen (die lichte Weite) verengen, so daß Mehrarbeit nötig ist, um das Blut im Kreislauf zu befördern. Diese Arbeit wird vom Herzen gegen einen erhöhten peripheren Widerstand geleistet. Der Blutdruck steigt. Manchmal werden die kleineren Blutgefäße vollständig blockiert, und die zugehörigen peripheren Gebiete sind von der Blutversorgung abgeschnitten. Auf diese Weise kommen die schlechte Durchblutung und die »kalten Füße« der alten Menschen zustande.

Viel winziger als die Blutgefäße der Füße sind die Kapillaren, welche die Hoden mit Blut versorgen. Bei den meisten älteren Männern leiden die Keimdrüsen unter einer kritischen Mangelversorgung mit

Sauerstoff und Nährstoffen. Es ist unvermeidlich, daß sie atrophieren.

Gerade der Blutkreislauf ist indes einer der Bereiche, in dem lebenslange starke körperliche Aktivität den Körper relativ jung erhalten kann. Der schon erwähnte Dr. CURETON hat bewiesen, daß ein kräftiges Training unabhängig vom Alter des Individuums den peripheren Widerstand zu senken vermag. In der Tat belegen Curetons Untersuchungen, daß es hinsichtlich des peripheren Widerstandes keine Unterschiede zwischen jüngeren und älteren Männern gibt, wenn beide Altersgruppen an einem entsprechenden Trainingsprogramm teilnehmen.

Ob körperliches Training die Konzentration des Cholesterols im Blut senkt – es soll ja die Ablagerungen in den Blutgefäßen verursachen –, ist unter den Experten nach wie vor strittig. Manche behaupten, es käme zu einer Minderung, während andere dies bestreiten. Praktisch alle stimmen jedoch mit Dr. LARRY GOLDING von der Universität Kent darin überein, daß der Cholesterinspiegel *nicht zunimmt*, wenn jemand ein regelmäßiges Trainingsprogramm absolviert. Anscheinend hat das Training bei den meisten Menschen eine stabilisierende Wirkung auf den Cholesterinspiegel. Viele Forscher, insbesondere Dr. J. S. SKINNER an der Universität von Montreal, haben nachgewiesen, daß Triglyzeride (Blutfette, die sich ebenfalls in der Gefäßwand ablagern können) und Blutzuckerwerte durch regelmäßige rhythmische Trainingsprogramme gesenkt werden. Bei einem Sportmedizinischen Symposion in Toronto berichteten Forscher, daß ein Trainingsprogramm ungefähr 45 Minuten dauern muß, um den Cholesterin-, Triglyzerid- und Blutzuckerspiegel zu senken. Es spricht auch einiges dafür, daß ein konsequentes rhythmisches Training dazu beitragen kann, den Blutdruck zu senken. Aus Studien von Dr. FRED KASCH in San Diego sowie von Dr. RUDD und Dr. DAY in Boston geht hervor, daß ein geeignetes regelmäßiges Trainingsprogramm bei vielen Personen sowohl den systolischen als auch den diastolischen Blutdruck senkt.

Im Hinblick auf die verblüffende Wirkung, die ein Training bei Herz-Kreislauf-Erkrankungen haben kann, meint Dr. Cureton: »Das faszinierendste Ergebnis, das sich in mehr als hundert Dissertationen und anderen wissenschaftlichen Publikationen des Forschungszentrums für Körperliche Fitneß an der Universität von Illinois niederschlägt, ist die Besserung des Herz-Kreislauf-Systems, woraus sich ableiten läßt, daß eine Koronarthrombose verhütet oder zumindest ihr Auftreten verzögert werden kann.« Mehr noch, Laufen, Radeln und andere Ausdauersportarten, die das Herz kräftigen, verbessern auch die Funktion der Lungen und der Atemwege, so daß die Hoden und die übrigen Organe stärker durchblutet werden. Dies ist dann besonders wichtig, wenn die Zellen ihre Funktionstüchtigkeit allmählich einbüßen und viel mehr Nährstoffe und Sauerstoff benötigen, um ihren Aufgaben wie bisher gerecht zu werden.

Der alternde Mensch erleidet einen fortschreitenden Knochenabbau, die gefürchtete Osteoporose, was zu einem zunehmend weniger belastbaren, brüchigen Skelettsystem führt. Deswegen sind Knochenbrüche bei alten Leuten bedauerlicherweise so häufig. Doch sie sind ganz bestimmt keine unvermeidliche Begleiterscheinung des Alters. Schwache Knochen lassen sich fast in jedem Fall auf zwei Faktoren zurückführen – auf Bewegungsmangel und auf schlechte Ernährung.

Ein Körper, der nicht bewegt wird, braucht keine kräftigen Knochen. Das Knochengerüst hat die Aufgabe, den Muskeln und Organen Halt zu geben; es soll die Kleidung tragen, mit der wir den Körper umhüllen, und dem zusätzlichen Gewicht, mit dem wir ihn belasten, wenn wir etwas heben oder schieben, und den Belastungen des Alltags standhalten. Je aktiver wir sind, sei es durch sportliches Training oder körperliche Arbeit, desto besser wird die Stärke und Dichte der Knochen. Die Wirkung von Zug- und Scherkräften der Muskeln auf den Knochen regt die Bildung von Osteoblasten (Vorstufen von Knochenzellen) an. Ohne diese Stimulierung entstehen keine Knochenzellen.

Nun wird alte Knochensubstanz durch andere Zellen, sogenannte Osteoklasten, abgebaut. Bei Menschen mit sitzender Lebensweise beginnt dieser Knochenabbau allmählich Ende der zwanziger, Anfang der dreißiger Jahre, um vielleicht zwanzig, dreißig Jahre später zu kulminieren. Dann wird die gefährliche Schwäche des Skeletts schmerzlich klar: Schmerzen und Beschwerden, Verkrüppelung und körperlicher Verfall, der meist als Arthritis oder Rheumatismus diagnostiziert wird.

Die Fachleute sind sich weitgehend einig, daß die Knochenstärke und -dichte bis ins hohe Alter durch entsprechendes Training erhalten werden kann, vorausgesetzt natürlich, daß die für den Aufbau von Knochensubstanz benötigten Nährstoffe verfügbar sind. Hierzu zählen Calcium, Phosphor, Spurenelemente, Eiweiß und die Vitamine D, A und C. Für die Bildung von Knochenzellen ist außerdem Testosteron unentbehrlich.

Doch ein besonders eindrucksvolles Phänomen ist, daß unser Körper ein vollständiges, in sich geschlossenes Ökosystem darstellt. Dies läßt sich gut mit der Tatsache veranschaulichen, daß der Körper für den Aufbau von Knochen auf Testosteron angewiesen ist. Wenn infolge des Trainings das Signal gegeben wird, neuen Knochen aufzubauen, bilden die Hoden (ebenfalls infolge Trainings) eifrig das dafür benötigte Testosteron.

18

Sexuelle Aktivität und Sexhormon

Was ich jetzt erzähle, mögen Sie auf den ersten Blick für eine ziemlich bizarre Form des Liebesspiels halten. Im amerikanischen *»Journal of Endocrinology«* berichteten C. A. Fox und Mitarbeiter über einen seit elf Jahren verheirateten achtunddreißigjährigen Mann, der mehrere Monate lang sein Liebesleben um ein Blutritual bereicherte. Auf seinen Wunsch stach ihm seine Frau eine Kanüle in die Armvene und zapfte ihm vor, während und nach dem Geschlechtsverkehr Blut ab.

Nicht zum Ruhm von Eros, sondern im Dienst der Wissenschaft stellte sich der Mann (nennen wir ihn Charles Hunter, da Dr. Fox die Identität des Mannes geheimhielt) als Nadelkissen zur Verfügung. Jede Blutprobe wurde etikettiert und beiseite gestellt und, nachdem die Liebesspiele beendet waren, analysiert.

Charles Hunter und seine Kollegen hatten die Theorie entwickelt, daß der Testosteronspiegel stark durch das Ausmaß an sexuellen Aktivitäten, in denen sich ein Mann engagiert, beeinflußt wird. Diese Annahme wurde bereits durch eine ganze Reihe von Untersuchungen an Tieren unterstützt. Bei Studien an Bullen und Ratten zeigte sich nach sexuellen Aktivitäten eine deutliche Zunahme der Hormonkonzentration im Blut. Setzt man einen Rammler in Sichtweite einer Häsin, die in Hitze ist, so steigt sein Testosteronspiegel auf das Zehnfache.

Das gilt auch für Affen. Dr. ROBERT ROSE setzte vier Affen in getrennte Gehege mit reichlich Futter, Wasser und Auslauf. Nachdem er den normalen oder Basis-Testosteronspiegel der Tiere bestimmt hatte, ließ er in jedem Gehege eine Gruppe weiblicher Affen los. Innerhalb weniger Minuten hatten die Männchen jeweils klargemacht, wer der Herr im Haus war, und zwei Wochen lang genoß jedes sein privates Paradies – schmausend, trinkend und den Freuden der Liebe huldigend. Das Glück wurde nur durch die ständige Pikserei für die Blutentnahmen beeinträchtigt.

Von jedem Männchen nahm Rose zweimal in der Woche zwischen neun und zehn Uhr vormittags eine Blutprobe und eine weitere innerhalb 24 Stunden nach dem ersten Rendezvous mit den Weibchen. Rose räumt ein, daß dies nicht genügte, um Wochen- oder Monatszyklen der Testosteronbildung zu ermitteln. Da jedoch die Blutproben je zur gleichen Tageszeit gewonnen wurden, wurde zumindest der Einfluß des 24-Stunden-Zyklus auf Schwankungen der Hormonspiegel minimiert.

Die Veränderung, die ein Affenweibchen beim Testosteronspiegel eines Affenmännchens auslöst, ist wahrlich phänomenal! Der Anstieg von den Ausgangswerten betrug 109 bis 247 Prozent, das heißt, zumindest im Hinblick auf das Testosteron, daß die richtige Affendame den Affen doppelt so männlich machen kann, wie er vorher war. Für eine zusätzliche Überprüfung wurden die Affen wieder in ihre Einzelgehege verbracht. Innerhalb einer Woche fiel der Testosteronspiegel wieder auf den Ausgangswert zurück.

Was bei Bullen, Mäusen, Kaninchen, Affen und weiteren Tieren gilt, trifft vermutlich auch auf den Menschen zu, aber das ist nicht immer der Fall. Charles Hunter wollte den Beweis. Deswegen führte er zwei Versuche in der intimen Atmosphäre seines ehelichen Schlafzimmers durch. Beim ersten Versuch nahm er jeden Abend um zehn Uhr eine Blutprobe von sich, um seinen Testosteronausgangswert zu bestimmen. Dies praktizierte er 45 Tage lang, und immer, wenn er mit seiner Frau Sex hatte, gewann er eine Blutprobe vor und fünf Minuten nach dem Orgasmus. Hunters Frau, die der Wissenschaft ohne Zweifel so ergeben ist wie er, nahm die beiden Proben im entscheidenden Moment aus einer Unterarmvene. Außerdem untersuchte sie die Blutproben innerhalb dreißig Minuten nach der Entnahme.

Der zweite Versuch glich dem ersten, mit dem Unterschied, daß nun zwei Proben zur Kontrolle entnommen wurden, eine früh um acht, die andere um acht Uhr abends.

Einer der prosaischeren Befunde des Versuchs war die Bestätigung, daß der Testosteronspiegel morgens viel höher ist als abends. Nur an drei von 45 Tagen war der Testosteronspiegel in der Kontrolle vom Abend höher als in der Probe vom Morgen.

Vor allem aber stellten Hunter und seine Frau fest, daß sexuelle Aktivität und Testosteronspiegel beim Menschen ebenso eng korreliert sind wie bei anderen Lebewesen. Ob sie sich morgens oder abends der Liebe hingaben, stets schoß der Hormonspiegel rasant in die Höhe. Da die Differenz zwischen den morgendlichen und abendlichen Basiswerten erheblich war – manchmal Schwankungen von 200 bis 300 Prozent –, steigerte Sex am Abend den Testosteronspiegel selten bis auf den morgendlichen Basiswert, aber immer auf ein Niveau oberhalb des abendlichen Basiswertes. Jedenfalls nahm in beiden Fällen die Androgenmenge manchmal um mehr als fünfzig Prozent zu.

In der Probe, die nach Beginn des Liebesspiels, aber vor dem Orgasmus entnommen wurde, war die Hormonkonzentration deutlich höher als der Basiswert. Nach dem Orgasmus stieg der Hormonspiegel sogar noch weiter an.

Wie die meisten Studien, in denen ein Thema erstmals behandelt wird, wirft die Fox-Studie mehr Fragen auf, als sie beantworten kann. Unter anderen die ewige Frage nach dem, was zuerst war: die Henne oder das Ei?, die nicht zu beantworten ist. Stimuliert also der Anstieg des Testosterons im Blut das Gehirn, löst es die Begierde aus und treibt Hunter und seine Frau ins Schlafzimmer? Oder erzeugt der aktive Gebrauch der Genitalien beim Koitus eine physiologische Reaktion in den Keimdrüsen, so daß mehr Testosteron ausgeschüttet wird? Einerseits plädiert Fox für die letzte Deutung, indem er feststellt, daß Männer, deren Blut beim Masturbieren analysiert wurde, keine vergleichbaren Testosteronanstiege aufwiesen wie Hunter bei der Liebe mit seiner Frau. Dazu Fox: »Unsere derzeitigen Erkenntnisse deuten darauf hin, daß die Zunahme des freien Testosterons im Blut wahrscheinlich eher unmittelbar mit dem Koitus zusammenhängt als mit dem Bedürfnis nach oder der Vorwegnahme sexueller Aktivität.«

Diese Auffassung wurde von Dr. KARL PIRKE am Max-Planck-Institut für Psychiatrie in München anhand einer eigenen Studie überprüft. Aus sechzehn gesunden Männern bildete er zwei Gruppen, denen er Filmstreifen zeigte. Der Gruppe A wurden harte Pornos, der Gruppe B Kindercomics vorgeführt. Von jedem Probanden wurden dreieinhalb Stunden lang alle fünfzehn Minuten Blutproben genommen.

Dr. Pirke fügte seinen Messungen noch einen Parameter hinzu: Er bediente sich der Penisplethysmographie, um bei seinen Probanden die Häufigkeit und Stärke der Erektionen zu messen. Wie erwartet, stieg bei der Comicgruppe in keinem Fall der Testosteronspiegel an. In der Pornogruppe hingegen ließen sich bei allen Versuchspersonen, bis auf zwei Ausnahmen, deutliche Anstiege des Hormonspiegels um 35 Prozent über dem Ausgangswert nachweisen.

Aus Pirkes Studie geht klar hervor, daß nicht der Geschlechtsakt, sondern die sexuelle Erregung den Anstieg des Testosteronspiegels auslöst: Es trifft aber *nicht immer* und nicht bei *allen* Männern zu, daß sexuelle Stimulierung die Bildung von Testosteron anregt. Fox konnte bei masturbierenden Männern keinen merklichen Anstieg nachweisen, und Pirke berichtete, daß zwei von seinen acht Pornofilmbetrachtern zwar eine Erektion bekamen, aber keinen Testosteronanstieg. Dafür gibt es zumindest eine einleuchtende Erklärung.

Bei männlichen Tieren ist schon allein sexuelles Interesse fast immer mit deutlichen Testosteronzunahmen verbunden. Der bloße *Anblick* einer brünstigen Häsin läßt beim Rammler das Testosteron bis zum Zehnfachen hochschießen. Das Menschenmännchen hingegen zeigt nicht immer diese normale biologische Reaktion, und der Testosteronspiegel ist auch nicht der einzige Bereich, in dem eine biologisch erwartete Reaktion ausbleiben kann. Die psychogene sexuelle Impotenz – die psychisch bedingte Unfähigkeit, bei sexueller Stimulierung eine Erektion zu bekommen – kommt nur beim Menschen vor. Sowohl der gleichbleibende Testosteronspiegel als auch die psychogene Impotenz können mit einer für die menschliche Sexualität spezifischen Besonderheit zusammenhängen – mit der Fähigkeit, auf sexuelle Aktivität intellektuell zu reagieren. Bei einem Mann, der an psychogener Impotenz leidet, ist die natürliche biologische Reaktion auf eine erotisch prickelnde Situation durch jede Menge intellektueller Zweifel und Befürchtungen überlagert. Es steht ganz außer Zweifel, daß der Intellekt das menschliche Verhalten viel stärker beeinflußt als der Geschlechtstrieb, und das erklärt auch die enormen Schuldgefühle, die sich vielfach mit den sexuellen Aktivitäten des Menschen verbinden. Heute können viele Männer ihrer drängenden Libido erst dann entspannt nachgeben, wenn sie ihrem Intellekt ein ganzes Bündel von Fragen über Moral, Ethik, Logistik, kurz- und langfristige Implikationen und die eher direkte Strategie der Werbung einschließlich der Überlegung, ob die ins Auge gefaßte Partnerin überhaupt das erotische Interesse weckt, zufriedenstellend beantwortet haben.

Bedenkt man, in welchem Maß die Vernunft beim modernen Mann den Geschlechtstrieb überlagert, dann braucht man sich nicht darüber zu wundern, daß Potenzprobleme zunehmen, sondern vielmehr darüber, daß überhaupt noch normaler Gechlechtsverkehr stattfindet. Dies ist, glücklicherweise, der Fall, weil jedes Ding zwei Seiten hat: Anders als die meisten intelligenten Lebewesen kann der Mensch seinen Verstand benutzen, um eine zuvor schlafende Libido zu wecken. Er tut dies aus verschiedenen Gründen. Vielleicht hat seine Gefährtin Lust auf Sex. Oder er langweilt sich oder fühlt sich einsam. Manche Männer haben Sex nach Plan, beispielsweise einmal täglich (oder wie auch immer), ob ihnen danach zumute ist oder nicht.

Ein solcher Umgang mit Sex ist alles andere als biologisch und bedarf daher künstlicher Stimulierung. Dem Mann kommt sein Intellekt zu Hilfe durch den Akt der Fantasie. Durch Lektüre erotischer Literatur und Betrachten von Filmen, in denen andere sich sexuell vergnügen, weckt er in sich die Begierde nach sexueller Befriedigung, wie sie seinen Identifikationsfiguren zuteil wird. Sexfilme und pornografische Literatur werden nicht benutzt, um ein Bedürfnis nach Sex zu befriedigen. Das tut nur der Orgasmus. Pornografie ist ein Mittel des Intellekts, den Appetit auf Sex zu wecken, wenn biologisch kein so starker sexueller Druck besteht, daß man sich davon befreien müßte.

»Wir können eindeutig feststellen«, sagt der englische Biologe DESMOND MORRIS, »daß unsere eigene Spezies sexuell wesentlich aktiver ist als alle anderen Primaten einschließlich unserer entwicklungsgeschichtlich nächsten Verwandten.« Gewiß, unter den lebenden Primaten ist der nackte Affe sexuell besonders aktiv, und dies wegen seiner einzigartigen Fähigkeit, seine sexuelle Stimulierung *in-*

tellektuell zu fördern. Von allen Spezies kann daher nur der Mensch durch Sexfilme, -fantasien, -bücher oder durch direkte manuelle Stimulation der Genitalien die Begierde nach Sex in sich wecken und dann befriedigen. Biologisch gesehen, ist er weniger sexuell, als seine sexuelle Aktivität anzeigt. Wir haben ja bereits darauf hingewiesen, daß Sex dem männlichen Homo sapiens viel mehr bedeutet als anderen Lebewesen. Sex ermöglicht körperliche Nähe, ist ein herrlicher Zeitvertreib, eine Bestätigung der Männlichkeit, der Jugendlichkeit und Attraktivität. Er löst Spannungen und lenkt vorübergehend von Problemen ab. Manche Männer behaupten sogar, er sei die ideale Motivation zur sportlichen Betätigung.

Solange die Gesellschaft fortfährt, emotionale Bedürfnisse, die so einfach durch sexuelle Aktivität zu befriedigen wären, zu unterdrükken, so lange werden die verschiedenen Arten libidostimulierender Pornographie der Gesellschaft unschätzbare Dienste erweisen. Manchmal indessen kann die Physis mit der Psyche nicht gleichziehen. Bei den masturbierenden Probanden von Fox, die ganz offenbar auf Instruktionen und eine künstliche erotisierende Stimulierung reagierten, trat keine Zunahme der Testosteronspiegel ein. Auch zwei von Pirkes acht Probanden, die Sexfilme anschauten, zeigten keinen Anstieg der Testosteronwerte.

Der springende Punkt ist, daß beim Mann, im Gegensatz zu anderen Lebewesen, der Intellekt eine überragende Rolle in der Sexualität spielt. In seltenen Fällen können Männer, deren Hoden praktisch nicht mehr funktionieren, ein sehr aktives Sexualleben haben, während dieses bei manchen Männern mit hohem Testosteronspiegel vergleichsweise lahm sein mag. Der Unterschied erklärt sich mit der Fähigkeit des einzelnen, die erreichbare Pornografie wie die unerreichbare Sexfantasie so zu nutzen, daß sie eine Eigenstimulierung herbeiführt.

Kann sexuelle Aktivität auf Dauer hohe Testosteronspiegel aufrechterhalten? Diese Frage ist ziemlich sicher mit Ja zu beantworten. Es wurde nachgewiesen, daß der Hormonspiegel eine bis eineinhalb Stunden nach initialer erotischer Stimulierung sein Maximum erreicht und 12 bis 48 Stunden auf einem hohen Niveau bleibt. Nichts weist darauf hin, daß dieser Testosteronanstieg mit zunehmendem Alter ausbleibt.

Nach Erkenntnis mehrerer Wissenschaftler, unter ihnen auch das berühmte Duo Dr. WILLIAM MASTERS und Dr. VIRGINIA JOHN-SON, hängen ein regelmäßiges, sehr aktives Sexualleben in jungen Jahren und ein hohes Niveau sexueller Leistungsfähigkeit auch während des Alters eng zusammen.

Das bestätigen zum Beispiel auch Untersuchungen von Dr. CLYDE E. MARTIN am Gerontologischen Forschungszentrum in Baltimore. Martin interviewte 451 Männer zwischen 45 und 84 Jahren und fand: »Die Ergebnisse zeigen eindeutig, daß die Befragten viele Jahre ihres Lebens sexuell aktiver gewesen waren als der Durchschnitt.«

Die in der Jugend aktiv waren, blieben es auch im Alter; die eher träge gewesen waren, hatten auch im hohen Alter kein reges Sexualleben.

Offensichtlich spielt hier auch das Erbe eine Rolle. Doch wie Dr. Masters feststellt, scheint die sexuelle Aktivität als solche ein auch im Alter aktives Sexualleben zu fördern. Dazu Dr. Martin: »Zweifellos tragen beide Faktoren (die erbliche Disposition und die sexuelle Aktivität) zur Erhaltung der individuellen Unterschiede bei.«

Daß der Geschlechtsakt an sich die sexuelle Leistungsfähgkeit lebenslang zu erhalten vermag, erklärt sich zumindest teilweise durch seinen Einfluß auf den Testosteronspiegel. Es unterliegt keinem Zweifel, daß sexuelle Stimulierung bei den meisten Männern die Testosteronkonzentration im Blut erhöht. Diese erhöhten Konzentrationen regen bei den meisten Männern und bei allen anderen Lebewesen das erotische Interesse und den Sexualtrieb an, sofern nicht der Intellekt die normale biologische Reaktion verdrängt. Somit enthält die Redewendung »Wer rastet, der rostet« mehr als ein Körnchen Wahrheit.

19

Ernährung und Hodenfunktion

Elektronen, die wie Planeten die Sonne mit unglaublicher Geschwindigkeit ihr Zentrum umkreisen; Riesenmoleküle, die Ewigkeiten von Zerfall und Oxidation in Stunden komprimieren; Geburt, Tod und Wiedergeburt von namenlosen Millionen Zellen. Könnten Sie eine dieser Zellen oder die unzähligen Milliarden von Bakterien fragen, die in oder auf uns werden, leben und vergehen, sie würden Ihnen erklären, daß der menschliche Körper, in dem sie leben, nicht bloß ein Planet, sondern ein ganzes Universum ist. Eine riesige Anzahl von Systemen funktioniert unermüdlich in hochkomplizierten Interaktionen miteinander, von denen wir einige sogar heute noch nicht verstehen. Am kompliziertesten in diesem unserem Universum sind die biochemischen Vorgänge, die das Gleichgewicht der Körpersäfte – die Homöostase – aufrechterhalten.

Ohne dieses Gleichgewicht der Säfte könnte kein Organ, die Hoden eingeschlossen, richtig funktionieren. Auch die hinterste Gonadenzelle funktioniert nur ordentlich, wenn ganz spezifische Faktoren zusammenwirken. Einer davon ist die richtige Temperatur. Noch wesentlicher ist die Verfügbarkeit bestimmter Nährstoffe.

Nur ein Bruchteil dessen, was ein Mann an Nahrung zu sich nimmt, dient der Erhaltung der Größe, Form und Funktion seiner Hoden, aber ohne diese Nahrungszufuhr würden die Drüsen schrumpfen. Über den Verzehr hinaus beschäftigen sich die wenigsten Menschen je bewußt mit Ernährung. Noch bevor jedoch das Essen in unseren Mund gelangt, beginnt im Körper bereits die Vorbereitung eines äußerst komplizierten Vorgangs – der Verarbeitung dessen, was wir essen. Schon der Duft einer Speise regt die Speichelbildung im Mund an. Zähne und Speichel sind die ersten, die sich über einen Bissen hermachen und den Verdauungsprozeß einleiten. Im Magen übernimmt dann die Salzsäure die nächsten Schritte und zerlegt das vorverdaute Essen in seine Grundbestandteile. Über den Darm gelangen diese Bausteine ins Blut und werden zu den Millionen und Abermillionen Zellen im gesamten Körper transportiert. Manche Nährstoffe – wie Protein, Glukose, bestimmte Vitamine und Mineralstoffe – werden von allen Zellen benötigt, andere nur von den Zellen bestimmter Gewebe.

Die Zelle nun vollbringt das Wunder, die zerlegten Nahrungsbestandteile zu verwerten. Obwohl jede Zelle so winzig ist, daß sie mit dem bloßen Auge nicht erkannt wird, und die funktionierenden Teilchen in der Zelle noch kleiner sind, verwerten diese Minifabriken Enzyme und Hormone, um die gleichen sowie andere Enzyme und Hormone zu synthetisieren und abzugeben, die Zellwand zu reparieren und zu verstärken und neue Zellen zu bilden – kurz und gut, um sämtliche Körperfunktionen aufrechtzuerhalten.

Jede Zelle ist also eine kleine Fabrik. Das Blut liefert ihr das Bauholz an. Einige Arbeiter nutzen es, um das Dach und schadhaften Bodenbelag zu reparieren. Andere schleppen Holz zum Ofen, in dem die nötige Hitze und Energie erzeugt wird, die den Maschinenbestand der Fabrik in Gang hält. Weitere Arbeiter verarbeiten das Material zu Brettern, die beim Bau neuer Fabriken verwendet werden können. Wieder andere gewinnen aus dem Rohstoff bestimmte Chemikalien, die in der Fabrik für eigene Zwecke gebraucht werden. Andere Chemikalien werden anderweitig abgegeben (ins Blut), um den Bedarf anderer Fabriken zu decken.

Die Zellfabriken arbeiten in Gruppen zusammen und bilden spezialisierte Gewebe – zum Beispiel Hoden, Niere, Leber, Herz, Gehirn und andere. Zwischen den Zellen gibt es große Unterschiede. Eine Leberzelle etwa sieht ganz anders aus und funktioniert auch anders als eine Muskelzelle. Beide haben ganz unterschiedliche Bedürfnisse hinsichtlich ihrer Ernährung, genauso wie eine Kunststofffabrik die Wolle, die eine Strickwarenfabrik mit ihren Maschinen verarbeitet, nicht verwenden kann.

Dieser Punkt ist wichtig, weil er erklärt, warum bestimmte Zellen (und die zugehörigen Organe) an einem so massiven Nährstoffmangel leiden können, daß das betreffende Organ funktionsunfähig wird, während der übrige Körper einigermaßen gesund bleibt. Wir wissen zum Beispiel, daß die Schleimhäute einen hohen Vitamin-A-Bedarf haben, die Muskelzellen viel Protein benötigen, die Leber auf Vitamin-B-Komplexe angewiesen ist und das Gehirn große Mengen Sauerstoff und Glukose braucht.

Die Geschlechtsorgane machen da keine Ausnahme. Bereits 1889 entdeckten Forscher, daß sich die Hoden von Tauben zurückbildeten, wenn die Tiere nicht richtig gefüttert wurden. Die Hoden reagieren besonders empfindlich auf Mangelernährung. Oft wird die ausgeprägte Abnahme der Wachstumsrate und der sekretorischen Aktivität der akzessorischen männlichen Geschlechtsorgane, die schon nach geringgradiger Unterernährung eintritt, früher erkennbar als Rückbildungserscheinungen an anderen Organen. Somit kann sogar ein geringer Nährstoffmangel, der im Muskelgewebe oder in der Leber nicht bemerkt wird, die Größe und die Funktion der Hoden doch erheblich beeinträchtigen.

An der Ian Clunies Ross Tierforschungsanstalt in Neusüdwales, Australien, konnte nachgewiesen werden, was genau bei einer Mangelernährung mit den Hoden passiert. Als Versuchstiere dienten zwölf Schafböcke. Sechs von ihnen wurden normal gefüttert, und sechs erhielten eine proteinarme und kalorienreduzierte Kost. Nach drei Monaten war unverkennbar, welche Tiere unterernährt waren. Im Gegensatz zu den 25 bis 28 Prozent Fettanteil der normal gefütterten Tiere hatten die unterernährten Tiere weniger als 12 Prozent Fett. Die Hoden der wohlgenährten Böcke waren erwartungsgemäß größer, überraschend war allerdings, daß das Hodengewicht der mangelernährten Tiere nur 0,27 Prozent des Körpergewichts betrug, während es bei den gut ernährten Tieren stolze 25 Prozent höher lag. Obwohl auch andere Organe bei den unterernährten Böcken kleiner waren als bei den Kontrolltieren, verhielt sich die jeweilige Gewichtsabnahme proportional zur Abnahme des Körpergewichts insgesamt. Selbst beim Vergleich mit anderen endokrinen Drüsen war nur bei den Hoden die Gewichtsabnahme größer als die proportional zum Körpergewicht erwartete.

Es fanden sich noch andere Veränderungen. Da die Hoden kleiner geworden waren, leuchtet ein, daß auch ihre Durchblutung abnahm. Die sorgfältige Untersuchung ergab jedoch, daß die Hoden der unterernährten Tiere auch je Gewichtseinheit schlechter durchblutet wurden als die der wohlgenährten Tiere.

Aus dem Zusammentreffen von weniger Hodenvolumen für die Testosteronbildung und massiv verringerter Durchblutung für die Absorption des Hormons ist zu schließen, daß ein Nährstoffmangel zu deutlich reduzierten Testosteronspiegeln führt. Genau dies ist auch der Fall. Die Testosteronspiegel der wohlgenährten Schafböcke waren achtmal so hoch wie die der schlecht ernährten Tiere. Bei letzteren enthielt das Hodengewebe weniger Leydig-Zellen, in denen das Testosteron gebildet wird, und die vorhandenen Zellen waren weniger gut konturiert und vermutlich weniger gesund.

Die unterernährten Tiere hatten deutlich kleinere und weniger funktionstüchtige Hodenkanälchen, in denen ja die Spermien gebildet werden. Viele Spermien waren degeneriert, und ihre Zahl war insgesamt viel niedriger als bei den gesunden Tieren.

Unzweifelhaft ist die Hodenatrophie ein wichtiger Überlebensfaktor sowohl für das Individuum als auch für die Spezies. Eine schwere, länger dauernde Hungerperiode erzeugt eine Malnutrition (eine Mangelernährung), und diese führt zur raschen Degeneration der Hoden und zu einer Abnahme der Spermiogenese. Dadurch wird die Wahrscheinlichkeit geringer, daß zu viele Nachkommen um knappe Nahrungsressourcen konkurrieren. Als zweite Vorsichtsmaßnahme bilden die Hoden weniger Testosteron, wodurch prompt die Libido unter den Tieren abnimmt. Das hat gewöhnlich zur Folge, daß die Geburtenrate sinkt. Werden dennoch Nachkommen geboren, dienen sie manchen Spezies einfach als zusätzliche Nahrungsquelle.

Der biologische Ablauf funktioniert offenbar beim Menschen so gut wie beim Tier. Viele Studien belegen, daß sowohl die Spermiogenese als auch der Geschlechtstrieb beim Mann während einer erzwungenen Hungerperiode wie auch während freiwilliger experimenteller Nahrungsenthaltung abnehmen. Warum aber gibt es dann so viele Völker auf unserer Erde, die Hunger leiden, während sie fortfahren, sich unaufhaltsam zu vermehren?

Wieder lautet die Antwort, daß der Sexualtrieb nur beim Menschen physiologisch *und* intellektuell angelegt ist. Anders als bei anderen Geschöpfen braucht er nicht auf biologische Ereignisse, dar-

unter die Ansammlung von Samenflüssigkeit und die weibliche
Brunst, zu warten, damit seine sexuelle Bereitschaft stimuliert wird.
Sobald er der Langeweile entkommen oder sich seiner Männlichkeit
vergewissern will, kann er sich selbst stimulieren. Er hat den Vorteil
des Intellekts – die Gabe der Fantasie –, und oft wiederholte erotische Erlebnisse stimulieren nicht nur selbst unterernährte Hoden,
bis zu einem gewissen Grad zu funktionieren, sondern können letztlich sogar bei geringer Spermienzahl eine Empfängnis fördern.

Den erwähnten Schafböcken wurden im Experiment Proteine
vorenthalten, und sie erhielten überhaupt zu wenig Kalorien. Es war
eine radikale Mangelernährung, also nichts, was einem Glied einer
modernen hochzivilisierten Gesellschaft widerfahren könnte. Eine
Ausnahme bilden Personen, die extreme oder modische Diätpläne
befolgen und sich dabei buchstäblich zu Tode hungern. Ein Beispiel
für zwanghaftes Hungern und Ausdruck seelischer Probleme ist die
Anorexia nervosa, die Magersucht. Ihr typisches Opfer ist im allgemeinen weiblichen Geschlechts und wiegt zwanzig bis dreißig Pfund
weniger als ihr Idealgewicht. Dennoch ist sie überzeugt, fett zu sein,
und versucht, durch Hungerkuren abzunehmen. Gelegentlich stirbt
ein Mädchen an den Folgen. Nahezu unvermeidlich kommt die
körperliche Reifung durch das Hungern zum Stillstand. Brüste und
Schamhaare des Mädchens entwickeln sich nicht, es bekommt keine
weibliche Figur. Der Menstruationszyklus ist blockiert. Auch bei
einem Jungen, der magersüchtig ist – ein sehr seltenes Phänomen –,
wird die sexuelle Entwicklung gehemmt. Beim Jungen wie beim
Mädchen reagiert der Körper unmittelbar auf die Unterbrechung
der Nahrungszufuhr, indem er die Funktion der Organe blockiert,
die dafür zuständig sind, daß noch mehr Mäuler zu stopfen wären.

Wahrscheinlich braucht heute niemand unter einem ausgeprägten
Protein- oder Kalorienmangel zu leiden, aber die Hoden benötigen
noch weitere Nährstoffe – nämlich Vitamine und Mineralstoffe –,
und es steht fest, daß ein subklinischer Mangel an diesen Nährstoffen keineswegs selten ist.

Wie gesagt, der Bedarf an Protein ist gesichert, die Kalorienzu-
fuhr – oft als Überangebot von fett- und zuckerhaltigen Lebensmitteln – ist meist sehr reichlich, aber die Zufuhr von Nährstoffen ist
häufig unzureichend. Die Unterversorgung betrifft insbesondere

Calcium, Eisen, Folsäure, Vitamine der B-Gruppe sowie die Vitamine A, E und C. Gefährdet sind in diesem Sinn Menschen mit extremen Eßgewohnheiten (zum Beispiel einseitige Diät), hohem Genußmittelkonsum und chronischer Arzneimitteleinnahme, alte Menschen und hier vor allem Männer.

Am häufigsten fehlen genau die Nährstoffe, die für gesunde, funktionstüchtige Hoden unentbehrlich sind. Nehmen wir zum Beispiel das Vitamin A. Dr. ISOBEL W. JENNINGS, Pathologin an der Universität Cambridge in England, erklärt in ihrem Buch »*Vitamins in Endocrine Metabolism*« (Vitamine im endokrinen Stoffwechsel): »Der fortgeschrittene Vitamin-A-Mangel bei der männlichen Ratte wirkt praktisch wie eine chemische Kastration und geht mit degenerativen Veränderungen des Keimepithels in den Hoden und der Bildung abnormer Spermien einher. Ein Mangel an Vitamin A beeinträchtigt die Synthese oder die Freisetzung von Androgenen, nicht jedoch die Rezeptivität der Zielorgane bzw. -zellen.«

Dr. BIRTHE PALLUDAN in Kopenhagen, Dänemark, hat sich intensiv mit den Funktionen von Vitamin A bei der Gesunderhaltung der Hoden befaßt. Palludan: »Bei allen Tieren der untersuchten Spezies zeigte sich als Folge der A-Avitaminose eine charakteristische Blockierung oder deutliche Abnahme der Spermiogenese.« Die Forscherin arbeitete mit Ebern. »Die Versuche belegen, daß die Gabe von Vitamin A beim A-avitaminotischen Eber innerhalb von drei Monaten die Spermiogenese vollständig normalisiert.«

Palludan gab einigen ihrer Versuchstiere Vitamin-A-Säure. Diese verhütet zwar schwere Infektionen, kann aber vom Körper nicht verwertet werden, um andere Aufgaben des Vitamin A, einschließlich der Erhaltung gesunder Hoden, wahrzunehmen. Es entsteht folglich ein Vitamin-A-Mangel. Nachdem Palludan den Vitamin-A-Mangel anhand von Leberbiopsien (die Leber speichert Vitamin A) nachgewiesen hatte, bestimmte sie die Hodengewichte der Versuchstiere. Sie berichtet: »Das Hodengewicht war (bei den Tieren mit Vitamin-A-Mangel) deutlich geringer als bei den normalen Tieren desselben Wurfs, und zwar betrug es nur ein Drittel oder die Hälfte vom Normalwert.«

Ein Vitamin-A-Mangel kann auch durch Krankheit, etwa durch eine Infektion, hervorgerufen werden. Wiederholte Infektionen können, vor allem wenn sie mit Durchfällen verbunden sind, dem Körper Vitamin A entziehen. Auch hohes Fieber senkt den Vitamin-A-Spiegel des Blutes, und sogar körperliche Aktivität wirkt in diesem Sinne.

Im Extremfall können massive Dosen des Vitamins notwendig sein, um den Mangel zu beseitigen. Einschlägige Erfahrungen machte Dr. H. M. RUSSELL an der Medizinischen Fakultät der Universität von Chicago bei fünf Patienten mit Sprue bzw. Crohn-Krankheit. Die Patienten litten an einem subklinischen Vitamin-A-Mangel und zeigten keine manifesten Mangelsymptome. Erst nachdem sie vier Wochen lang täglich das Zehnfache der normalen Tagesdosis Vitamin A, das sind 50 000 IE, erhalten hatten, erreichten ihre Vitamin-A-Spiegel wieder normale Werte.

Eine Unterversorgung besteht nicht selten auch hinsichtlich der B-Vitamine Thiamin, Riboflavin und Niacin. Im Tierversuch ist eine auffallende Verschlechterung der Genitalfunktionen unter chronischem Vitamin-B-Mangel gesichert.

Eine wichtige Rolle bei der Gesunderhaltung der Hoden spielt auch das Vitamin E, das geradezu als Antisterilitätsvitamin gilt. Im Tierversuch führt Vitamin-E-Mangel meist innerhalb von drei Monaten zur Degeneration der Hodenkanälchen. Werden die Tiere sechs bis neun Monate Vitamin-E-frei ernährt, dann werden sie irreversibel steril.

Eine totale Infertilität kann verhindert werden, sofern der Mangel rechtzeitig erkannt und behandelt wird. Dr. EVAN SHUTE, einer der besten Kenner von Vitamin E, berichtete über zwanzig Männer, deren miserable Spermiogramme sich nach einer Behandlung mit Vitamin E normalisierten. Einige der Männer zeugten Nachwuchs noch während der Therapie.

Bei einem der für die Genitalorgane besonders wichtigen Nährstoffe handelt es sich nicht um ein Vitamin, sondern um das Mineral Zink. Das Interesse der Forschung an den Wirkungen des Zinks auf die Entwicklung und Funktion der Fortpflanzungsorgane ist derzeit enorm. Die allerersten Untersuchungen erfolgten aber bereits vor etlichen Jahrzehnten.

Unterentwickelte Geschlechtsorgane bei erwachsenen Männern können zuweilen durch Behandlung mit Zink nachreifen. Einer der

ersten, denen dieser Nachweis gelang, war Dr. HOSSAIN A. RO-
NAGHY, Professor an der Medizinischen Fakultät der Universität
Shiraz, Iran. Ihm war zu Ohren gekommen, daß mindestens 187
zwanzigjährige Iraner bei der Musterung für den Militärdienst wegen körperlicher Unreife durchgefallen waren. Insgesamt waren die
jungen Männer zwanzig Prozent kleiner und wogen 45 Prozent weniger als der Durchschnitt. Sie stammten aus ländlichen Regionen,
in denen der Boden durch intensiven Ackerbau an Zink verarmt
war. Bei allen war die Zinkkonzentration im Plasma, in den roten
Blutkörperchen und in den Haaren – den zuverlässigsten Parametern – sehr niedrig. Ihre sexuelle Entwicklung entsprach der von
Kindern vor der Pubertät.

Dr. Ronaghy gewann fünfzehn der unentwickelten Männer für
einen etwa sechsmonatigen Versuch. Die Gruppe wurde in einem
Dorf nahe der Universität untergebracht und erhielt eine Kost, mit
der täglich jeweils 20 bis 30 Milligramm Zink zugeführt wurden.
(Die Ernährungswissenschaftler empfehlen als bedarfsdeckende
Tagesdosis für gesunde Erwachsene etwa 12 mg.)

Die Männer wurden in zwei Gruppen aufgeteilt. Die eine erhielt
zusätzlich täglich 27 Milligramm Zink in Kapselform. Die zweite,
größere Gruppe erhielt Placebo, ebenfalls in Kapselform. Auf diese
Weise wurde der psychologische Effekt einer Ungleichbehandlung
von vornherein ausgeschlossen.

Innerhalb von drei Monaten holten praktisch alle Männer, die
zusätzlich Zink bekamen, ihre sexuelle Reifung nach. Ihre Genitalien entwickelten sich zu Erwachsenenproportionen. Sie bekamen
allmählich nächtliche Samenergüsse und interessierten sich für
Frauen. Die Männer der Placebogruppe hatten einen Wachstums-
schub, ohne sich jedoch sexuell zu entwickeln.

Sechs Monate nach Versuchsbeginn wurde das Placebo bei drei
Männern gegen Zinkkapseln ausgetauscht. Diese Probanden beka-
men daraufhin in weniger als zwei Monaten nächtliche Samener-
güsse. Daraus läßt sich der noch unbewiesene Schluß ziehen, daß
Zink irgendwie für die Testosteronverwertung unentbehrlich ist. Bei
Zinkmangel wird das Hormon nicht verwertet, und die Hoden stel-
len schließlich die Produktion ein. Das Zusammenwirken zwischen
Mineral und Hormon könnte freilich viel komplizierter sein.

Anscheinend ist Zink auch für die Prostata sehr wichtig. Diese Drüse ist das bei weitem zinkreichste Organ. Nur bei einer Krebserkrankung der Prostata nimmt der Zinkspiegel deutlich ab. Bei Säugetieren enthalten auch die Hoden hohe Zinkkonzentrationen.

Testosteron kann also ohne Zink nicht verwertet werden, aber auch das Umgekehrte scheint zuzutreffen. Nach einer Kastration tritt bei den Versuchstieren eine auffallende Abnahme der Zinkabsorption ein. Das Hormon und das Mineral scheinen in manchen Fällen – vielleicht in allen – in gegenseitiger Abhängigkeit zu wirken.

Das Fazit aus dieser Geschichte ist wohl klar, scheint mir aber wichtig genug, daß ich mich hier wiederholen darf. Im mittleren oder höheren Alter gewinnen viele von uns, durch reichliches, süßes und fettes Essen wohlgerundet, die Einsicht, daß die sichtbarste Leistung unserer sitzenden Lebensweise in den Rettungsringen um Hüften und Taille besteht. Logischerweise müßten wir unser Übergewicht durch regelmäßige körperliche Aktivität abzubauen versuchen. Verständlicherweise ziehen wir eine Diät vor – irgendeine der zahlreichen Diäten, die gerade »in« sind.

Die Folge ist eine Art selektiver Nahrungskarenz zu einer Zeit, da eine ausreichende Versorgung mit essentiellen Nährstoffen besonders wichtig ist (nämlich im mittleren und höheren Alter). Nahezu unweigerlich landen wir wieder bei den leckeren (süßen und fetten) Dickmachern und bekommen Schuldgefühle wegen unserer ungesunden Ernährung. Manche Leute verkünden stolz, daß sie den ganzen Tag über keine richtige Mahlzeit zu sich nehmen, ignorieren aber völlig, was sie rund um die Uhr ständig naschen.

Es kann gar nicht genug betont werden, wie wichtig eine vernünftige Ernährung ist. Dazu gehören hochwertiges pflanzliches und tierisches Protein und eine Einschränkung des Fettverzehrs. So gesund Innereien wie Leber, Nieren und Gehirn sein könnten, sollte auf sie verzichtet werden, sofern ihre unbedenkliche Herkunft nicht sicher ist. Mageres Muskelfleisch, Geflügel und Fisch in Maßen sowie Eier und Milch liefern gutes tierisches Protein, das durch pflanzliche Proteinträger wie Getreideprodukte, Kartoffeln und Hülsenfrüchte ergänzt werden sollte.

Gute Vitamin-A-Spender sind Karotten, Spinat, Grünkohl, Petersilie und Aprikosen. Der Vitamin-E-Bedarf läßt sich am einfachsten durch Weizenkeimöl decken, außerdem durch Verzehr von Tomaten, Eiern und Käse. Zink wird am besten aus tierischen Lebensmitteln wie Eiern, Milch und Schalentieren absorbiert, aber auch aus Datteln und Feigen. Sicherlich hat der erfreuliche Zinkgehalt von Schalentieren zum Ruhm der Auster als Aphrodisiakum beigetragen.

Im strengen Sinn gibt es keine Aphrodisiaka – es gibt nur Nährstoffe, ohne die eine optimale Entwicklung und Funktion der Hoden und der anderen Genitalorgane nicht möglich ist. Während die Experten über die Details streiten, sollte der Öffentlichkeit klarwerden, daß bei einem großen Teil (nicht nur) der männlichen Bevölkerung die ausreichende Versorgung mit essentiellen Nährstoffen durch die übliche Ernährung leider nicht gesichert ist.

20

Medikamente

Vielen Menschen ist heute die Apotheke um die Ecke beinahe so wichtig wie ihr Auto. Es gibt kaum einen Haushalt, in dem nicht wenigstens ein rezeptfreies Schmerzmittel oder sonst eine Patentmedizin für den Notfall bereitstünde. Selten kommt es vor, daß ein Säugling Tage oder Wochen nach der Geburt nicht mit mindestens einem oder eher einer ganzen Reihe von Medikamenten behandelt würde. Und oft kann man nur von Glück sagen, daß die Medikamente verfügbar sind. Es kann gar keinen ernsthaften Streit darüber geben, daß Medikamente nicht nur Symptome lindern, sondern auch viele Krankheiten heilen und viele Menschenleben retten.

Weil wir die Medikamente so gründlich in unsere Zivilisation und unser individuelles Leben integriert haben, sahen wir sie bis vor wenigen Jahren in einem überwiegend günstigen Licht. Dieses positive Image wird noch verstärkt, wenn man in Wörterbüchern folgende Definition von Medikamenten liest: »... chemische Substanzen, welche die Gesundheit schützen und wiederherstellen.« In Wirklichkeit aber können alle Medikamente negative Folgen haben (in Abhängigkeit von der zugeführten Dosis) – sogar bestimmte mit der Ernährung nicht ausreichend zugeführte Vitamine, wenn sie in hohen Zusatzdosen verabreicht werden. Wenn sie nicht imstande sind, im Körper irgendeine Form der Reaktion auszulösen, sind sie auch keine Medikamente. Wenn sie aber eine Reaktion *bewirken*, dann haben sie per Definition auch ein Potential zu schaden.

Die meisten Medikamente rufen im Organismus nicht nur eine, sondern gleich mehrere Reaktionen hervor – die gewünschten Reaktionen, aber auch bestimmte Nebenwirkungen. Das ist einer der Gründe, warum die meisten wirksamen Medikamente rezeptpflichtig sind, das heißt von einem Arzt verschrieben werden müssen. Medikamente, die therapeutisch in den Nebenhöhlen wirken sollen, können die Nieren, Mittel gegen hohen Blutdruck die Leber schädigen. Andere Medikamente können sich nachteilig auf die Augen auswirken. Und nicht wenige Medikamente können bei gleichzeitiger Einnahme einander fördern oder hemmen (sogenannte Interaktion). Die Liste der möglichen Interaktionen und Nebenwirkungen ist praktisch endlos. Die Arzneimittelhersteller und die verschreibenden Ärzte kennen die Problematik, und zumindest theoretisch bemüht man sich, unerwünschte Wirkungen scharf zu begrenzen, indem man Warnungen öffentlich macht und den Therapieverlauf bei bestimmten Medikamenten engmaschig überwacht.

Mehrere Medikamente greifen in die Achse Hypothalamus-Hypophyse-Gonaden ein und können dadurch die Hodenfunktion, somit auch die Testosteronbildung stören. Auf die Wirkungen der verbreitetsten Medizin – Alkohol – bezog sich Shakespeare sinngemäß mit den Worten, dieser steigere die Libido, mindere aber die Potenz. In den siebziger Jahren unseres Jahrhunderts haben Landsleute des Dichters dies nüchtern wissenschaftlich nachgewiesen. Sie stellten fest, daß Männer, die nur gelegentlich bei geselligen Anlässen trinken, nach Alkoholkonsum niedrigere Testosteronspiegel haben. (Der betreffenden Studie zufolge sollen Männer, die regelmäßig viel Alkohol trinken, also auch schwere Alkoholiker, eine Toleranz gegen Alkohol aufbauen, so daß die Testosteronspiegel nicht sehr beeinträchtigt werden.)

In Wirklichkeit spielt der erniedrigte Testosteronspiegel bei der verringerten sexuellen Potenz des Betrunkenen keine so große Rolle. Wahrscheinlich genügt bereits die Wirkung des Alkohols am zentralen Nervensystem, um die sexuelle Reaktion zu dämpfen.

Chronischer exzessiver Alkoholkonsum senkt den Testosteronspiegel auch noch auf andere Weise. Er schädigt die Leber, schlimmstenfalls bis zur Zirrhose. In der funktionsgestörten Leber werden überschießende Mengen Sexhormon bindendes Globulin (SHBG) gebildet, das bekanntlich am liebsten Testosteron an sich bindet. In der Hypophyse wird zusätzlich ICSH (das Hormon, das die Leydig-Zellen stimuliert) gebildet, freilich in Mengen, die nicht ausreichen, um den Testosteronspiegel zu normalisieren. Infolgedessen finden sich bei Alkoholikern häufig Hypogonadismus und Gynäkomastie.

Auch Schlaf- und Beruhigungsmittel senken oft den Testosteronspiegel. Ein Beispiel ist das Phenobarbital, das als Schlafmittel verordnet wird und sedierend wirkt. Es beschleunigt außerdem den Abbau von Testosteron. Das hat den Effekt, als würde man eine Jagdflinte leerschießen, bevor die Enten in Sicht kommen: wenn sie benötigt wird, ist die Munition verbraucht.

Regelmäßige Einnahme von Tranquilizern, wie Phenobarbital, Chlorpromazin und ähnliche Substanzen, über einen längeren Zeitraum kann eine äußerst nachteilige Wirkung auf die männliche Sexualität haben, weil Testosteron ständig zu rasch metabolisiert und ausgeschieden wird. Eine Studie am Zentrum für Medizin der Universität Missouri zeigte, daß die Hoden von Versuchstieren, denen Tranquilizer verabreicht wurden, nicht die normalen Testosteronmengen bildeten. Mehr noch, nur 39 Prozent der Tiere produzierten gesunde bewegliche Spermien, im Vergleich zu über 63 Prozent in einer Kontrollgruppe. Auch andere Geschlechtsorgane waren beeinträchtigt. Das Gewicht der Samenbläschen sank um mehr als 18 Prozent, das der Prostata um 17 Prozent. Der Leiter der Studie, Dr. MOSTAFA FAHIM: »Die durch reine Phenobarbital-Gaben herbeigeführten Veränderungen an den akzessorischen männlichen Geschlechtsorganen entsprechen denen bei sexuell reifen Ratten drei Tage nach Kastration.«

Auch gängige rezeptfreie Medikamente, zum Beispiel Schmerzmittel wie Acetylsalicylsäure oder Paracetamol, können die Testosteronbildung beeinträchtigen. Auf die Idee, daß eine Beziehung zwischen diesen Medikamenten und der Sexualfunktion bestehen könnte, kam Dr. ELDON BOYD, als ihm auffiel, daß die meisten seiner Patienten, die seit fünf bis zehn Jahren täglich zum Teil 25 Tabletten dieser Medikamente schluckten, kinderlos waren. Um seine Theorie zu prüfen, daß ein Zusammenhang zwischen Tabletteneinnahme und Infertilität bestand, verfütterte Boyd hohe Analgetikadosen an männliche Ratten. Unter dieser massiven Behandlung nahmen die Tiere durchschnittlich um 15 Prozent ab. Die Abnahme des Hodengewichts betrug 52 Prozent unter Phenacetin (Vorstufe von Paracetamol) und 60 Prozent unter Paracetamol. Auch in diesem

Versuch schienen die Hoden auf den massiven chemischen Eingriff schneller zu reagieren als der übrige Körper. Der Organismus kann die Störung seiner Homöostase nicht deuten, erkennt sie jedoch als Anomalie (die ihm nützen mag oder nicht). Die unmittelbare Reaktion besteht darin, die Wahrscheinlichkeit der Fortpflanzung und die Belastungen, die sie für das Individuum wie für die Spezies bedeuten würde, zu verringern.

Die mikroskopische Untersuchung ergibt, daß jede radikale Gewichtsabnahme der Hoden die Spermiogenese hemmt. Versuche, die mit Analgetika behandelten Tiere mit normalen Weibchen zu paaren, zeigten eine deutlich erhöhte Sterilitätsrate bei den Männchen. Nach zweimonatiger Behandlung mit Phenacetin waren 63 Prozent, nach drei Monaten 72 Prozent der Ratten steril.

Auch eine Vollnarkose für einen chirurgischen Eingriff kann den Testosteronspiegel nachweislich stark senken. Zum Beispiel wurde in einer Untersuchung an siebzig Männern zwischen 19 und 61 Jahren festgestellt, daß die Narkose mit einem Stickstoffoxid-Sauerstoff-Halothan-Gemisch innerhalb von zwei Tagen zu einer Abnahme des Testosteronspiegels um 80 Prozent führte. Offenbar erkannte der Hypothalamus den Testosteronmangel und meldete ihn der Hypophyse, die große Mengen Gonadotropin ausschüttete, um die Hormonbildung in den Hoden zu stimulieren. Allerdings ließen sich die Hoden Zeit, bis sie frühestens eine Woche nach der Operation wieder reagierten.

Wie die Narkose die Hodenfunktion beeinträchtigt, ist nicht sicher geklärt. Eine Theorie besagt, daß die Nebennieren die unnatürliche Anwesenheit von Gasen im Blut und die damit verbundene Bewußtlosigkeit als Notfallsituation deuten. Um diese bewältigen zu können, bildet die Hypophyse reichlich adrenocorticotropes Hormon (ACTH), das wiederum die Ausschüttung von Streßhormonen (u. a. Cortison) ins Blut veranlaßt. Diese Hormone wirken als Testosteronantagonisten und können die Hodenfunktion stark hemmen.

Dies sind nur wenige unter den zahllosen Medikamenten, die den Testosteronspiegel beeinträchtigen können. Auch blutdrucksenkende Arzneimittel und Medikamente zur Prävention der Gicht können in diese Richtung wirken. Logischerweise wirken auch östrogenhaltige Medikamente antiandrogen; desgleichen die synthetischen Corticosteroide, die – viel zu häufig! – bei Allergien und bei entzündlichen Erkrankungen wie Arthritis und Rheuma verschrieben werden.

Außer in einigen wenigen Fällen wurde die Testosteronbildung unter Einfluß eines Medikaments nicht untersucht. Daher kann auch der Hausarzt, wenn er über ein Präparat nur durch die Firmenbroschüre, die »*Rote Liste*« und ein paar Erfahrungsberichte informiert ist, Fragen nach der Wirkung von Medikamenten auf den Hormonspiegel des Mannes oft nicht kompetent beantworten. Ganz sicher sind manche Fälle schwindender Potenz, Muskulatur, Ausdauer und Gesundheit, die üblicherweise dem Alter zugeschrieben werden, durch chronische Einnahme antiandrogen wirkender Medikamente verursacht. Und manchmal läßt sich dies gar nicht verhindern. Die meisten Leute, die an einer sehr schmerzhaften Arthritis leiden, nehmen einen niedrigen Testosteronspiegel gern in Kauf, wenn ihnen im Gegenzug ein Kortisonpräparat ihre Schmerzen nimmt. Diese Entscheidung müssen jedoch Patient und Arzt wohlerwogen gemeinsam treffen. Auch heute sind viele Patienten nicht über mögliche Nebenwirkungen informiert.

Schlimmer ist, daß zu viele und zu starke Medikamente und diese zu oft verschrieben werden. Ein Beispiel wäre auch hier die Acetylsalicylsäure, die eine sehr wirkungsvolle Therapie von Schmerzen bei Arthritis und Rheuma erlaubt, so daß die oft mit vielen schweren Nebenwirkungen einhergehende Kortisontherapie auf eine sehr kleine Minderheit von Fällen beschränkt werden könnte.

Besonders der ältere Mann, dem seine schwindende Manneskraft Sorgen bereitet, sollte seine Hausapotheke sehr kritisch mustern. Oft werden Pillen, vor allem rezeptfrei erhältliche, mehr aus Gewohnheit geschluckt und fördern keineswegs das Wohlbefinden. Wir sind zu einem Volk von Arzneimittelkonsumenten geworden, die sich wohler und sicherer fühlen, wenn sie bloß ihre Vitamine, Schmerz-, Aufputsch-, Beruhigungs- oder Schlafmittel schlucken können, auch wenn diese ihnen vielleicht mehr schaden als nutzen.

Wir brauchen wirklich nicht so viele Medikamente, wie wir verbrauchen. Oft wären wir ohne Pillen gesünder, mitunter auch männlicher.

21
Ribot und Quid – eine Zusammenfassung

Die grundlegenden Gedanken über die Relativitätstheorie wurden von ihm vorweggenommen, er erfand die Infinitesimalrechnung und schlug die Schaffung einer Universalsprache für Wissenschaften vor, eine Logik der Symbole. Er gilt allgemein als einer der vielseitigsten und brillantesten Köpfe des 17. Jahrhunderts. Trotzdem fällt vielen heute beim Namen GOTTFRIED WILHELM LEIBNIZ außer der Infinitesimalrechnung und der Monadenlehre nur noch seine Behauptung in der »Theodicee« ein, daß wir in der besten aller Welten leben.

Über diese fromme Idee von der besten aller Welten machte sich nicht viel später VOLTAIRE in seiner Novelle »Candide« lustig. Der normale Mensch im ausgehenden zwanzigsten Jahrhundert erlebt heute Wunder, die sich selbst ein Geist von Leibniz' Format kaum hätte vorstellen können. Wir haben erlebt, daß Krankheiten, an denen früher unzählige Menschen qualvoll sterben mußten, praktisch ausgerottet wurden. Wir haben gelernt, »Verrückte« nicht mehr als von Dämonen besessene Knechte Satans zu behandeln, sondern als kranke Menschen. Wir haben Sozialprogramme entwickelt, um den Bedürftigen zu helfen, und in armen Ländern Missionsstationen und Krankenhäuser gegründet. Sicher haben wir die Welt zu einem angenehmeren Ort gemacht, als sie es zu Zeiten von Leibniz' berühmtem Ausspruch war.

Andererseits haben wir es inzwischen geschafft, durch Kriege mehr Menschenleben zu vernichten als je in einem anderen Jahrhundert der Weltgeschichte. Aufruhr und Attentate, Bombardements und Brutalitäten aller Art, Intoleranz, die uns heute begegnen, sind nicht weniger abscheulich (oder vielleicht noch schlimmer) als zu Lebzeiten von Leibniz. Der Philosoph forderte nachdrücklich eine Vereinigung des protestantischen und katholischen Glaubens, aber noch heute sind beide Kirchen entzweit. Leibniz suchte die universale Gemeinschaft von Erkenntnis und Sprache; doch die Nationen bleiben entschieden voneinander getrennt und in Konkurrenz zueinander.

Ohne ihren theologischen Ballast hätte die Leibnizsche Philosophie genauso brillant sein können wie seine Mathematik. Leibniz machte eine einfache empirische Beobachtung über die Natur der Welt, in der wir leben. Danach gibt es bestimmte Faktoren (wir nennen sie Naturgesetze), die das Universum regieren. Einige betreffen die Schwerkraft, die Zentrifugalkraft, das Beharrungsvermögen. Darüber hinaus gibt es die unverletzlichen Gesetze der Biologie und die gleichermaßen unverletzlichen Gesetze der Psychobiologie. Wir haben tödliche Seuchen nicht besiegt, indem wir die Gesetze und das Walten der Natur mißachteten, sondern durch das glatte Gegenteil: Wir haben Wege gefunden, natürliche Prozesse zu nutzen, um eine neue, uns gemäßere Homöostase herzustellen.

Wahrscheinlich gibt es in der Menschheitsgeschichte keinen Fall, in dem die Mißachtung fundamentaler – physikalischer, biologischer oder psychologischer – Regeln des Universums Dinge zum Besseren gewendet hätte. Vielmehr ist der Mensch durch solche Mißachtung gefährlich nahe an den Rand einer Umweltkatastrophe gestolpert, hat er die Gelegenheit ergriffen, die Chemie für seinen Körper zu mißbrauchen, und es dahin gebracht, daß er das einzige Lebewesen auf Erden ist, das sich das Leben nehmen kann, um einen seelischen Konflikt zu lösen.

Es läßt sich vieles ändern, aber die Gesetze sind unerbittlich. So gesehen, leben wir nicht in der besten aller Welten, sondern in der *einzig möglichen* Welt. Änderungen sind möglich und sind nötig, aber nur ein Narr würde daraus schließen, daß er die Gans schlachten muß, um leichter an die goldenen Eier heranzukommen.

In diesem Buch haben wir uns besonders mit jenen Gesetzen der Natur befaßt, von denen die Entwicklung der Männlichkeit gesteuert wird. Wir haben festgestellt, daß ein Mann nicht von ungefähr entsteht. Im Gegenteil, der natürliche Verlauf wäre, daß sich die Zygote zum weiblichen Wesen entwickelt, und nur wenn ein zusätzliches, wahrscheinlich chromosomal stimuliertes Ereignis eintritt, entwickeln sich die Keimdrüsen zu Hodengewebe, das Hormone produziert, die den Embryo virilisieren. Die sexuelle Entwicklung der Frau ist vergleichsweise weniger risikobehaftet. Mit wenigen Ausnahmen sind kindliche Zwitter Knaben, bei denen an irgendeinem Punkt die normale Entwicklung zum vollständigen männlichen Geschlecht stehengeblieben ist.

Wird ein Kind als Knabe geboren, unterscheidet es sich viel wesentlicher vom weiblichen Geschlecht, als dies Penis und Vagina demonstrieren. Jede einzelne Zelle seines Körpers – handele es sich um eine Herz-, Hirn-, Knochen- oder Muskelzelle – ist anders. Er ist das Produkt des Testosterons, das ihn durchdringt.

Nicht sein Wille macht ihn zu dem, was er ist. Schon mancher Transsexuelle, der feminin wirken möchte, hat seine schweren Knochen und seine kräftigen Muskeln verflucht. Meist kann die Kastration den virilisierenden Einfluß abschwächen, und Östrogene können verweiblichend wirken. Auch dies ist ein Beispiel der Unterordnung unter die Naturgesetze, die Männlichkeit und Weiblichkeit steuern.

Wie beim Esel oder beim Kaninchen bringt das männliche Gehirn auch beim Menschen einige keineswegs wünschenswerte Verhaltensmerkmale hervor. Eines davon ist die Aggressivität, die unseren primitiven, relativ schwachen, langsamen und für seine Größe wehrlosen Vorfahren befähigte, seine Feinde und seine Umwelt zu überwältigen und gegen die unbegreiflichen Fährnisse weltweit die Dominanz der menschlichen Rasse zu setzen. Männliche Aggressivität des Menschenmannes ist heute so kaltblütig und wild wie immer, ob in der Politik, in der Wirtschaft oder im Boxring. Es gibt nicht den geringsten Hinweis, daß einige Jahrtausende zivilisatorischer Entwicklung die männliche Aggressivität nur um ein Jota gedämpft hätten. Sie wurde nur meist in eine weniger destruktive Richtung gelenkt.

Nicht im entferntesten hat das weibliche Geschlecht jemals das Aggressionsniveau erreicht, das bei Männern ganz alltäglich ist. Jungen prügeln sich zum Vergnügen, auch im Sonntagsgewand und auch, wenn sie wissen, daß sie hinterher drakonisch bestraft werden. Mädchen vermeiden Handgreiflichkeiten, ob man es ihnen beigebracht hat oder nicht, auch wenn Jungen auf sie losgehen und auch wenn es mehr als vernünftig wäre und gesellschaftlich akzeptiert würde, daß sie sich wehren.

Derzeit ist es schick, Verhaltensunterschiede wie Aggressivität auf die Erziehung des Kindes zu schieben. Man argumentiert, daß Mädchen, die von Geburt an ermutigt werden, wild und ungebärdig zu sein, später auch so sind, und daß Knaben, die einer verweiblichenden Erziehung ausgesetzt werden, sich dementsprechend entwickeln werden. Es gibt anerkannte Fachleute, die diese Auffassung vertreten, und sie ist deswegen so schwer zu widerlegen, weil wie bei allen wohldurchdachten Theorien zumindest einige Punkte für sie sprechen. Sicherlich wird unsere Persönlichkeit – die Art, wie wir gehen, sprechen, über Leben, Religion und Politik denken – von den Menschen unserer nächsten Umgebung geprägt. Ein Mädchen lernt, wie eine Frau zu handeln, indem es seiner Mutter nacheifert. Und ein Junge lernt, wie ein Mann zu sein hat, indem er unbewußt seinen Vater imitiert. Ganz gewiß ist manches von unserem geschlechtstypischen Verhalten erlernt.

Allen akademischen Theorien zum Trotz ist jedoch geschlechtstypisches Verhalten viel stärker im Mann oder in der Frau begründet als Muster des Sprechens, der Bewegung oder selbst des religiösen Denkens. Während wir heranwachsen, beobachten wir vielleicht, daß unsere Art zu reden von gebildeten Menschen nicht gebilligt wird. Wir bemühen uns daher, sie zu ändern. Wir lernen vielleicht, uns nicht mehr großspurig und gespreizt zu geben oder zu prahlen, wenn andere Leute uns dafür auslachen oder wenn wir merken, daß die meisten sich anders verhalten. Wir setzen uns mit der Religion der Eltern auseinander, kommen zu der Erkenntnis, daß wir nicht mehr glauben, was man uns lehrte, und konvertieren zu einer anderen Religion oder werden Atheisten. Doch fast *nie* ändern wir unsere fundamentalen geschlechtsspezifischen Verhaltensmuster.

Der von Natur aus aktive und aggressive Mann kann sich spielerisch passiv verhalten, aber nicht wirklich passiv werden. Tatsächlich können viele Männer nicht einmal so tun als ob, die mit dem Sich-Gehenlassen verbundene Frustration ist ihnen unerträglich. Ein Mann mit normalen heterosexuellen Bedürfnissen und Trieben läßt sich nicht dazu konditionieren, als aktiver und ausschließlicher Homosexueller zufrieden zu sein. Das Umgekehrte gilt genauso.

Hierfür gibt es überzeugende Beweise. Homosexuelle Männer schwören, daß sie sich bereits im ersten Jahrzehnt ihres Lebens von Männern erotisch angezogen fühlen. Manche Homosexuellen haben sich einer fast qualvollen negativen Konditionierung unterzogen, indem sie sich im Rahmen einer Verhaltenstherapie Stromstöße und andere Strafen verpassen ließen, nur um ihre sexuelle Orientierung zu ändern. Erfolge werden mit solchen Methoden selten erzielt. Männer, die andere Personen sexuell belästigen, Kinderschänder und Exhibitionisten werden immer wieder inhaftiert und mit Psychoanalyse oder anderen Psychotherapieverfahren behandelt – ohne Erfolg. Manche verlangen verzweifelt, chirurgisch oder chemisch kastriert zu werden. Offensichtlich unterliegt extremer innerer Zwang beim Mann, wie die Aggression, Naturgesetzen, die unsere Psychobiologie bestimmen, und diese hängt zu einem Teil davon ab, ob Testosteron verfügbar ist oder fehlt.

Manche Leute träumen davon, daß die Gesellschaft eines Tages geschlechtsneutral sein wird, wobei dann Männer und Frauen nicht mehr nur gleichberechtigt, sondern, außer unter körperlichem Aspekt, gleich sein werden. Die einzige Ausnahme wäre die der Fortpflanzungsphysiologie, und durch manche Theorie geistert bereits die Idee, selbst dieser Unterschied könnte überflüssig werden, sobald es gelingt, Menschen in einer künstlichen Gebärmutter zu züchten. Dann würden Frauen von Geburt an erzogen, so aggressiv, konkurrenzbewußt und körperlich stark wie Männer zu sein. Und die Männer werden zur Häuslichkeit erzogen und lernen, liebevoll und geduldig den Nachwuchs zu betreuen. Und alle werden glücklich sein bis an ihr Lebensende.

Der Narr schnitt der Gans den Bauch auf, aber zu seiner Verwunderung kullerten ihm nicht die goldenen Eier entgegen. Tatsächlich war nicht das winzigste, geschweige ein goldenes Ei vorhanden – nur eine tote Gans.

Ob eine psychologisch geschlechtsneutrale Gesellschaft in einer idealen Welt Platz fände oder nicht, ist eine interessante Frage, die zweifellos, so wie andere Streitereien um des Kaisers Bart, endlosen Diskussionsstoff liefern könnte. Doch wir befassen uns hier mit *praktischen* Dingen, mit der besten aller *möglichen* Welten. Ein psychologisches Einheitsgeschlecht ist schlicht nicht möglich.

Ich komme auf einen bereits erwähnten Punkt zurück: Trotz des
vielen Geredes um sie ist die männliche Sexualität eine empfindliche,
störanfällige Angelegenheit. Unter idealen Bedingungen wird der
Drang zur Kopulation unbezähmbar. Doch sehr leicht können
Hunger, Durst, Angst, Furcht, Kummer, freudige Erregung,
Schmerz und jede Menge anderer Faktoren den heftigen Sexualtrieb
des Mannes verdrängen. Die Psychiaterin und Sexualtherapeutin
Dr. HELEN SINGER KAPLAN resümiert die männliche sexuelle Ansprechbarkeit, wie sie sein Testosteron-Spiegel zeigt:

»Die psychische Befindlichkeit eines Mannes beeinflußt seinen Androgenspiegel, der als Reaktion auf psychische und
sexuelle Reize zu recht ausgeprägten Schwankungen neigt.
Untersuchungen an Männern und an niederen Primaten unter verschiedenen Bedingungen deuten auf die folgenden Zusammenhänge zwischen Testosteronsekretion und Erleben
hin: Sexuell attraktive Gelegenheiten, Stimulierung und Aktivität sind in der Regel mit einem Anstieg des Bluttestosteronspiegels verbunden. Depression, Mißerfolg und Demütigung,
wie zum Beispiel Verlust eines Weibchens an ein anderes
Männchen oder eine Niederlage in anderen Konkurrenzsi-
tuationen, sind mit einem dramatisch sinkenden Testosteronspiegel verbunden. Auch chronischer, unvermeidbarer Streß,
wie ihn etwa die Anwärter in einem Offizierslehrgang erleben, hat eine deutliche Abnahme des Androgenspiegels im
Gefolge.
Bei der Sexualtherapie hat man auf solche Umweltfaktoren
zu achten und die besondere Situation des Patienten einzu-
schätzen, indem man das Problem verbalisiert. Wenn also ein
impotenter Mann unter starkem Streß steht, etwa während
einer schwierigen beruflichen Situation oder nach einer nie-
derschmetternden Scheidung oder wenn er an einer Depression zu leiden scheint, ist es meist sinnvoll, eine Sexualtherapie wegen Impotenz oder fehlender Libido zu verschieben,
bis der Patient wieder seelisch stabiler geworden ist.«

Wären RIBOT und QUID nicht Affen, sondern Menschen gewesen,
sie hätten über ihr kurzes, dramatisches Leben einen Roman schreiben

können. Ihre Kindheit und Jugend verlief ereignislos. Die Geschichte beginnt erst im frühen Erwachsenenalter, als der liebe Gott
(in der Gestalt des Forschers ROBERT ROSE) es fügte, daß sie sich
plötzlich mitten in einem Harem befanden.

Ribot war ein eher scheuer Geselle, und nachdem er in die neue
Umgebung versetzt war, sank sein Testosteronspiegel zunächst kurz-
fristig von über 1 000 Nanogramm je 100 ml Blutplasma auf weniger
als 500. Aber noch war er ein völlig normaler Affe, und er merkte
auch sehr bald, daß er von einer Gruppe kichernder, herumhok-
kender, sexuell unterwürfiger und eifriger Weibchen umgeben war.
In knapp einer Woche erreichte sein Testosteronspiegel fast 2 000
Nanogramm, und unter diesem Einfluß wurde er sexuell sehr aktiv.

Nach zwei Wochen trennte Dr. Rose Ribot von den Weibchen.
Prompt sank darauf Ribots Testosteronspiegel auf den Ausgangswert von etwa 1 000.

Quid erlebte das gleiche Schicksal, bloß war er nicht annähernd
so scheu wie Ribot. Er war kaum in seinem Harem gelandet, als sein
Testosteronspiegel auch schon von 750 auf ungefähr 1 600 und
dann kontinuierlich auf fast 2 000 stieg. Nachdem er von den Weibchen getrennt war, ging sein Androgenspiegel auf den Ausgangswert
zurück.

Die nächste Entwicklung im Dasein von Ribot und Quid war äußerst brutal. Eines Morgens setzte Dr. Rose sie in einem Gehege
aus, in dem eine Bande jugendlicher Affenrowdys das Sagen hatte.
Zwei Wochen lang wurden die beiden von den anderen geschmäht,
gebissen und drangsaliert. Tag und Nacht kauerten sie allein in einer
Ecke des Geheges, ständig auf der Hut vor einem neuen Angriff.

Im Gegensatz zu den anderen Vesuchstieren trugen Ribot und
Quid keine so schweren Verletzungen davon, daß sie genäht werden
mußten. Aber ihr seelisches Trauma war gewaltig. Eine Folge davon
war, daß der Testosteronspiegel in den Keller stürzte, bei Quid auf
etwa die Hälfte des Ausgangswertes und bei dem scheuen Ribot auf
weniger als ein Viertel der Norm.

In bester Hollywood-Manier geht es in dieser Geschichte um er-
worbene, verlorene und wiedergewonnene Liebe. Wenige Wochen
nach der furchtbaren Niederlage, die bei den Tieren wie eine ge-
wollte Kastration gewirkt hatte, setzte Dr. Rose Ribot und Quid

wieder in ihren jeweiligen Harem. Fast unmittelbar schoß bei beiden der Testosteronspiegel wieder auf den früheren Wert um 2 000, dieses Mal aber reagierte Ribot zuerst. Was beweist, daß die richtigen Weibchen selbst beim schüchternsten Mann oder Affen Wunder wirken können.

In Wirklichkeit beweisen Ribot und Quid jedoch noch viel mehr. Auf die Gefahr hin, jetzt auch die wenigen zu kränken, die sich bislang noch nicht gekränkt fühlten, lassen Sie mich offen feststellen, was C. A. TRIPP in seinem Buch »*The Homosexual Matrix*« ausspricht, daß nämlich für die Sexualfunktion die Unterwerfung der Frau unter den Mann entscheidend ist.

Diese Reaktion auf die biologisch inspirierte Dominanz des Mannes erhält seinen Testosteronspiegel und seine Manneskraft aufrecht. Bei Tieren stimmt das immer. Beim Menschen verdünnt und verwässert der Intellekt die natürliche biologische Reaktion, verändert sie aber nicht grundlegend.

Die heutige Gesellschaft lebt in faszinierendem Zwiespalt. (Nun sind Zwiespältigkeiten nicht unbedingt unerwünscht oder gar unlogisch, aber sie müssen überprüft werden, denn sie könnten einen Widerspruch beinhalten, und Widerspruch *ist* unlogisch.) Einerseits bewegen wir uns endlich auf ein ökologisches Verhalten zu, eine wohlüberlegte und dringend notwendige Achtung vor der Natur, eine Philosophie des Zusammenwirkens mit den Gesetzen, die diese einzig mögliche Welt regieren. Andererseits tritt eine kleine Minderheit lautstark dafür ein, die Gesetze, die unsere Psychobiologie steuern, zu mißachten. Ein sehr charakteristisches Beispiel ist der Trend zum gemeinsamen Turn- und Sportunterricht bei heranwachsenden Jungen und Mädchen. Hierzu Dr. DERIK H. MILLER, Psychiatrieprofessor am Zentrum für Medizin der Universität von Michigan:

»Dies ist wohl der unsensibelste Eingriff, den sich die Bürokratie jemals auf diesem Gebiet geleistet hat, denn hier werden die psychischen Bedürfnisse von Jungen und Mädchen völlig ignoriert.
Mädchen haben ein größeres Bedürfnis nach Intimität als Jungen, besonders in der Pubertät, und können sehr emp-

findlich reagieren, wenn sie sich zur Schau stellen sollen, vor allem bei Aktivitäten wie Schwimmen und Turnen ...
Die Psychologie der pubertierenden Jungen wird ganz sträflich ignoriert. Vor der Pubertät haben Jungen keine besonderen Probleme, unbefangen mit Mädchen umzugehen. Der Junge ist wahrscheinlich ein wenig größer als das gleichaltrige Mädchen und fühlt sich ihr gegenüber physisch sicher. Die etwa drei Jahre der Pubertät sind die einzige Zeit im Leben eines Jungen, da er kleiner sein könnte als ein gleichaltriges Mädchen. Außerdem sind pubertierende Jungen den Mädchen intellektuell und psychisch unterlegen. Der pubertierende Junge fühlt sich durch die Nähe gleichaltriger Mädchen bedroht. Regelungen, die vorschreiben, daß pubertierende Jungen und Mädchen gemeinsam Sport treiben sollen, sind psychologisch unangemessen. Die Wahrscheinlichkeit besteht, daß die Jungen sich entweder weigern mitzumachen oder daß sie aggressiv reagieren. Das ist einem späteren liebevollen Umgang der beiden Geschlechter miteinander keineswegs förderlich.«

Manche Experten beobachten diese Gleichmacherei der Geschlechter mit einem gewissen Schaudern. So meint zum Beispiel Dr. RICHARD A. GARDNER von der Akademie der Ärzte und Chirurgen an der Universität von Columbia: »Eine neue Generation von Männern muß heranwachsen, die genügend Ichstärke besitzen, um der Frau von gleich zu gleich zu begegnen. Wenn wir keine solchen Männer erziehen, wird die neue, die befreite, gebildete und kompetente Frau sich mit einem neuen Problem herumschlagen müssen – dem Problem, daß es keine geeigneten Partner für sie gibt.«
Nichtsdestotrotz bringt die vielgeschmähte Frauenbewegung aus drei Gründen weit mehr Vor- als Nachteile: Der erste Grund liegt auf der Hand. Wie die Bergleute um die Jahrhundertwende, wie die Gastarbeiter heute, wie die Künstler fast zu allen Zeiten und in allen Kulturen, bekommen die Frauen weder in der Familie noch in der Gesellschaft die Anerkennung oder den Lohn, den ihre Arbeit wert ist. Noch ist es ihnen jeweils freigestellt gewesen, sich für Jobs zu bewerben, in denen manche von ihnen mehr hätten leisten können als ihre männlichen Mitbewerber. (Die Diskriminierung bezieht sich

auch auf Männer, die in sogenannten Frauenberufen wie Sekretärin, Telefonistin, Hebamme, Kindergärtnerin usw. oft nur schwer akzeptiert werden.) Die Frauen fordern zu Recht gleichen Lohn für gleiche Arbeit. Doch auf diesem Feld gibt es noch viele Ungerechtigkeiten, die verurteilt und beseitigt werden müssen.

Der zweite Vorteil, eine klarer definierte Abgrenzung der Geschlechter voneinander, wird nicht so schnell realisiert werden, da sie zum Teil von der weiteren Evolution bei Mann und Frau abhängt. Wir dürfen uns keinen Fehler erlauben. Die Natur ist eindeutig auf seiten der Geschlechterdifferenzierung. Sie hatte die Amöbe, ging aber zur sexuellen Fortpflanzung über und erfand die Männlichkeit, die sie heute mit Eifer durch das Sexualhormon bindende Globulin hütet, jene Substanz, die laut Dr. DAVID ANDERSON »einen wichtigen Mechanismus bei der Erhaltung der Differenzierung sekundärer Geschlechtsmerkmale beim menschlichen Erwachsenen darstellt«.

Sicherlich werden sich einige, vielleicht auch viele Männer durch aggressives männliches Verhalten einer Minderheit von Frauen in unserer Gesellschaft eingeschüchtert und gestreßt fühlen. Manche dieser Männer werden solchen Frauen ganz offen ausweichen. Einen Teil von ihnen, anscheinend eine wachsende Minderheit, werden homosexuelle Beziehungen hinreichend befriedigen und ihnen weniger Streß bereiten, so daß sie Frauen gänzlich meiden. *Im allgemeinen* werden heterosexuelle Paarbildungen nur von Männern mit sehr hohem Testosteronspiegel angestrebt (also mit hohem Aggressions- und Triebpotential). Die emanzipierte Frau wird diesen Mann als besonders offensiv empfinden. Nur die passive, anschmiegsame, stark östrogenbetonte Frau wird ihn anziehend finden. Ihre sexuelle Vereinigung wird stark androgenbetonte Knaben und stark östrogenbetonte Mädchen hervorbringen, so daß die sexuelle Differenzierung verstärkt wird.

Jede Bewegung, die grundlegende Unterschiede zwischen männlichem und weiblichem Geschlecht in Frage stellt, hat eine dritten Vorteil: Sie führt zu einer klareren Auffassung dessen, was rein psychobiologisch in uns vorhanden ist und was uns als gesellschaftskonformes Rollenverhalten andressiert wurde. Wir wissen beispielsweise aus Tieruntersuchungen, daß Gewalt keineswegs für Domi-

nanz und Aggression unabdingbar ist, daß oft die am meisten re-
spektierten Anführer mit dem höchsten Testosteronspiegel die anderen Tiere eher durch eine – nennen wir es Kraft der »Persönlichkeit« lenken als durch Kampf und Rangeleien. Männlichkeit
schließt Zärtlichkeit und das, was wir meist als mütterliches Verhalten werten, nicht aus. Tatsächlich gibt es Hinweise, daß überschie-
ßendes Testosteron bei Männchen Zärtlichkeit und schützendes
oder mütterliches Verhalten gegenüber den Jungtieren fördert.
Zweifellos wird Jungen und Mädchen ein ganzes Repertoire von typisch männlichem bzw. typisch weiblichem Verhalten antrainiert,
das wir oft für psychobiologisch geschlechtsspezifisch halten. Das
eine vom anderen zu unterscheiden, wäre sicher für alle eine große
Erleichterung und ein Gewinn.

Ich beschließe dieses Kapitel mit den Worten von REINHOLD
NIEBUHR: »O Gott, gib uns die heitere Gelassenheit, damit wir hinnehmen, was nicht zu ändern ist, den Mut, damit wir ändern, was
geändert werden sollte, und die Weisheit, damit wir das eine vom
anderen unterscheiden können.«

Glossar

Androgene   Männliche Sexualhormone mit Steroidgerüst, denen die Ausbildung der sekundären männlichen Geschlechtsmerkmale obliegt. Wichtigstes und wirksamstes Androgen ist das Testosteron.

Anorchie   Angeborenes Fehlen der Hoden.

Chromatin   Gerüstsubstanz des Zellkerns, enthält DNA, RNA und Kernproteine. Bei der Zellteilung gehen aus dem Chromatin die sichtbaren Chromosomen (Träger der Gene) hervor. Die Reaktion des Chromatins auf bestimmte Farbstoffe erlaubt die Bestimmung des genetischen Geschlechts.

Embryo   Die ungeborene Leibesfrucht in den ersten drei Schwangerschaftsmonaten.

Epididymis   Nebenhoden, dient zu einem Teil als Speicherort für die Spermien.

Eunuchoidismus   Unvollkommene Ausbildung der männlichen Geschlechtsmerkmale infolge mangelhafter Entwicklung der Keimdrüsen.

Follikelstimulierendes Hormon (FSH)   Hormon aus der Hypophyse (Hirnanhangsdrüse), das die Follikelbildung bei der Frau und die Samenbildung beim Mann steuert.

Fötus   Leibesfrucht vom vierten Schwangerschaftsmonat bis zum Ende der Schwangerschaft.

Gamet   Keimzelle; fortpflanzungsreife männliche oder weibliche Geschlechtszelle.

Gonadotropine   Hypophysenhormone (FSH, LH), welche die Entwicklung und Funktion der Keimdrüsen steuern.

Gonadotropin releasing Hormone (GnRH)   Im Hypothalamus gebildetes Hormon, das die Gonadotropine in der Hypophyse freisetzt.

Gynäkomastie   Durch Hormonstörungen bedingte unnatürliche Brustentwicklung beim Mann.

Hormone   Wirkstoffe endokriner Drüsen, die spezifisch die Funktion bestimmter Organe steuern; vergleichbar mit Katalysatoren.

Human chorionic gonadotrophin (HCG)   Menschliches Choriongonadotropin; Plazentahormon, wirkt wie FSH: regt beim Mann die Bildung von Testosteron und Spermien an.

Hypogonadismus   Unterentwicklung der Geschlechtsdrüsen mit Funktionsminderung.

Hypophyse   Hirnanhangsdrüse.

Hypospadie   Untere Harnröhrenspalte. Angeborene Harnröhrenmißbildung, bei der die Harnröhre an der Unterseite des Penis oder am Damm mündet.

Hypothalamus   Gehirnteil; Teil des Zwischenhirns; seine Sekrete beeinflussen die der Hypophyse.

Impotenz, psychogene   Seelisch bedingte Unfähigkeit, den Beischlaf auszuüben; Mannesschwäche.

Infertilität   Unfruchtbarkeit (meist von der Frau); beim Mann Zeugungsunfähgkeit, Sterilität.

Intersexualität   Vorkommen männlicher und weiblicher Geschlechtsmerkmale in einem Individuum; echtes Zwittertum oder Hermaphroditismus verus. Scheinzwitter nennt man Pseudohermaphroditen.

Interstitial Cell Stimulating Hormone (ICSH)   Interstitialzellenstimulierendes Hormon; wird in der Hypophyse gebildet und regt die Testosteronbildung in den Interstitial- oder Leydig-Zellen an.

17-Ketosteroide   Stoffwechselprodukte von Steroidhormonen; im Urin ausgeschieden.

Klimakterium, männliches   (Climacterium virile) Umbruchphase im Leben des Mannes, von der schätzungsweise 15 bis 35 Prozent der 50- bis 60jährigen betroffen sind; Symptome stehen meist in Zusammenhang mit sinkendem Testosteronspiegel.

Klinefelter-Syndrom   Genetisch bedingte Unterentwicklung der Keimdrüsen (Hodenhypoplasie).

Kryptorchismus   Zurückbleiben der Hoden in der Bauchhöhle oder im Leistenkanal.

Leydig-Zellen   Drüsen mit innersekretorischer Funktion im interstitiellen Gewebe des Hodens; Bildungsort des Testosterons und anderer Androgene.

Metabolismus   Stoffwechsel. Aufnahme und Einbau von Nahrungsstoffen (Anabolismus) sowie Abbau, Verbrennung und Ausscheidung (Katabolismus).

Mikropenie   Abnorm kleines männliches Glied.

Östrogene   Weibliche Hormone mit der Wirkung des Follikelhormons.

Prostata   Vorsteherdrüse, umgibt den Anfangsteil der Harnröhre und sondert ein Sekret ab, das zum Ejakulat beiträgt und die Spermien beweglicher macht.

Rebound-Effekt   Rückkoppelung, Rückschlag. Nach länger dauernder Zufuhr eines (in unzureichenden Mengen gebildeten) Hormons reagiert der Organismus bei plötzlichem Absetzen mit einer verstärkten Synthese des Hormons.

Samenblasen   Nahe der Prostata gelegene Drüsen, deren Sekret die Spermien beweglicher macht.

Sexhormone binding Globulin (SHBG)   Sexhormon bindendes Globulin; Protein, das freies Testosteron im Blut bindet. In gebundenem Zustand kann das Hormon seine Aufgaben nicht mehr wahrnehmen.

Steroide   Fettähnliche, kristallförmige Verbindungen. Körpereigene Steroide sind zum Beispiel Cholesterol, Gallensäuren, Sexualhormone einschließlich Testosteron.

Testosteron   Hormon der männlichen Keimdrüsen.

Zygote   Befruchtete Eizelle nach Verschmelzung der beiden Geschlechtskerne.

Literatur

BADINTER, E.: *L'un est l'autre*. Les relations entre hommes et femmes. Éditions Odile Jacob, Paris 1986

DIES.: *XY. Die Identität des Mannes*. Piper, München 1993

DEUTSCHE GESELLSCHAFT FÜR ERNÄHRUNG (Hrsg.): *Empfehlungen für die Nährstoffzufuhr*. 4., erw. Überarbeitung, Umschau, Frankfurt a. M. 1985

DIES.: *Ernährungsbericht 1988 und 1992*, DGfE, Frankfurt a. M.

ERNST, G., H. FINCK UND D. WEINERT: *Dem Manne kann geholfen werden*. Leitfaden zur wirksamen Hilfe und Behandlung bei Potenzstörungen. Ratgeber Ehrenwirth, München 1993

HUBER, J.: *Die Hormontherapie*. Gesundheit, Jugendlichkeit, blühendes Aussehen. 2. Aufl., Ariston, Genf/München 1991

LUDVIK, W.: *Andrologie*. Eine Einführung. Thieme, Stuttgart 1976

MORRIS, D.: *Der nackte Affe*. Knaur, München 1968

TAUSK, M., J. H. H. THIJSSEN und T. B. VAN WIMERSMA GREIDANUS: *Pharmakologie der Hormone*. 4., neubearb. Aufl., Thieme, Stuttgart 1986

VOSS-HERRLINGER: *Taschenbuch der Anatomie*. Bd. 2, 16. Aufl., Gustav Fischer, Stuttgart 1982

WIEDEMANN, M.: *Der Gesundheit auf der Spur*. Die Mikro-Nährstoffe der Orthomolekularmedizin. Ariston, Genf/München 1989

ZILBERGELD, B.: *Männliche Sexualität*. Forum für Verhaltenstherapie und psychosoziale Praxis, Bd. 5, Deutsche Gesellschaft für Verhaltenstherapie, Tübingen 1983, 26. Aufl. 1994